Andreas-Holger Maehle

Kritik und Verteidigung des Tierversuchs

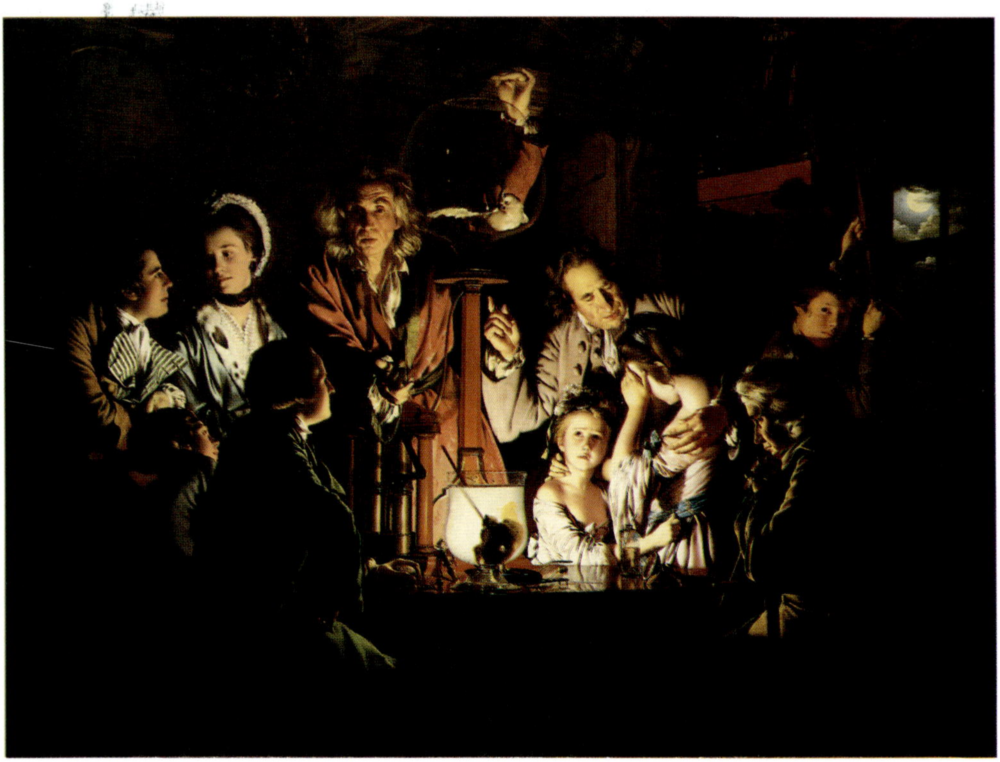

‚Experiment on a Bird in an Air-pump' (1768) von Joseph Wright of Derby
Reproduced by courtesy of the Trustees, The National Gallery, London

Andreas-Holger Maehle

Kritik und Verteidigung des Tierversuchs

Die Anfänge der Diskussion im 17. und 18. Jahrhundert

Franz Steiner Verlag Stuttgart · 1992

Als Habilitationsschrift auf Empfehlung des Fachbereichs Medizin der Universität Göttingen gedruckt mit Unterstützung der Deutschen Forschungsgemeinschaft

Die Deutsche Bibliothek - CIP-Einheitsaufnahme
Maehle, Andreas-Holger:
Kritik und Verteidigung des Tierversuchs : die Anfänge der Diskussion im 17. und 18. Jahrhundert / Andreas-Holger Maehle. - Stuttgart : Steiner, 1992
Zugl.: Göttingen, Univ., Habil.-Schr., 1990
ISBN 3-515-05828-1

 Druck: Druckerei Peter Proff, Eurasburg.
Printed in Germany

Für Rita

DANK

Die vorliegende Studie entstand in den Jahren 1984 bis 1990 am Institut für Geschichte der Medizin der Georg-August-Universität Göttingen. Sie wurde im Sommersemester 1990 vom Fachbereich Medizin der Universität Göttingen als Habilitationsschrift angenommen und erscheint hier, von geringfügigen Korrekturen und Ergänzungen abgesehen, in ihrer ursprünglichen Fassung.

Dem Leiter des Instituts für Geschichte der Medizin in Göttingen, Herrn Professor Dr. med. Ulrich Tröhler, Ph.D., auf den die Anregung zu dieser Arbeit zurückgeht, möchte ich für seine vielfältigen kritischen Ratschläge und weiterführenden Hinweise danken. Sie haben meine Forschungen kontinuierlich begleitet und entscheidend gefördert. Meine Kollegen haben mir in zahlreichen Gesprächen und Diskussionen weitere wertvolle Hinweise zu den medizinhistorischen wie auch zu den ethischen Aspekten der Thematik gegeben. Insbesondere gilt hier mein Dank Herrn Professor Dr. phil. Dr. med. habil. Volker Zimmermann, Herrn Dr.ès lettres Frank W. P. Dougherty, Frau Dr. med. Bettina Schöne-Seifert, M.A., Herrn Dr. phil. Karl-Heinz Stubenrauch sowie Herrn Professor Dr. phil. Renato Mazzolini.

Für ihre freundliche Unterstützung bei den bibliographischen Recherchen danke ich Frau Dipl.-Bibl. Sabine Mildner-Mazzei und Herrn Dipl.-Bibl. Axel Wolf, für Engagement und Sorgfalt bei der Lektüre der Korrekturen Frau Christiane Bartels, M.A. und Frau Dr. phil. Judith Schuler. Besonderen Dank schulde ich nicht zuletzt meiner Ehefrau Rita, die aus philologischer Perspektive weite Teile der Arbeit hilfreich kommentiert und die gesamte maschinelle Reinschrift erstellt hat.

Eine wesentliche Grundlage für die vorliegende Untersuchung bildeten die reichen Bestände der Niedersächsischen Staats- und Universitäts-Bibliothek Göttingen. So richtet sich mein Dank auch an die dortigen, stets hilfsbereiten Mitarbeiterinnen und Mitarbeiter. Wichtige Quellen stellten zudem dankenswerterweise die Bayerische Staatsbibliothek München, die Hessische Landesbibliothek Wiesbaden, die Stadtbibliothek Mainz, die Niedersächsische Landesbibliothek Hannover, die British Library, die Houghton Library der Harvard University, die Princeton University Library und die New York Public Library zur Verfügung.

Schließlich möchte ich der Deutschen Forschungsgemeinschaft für das Gewähren einer großzügigen Druckkostenbeihilfe und Herrn Vincent Sieveking, M.A. vom Franz Steiner Verlag, Stuttgart, für die gute Zusammenarbeit bei der Drucklegung danken.

Andreas-Holger Maehle — Göttingen und London, im Juni 1992

INHALT

EINLEITUNG

Die moderne Diskussion über die wissenschaftliche Notwendigkeit und moralische Berechtigung von Tierversuchen hat zweifelsohne das Interesse an den historischen Wurzeln dieser Experimente und der mit ihnen verknüpften Kontroversen gefördert. Von seiten der Tierschutz- und Antivivisektionsbewegung sind bereits seit den zwanziger Jahren zum Teil recht umfangreiche Arbeiten zu dieser Thematik vorgelegt worden. Unmißverständlich im Dienst der eigenen Sache verfaßt, sind sie jedoch weit davon entfernt, den Anforderungen historisch-kritischer Studien zu genügen.[1] Andererseits konzentrieren sich historische Darstellungen von Verteidigern der tierexperimentellen Forschung aus zeitgenössischer Sicht oft einseitig auf deren herausragende Erfolge. Solche apologetischen Arbeiten sind schon seit 1910 erschienen.[2]

Gegenstand kritischer, medizinhistorischer Forschung wurde die Geschichte der Tierversuchsdiskussion erst Mitte der fünfziger Jahre mit Lloyd G. Stevensons Untersuchungen über die ideologischen und religiösen Hintergründe des britischen Antivivisektionismus im 19. Jahrhundert.[3] Die Ausein-

1 Siehe Edward G. FAIRHOLME und Wellesley PAIN, *A Century of Work for Animals. The History of the R.S.P.C.A., 1824–1924*, London, John Murray, 1924; E. WESTACOTT, *A Century of Vivisection and Anti-Vivisection – a study of their effect upon Science, Medicine and Human Life during the past hundred years*, Ashington/Rochford, Essex, C. W. Daniel, 1949; Arthur W. Moss, *Valiant Crusade. The History of the R.S.P.C.A.*, London, Cassell, 1961; E. S. TURNER, *All Heaven in a Rage*, London, Michael Joseph, 1964; Charles D. NIVEN, *History of the Humane Movement*, London, Johnson, 1967; John VYVYAN, *In Pity and in Anger. A Study of the Use of Animals in Science*, London, Michael Joseph, 1969; ders., *The Dark Face of Science*, London, Michael Joseph, 1971; Peter SINGER, *Animal Liberation. A New Ethics for Our Treatment of Animals*, New York, The New York Review, 1975, S. 202–234; Richard D. RYDER, ‚The Struggle against Speciesism', in: David Paterson und R. D. Ryder (Hrsgg.), *Animals' Rights – a Symposium*, Fontwell, Sussex/London, Centaur Press, 1979, S. 3–14; ders., *Victims of Science. The Use of Animals in Research*, 2. Aufl., London/Fontwell, Sussex, National Anti-Vivisection Society/Centaur Press, 1983, S. 122–163.

2 Siehe James Peter WARBASSE, *The Conquest of Disease through Animal Experimentation*, New York/London, D. Appleton and Company, 1910; Sir Leonard ROGERS, *The Truth about Vivisection*, London, J. & A. Churchill, 1937; Geoffrey LAPAGE, *Achievement. Some Contributions of Animal Experiment to the Conquest of Disease*, Cambridge, W. Heffer & Sons, 1960.

3 Lloyd G. STEVENSON, ‚Science Down the Drain. On the Hostility of Certain Sanitarians to Animal Experimentation, Bacteriology and Immunology', *Bull. Hist. Med.* 29 (1955), S. 1–26; ders., ‚Religious Elements in the Background of the British Anti-Vivisection Movement', *Yale J. Biol. Med.* 29 (1956), S. 125–157; ders., ‚Physiology, General Education and the Antivivisection Movement', *Clio Medica* 12 (1977), S. 17–33.

andersetzungen um den britischen *Cruelty to Animals Act* von 1876, das weltweit erste Gesetz zur Reglementierung von Tierexperimenten, sowie dessen internationale Auswirkungen bildeten den Schwerpunkt weiterer Studien. So wurde 1962 von Hubert Bretschneider der deutsche, 1970 von Lennart Bromander der schwedische, 1975 von Richard D. French der britische und 1989 von Roland Neff der schweizerische „Vivisektionsstreit" des späten 19. Jahrhunderts im Einzelnen dargestellt und analysiert.[4] Einen internationalen Vergleich jener Diskussionen bot erstmals der 1987 von Nicolaas A. Rupke herausgegebene Band *Vivisection in Historical Perspective*, wobei auch die zeitgenössischen Kontroversen in den Vereinigten Staaten miteinbezogen wurden.[5] Eine literaturgeschichtliche Interpretation englischer antivivisektionistischer Schriften um 1900 lieferte darüber hinaus 1985 Coral Lansbury.[6] Zudem wurde die Problematik des Tierversuchs in einigen Untersuchungen zur Entwicklung des Tierschutzgedankens im Viktorianischen England berücksichtigt.[7]

4 Hubert Bretschneider, *Der Streit um die Vivisektion im 19. Jahrhundert. Verlauf – Argumente – Ergebnisse*, Stuttgart, Gustav Fischer, 1962 (*Medizin in Geschichte und Kultur*, Bd. 2); Lennart Bromander, ‚Vivisektionsdebatten: Sverige under 1880 – talet', *Lychnos* 1969/70, S. 249–291; Richard D. French, *Antivivisection and Medical Science in Victorian Society*, Princeton/London, Princeton University Press, 1975; Roland Neff, *Der Streit um den wissenschaftlichen Tierversuch in der Schweiz des 19. Jahrhunderts*, Basel, Schwabe & Co., 1989 (*Basler Veröff. Gesch. Med. Biol.*, Neue Folge, Fasc. 2). Zur Geschichte der Tierversuchsproblematik in Deutschland im 20. Jahrhundert siehe bisher Christian Giese, ‚Tierversuche – Aspekte der geschichtlichen Entwicklung', *VET* 4 (1989), Nr. 6, S. 38–43 und Martin F. Brumme, ‚Tierarzt und Tierschutz in Deutschland in der ersten Hälfte des 20. Jahrhunderts. Eine Skizze zur Historisierung einer aktuellen Diskussion', *ARGOS* 1991, Speciale uitgave. Eine ausführliche Darstellung erfolgt in der in Vorbereitung befindlichen Göttinger medizinischen Dissertation von Klaus-Peter Schweiger über Antivivisektionismus in Deutschland von 1900 bis 1933.

5 Nicolaas A. Rupke (Hrsg.), *Vivisection in Historical Perspective*, London/New York/ Sydney, Croom Helm, 1987 (*The Wellcome Institute Series in the History of Medicine*). Als vertiefende Detailstudien zum deutschen Vivisektionsstreit des 19. Jahrhunderts sind seither erschienen: Joachim Thiery und Ulrich Tröhler, ‚Zweifel am Fortschrittsglauben. Der Tierversuchsgegner Richard Wagner: Seine Zeitkritik und die Reaktion seiner Zeit', in: Wolfgang Wagner (Hrsg.), *„Parsifal" Programmheft II*, Bayreuth, Bayreuther Festspiele, 1987, S. 1–64; Andreas-Holger Maehle, ‚Tierversuchsdiskussion und Naturverständnis vor 100 Jahren: Die Kontroverse Grysanowski-Heidenhain', *Niedersächs. Ärztebl.* 61 (1988), H. 6, S. 36–40.

6 Coral Lansbury, *The Old Brown Dog: Women, Workers, and Vivisection in Edwardian England*, Madison/London, University of Wisconsin Press, 1985; dies., ‚Gynaecology, Pornography, and the Antivivisection Movement', *Victorian Studies* 28 (1985), S. 413–437. Ein entsprechender Interpretationsversuch an einigen ausgewählten deutschen antivivisektionistischen Schriften des 19. Jahrhunderts wurde bereits 1938 von Dolf Sternberger unternommen; siehe Sternberger, *Panorama oder Ansichten vom 19. Jahrhundert*, Suhrkamp TB 179, 1974, S. 70–86.

7 James Turner, *Reckoning with the Beast: Animals, Pain, and Humanity in the Victorian Mind*, Baltimore/London, Johns Hopkins University Press, 1980 (*The Johns Hopkins*

Während somit die Tierversuchsdiskussion des 19. Jahrhunderts bereits recht eingehend bearbeitet worden ist, wurden bislang nur wenige Erkenntnisse über Einstellungen und Argumente zur tierexperimentellen Forschungsmethode vor 1800 veröffentlicht. Anhand der Versuchsbeschreibungen einiger Tierexperimentatoren der jungen Royal Society, insbesondere derjenigen Robert Boyles (1627–1691), Robert Hookes (1635–1703) und Richard Lowers (1631–1691), konnte 1968 Wallace Shugg den Nachweis erbringen, daß schon diese frühen Forscher durch die Hoffnung auf medizinische Verbesserungen motiviert waren. Darüber hinaus führte er Belege für ihr Mitgefühl mit dem Leiden der Versuchstiere an. Zusammenfassend kennzeichnete Shugg deshalb ihre Einstellung zum Tierexperiment als „humanitär“.[8] Eine vergleichbare Haltung konnte 1986 in einer eigenen Detailstudie bei zwei Vertretern der sogenannten Schaffhauser Ärzteschule, Johann Jakob Wepfer (1620–1695) und Johann Jakob Harder (1656–1711), aufgezeigt werden. Hier wurden toxikologische Tierversuche mit dem Argument des wissenschaftlichen Erkenntnisgewinns und der Aussicht auf therapeutisch nutzbare Erfahrungen gerechtfertigt.[9] Im Jahr 1989 erhärtete Malcolm R. Oster zudem die These von Robert Boyles Sensibilität für Tierleiden, indem er weitere Textbelege aus dessen Versuchsberichten sowie ein bisher vernachlässigtes Jugendmanuskript des Forschers zum Problem der Tiermißhandlung auswertete. Zugleich wies er darauf hin, daß Boyle aus seinem physikotheologischen Denken heraus Tierexperimente als Weg zur Erkenntnis der Schöpfung für moralisch sanktioniert hielt.[10] Anita Guerrini faßte im selben Jahr die Einstellungen der genannten Royal Society-Mitglieder zum Tierversuch nochmals zusammen, wobei sie die biblisch-christliche Vorstellung vom Menschen als „Statthalter Gottes auf Erden“ als zusätzliche historische Legitimationsbasis vorschlug.[11]

In einer umfassenden Studie zur Entwicklung des Mensch-Tier- bzw. Mensch-Natur-Verhältnisses in England zwischen 1500 und 1800 machte Keith Thomas 1983 darauf aufmerksam, daß einzelne englische Schriftsteller

University Studies in Historical and Political Science, 98th ser., no. 2); Brian Harrison, *Peaceable Kingdom. Stability and Change in Modern Britain*, Oxford, Clarendon Press, 1982, S. 82–122; Harriet Ritvo, *The Animal Estate: The English and Other Creatures in the Victorian Age*, Cambridge, Mass./London, Harvard University Press, 1987, S. 125–166.

8 Wallace Shugg, ‚Humanitarian Attitudes in the Early Animal Experiments of the Royal Society‘, *Ann. Sci.* 24 (1968), S. 227–238.

9 Andreas-Holger Maehle, ‚Zur wissenschaftlichen und moralischen Rechtfertigung toxikologischer Tierversuche im 17. Jahrhundert: Johann Jakob Wepfer und Johann Jakob Harder, *Gesnerus* 43 (1986), S. 213–221.

10 Malcolm R. Oster, ‚The „Beame of Diuinity“: Animal suffering in the Early Thought of Robert Boyle‘, *Br. J. Hist. Sci.* 22 (1989), S. 151–179.

11 Anita Guerrini, ‚The Ethics of Animal Experimentation in Seventeenth-Century England‘, *J. Hist. Ideas* 50 (1989), S. 391–407.

des 18. Jahrhunderts, wie Samuel Johnson (1709–1784) und Thomas Percival (1740–1804), im Kontext einer generell wachsenden Kritik an Roheit und Grausamkeit gegenüber Tieren moralische Kritik auch an Tierexperimenten übten.[12] Über diesen Hinweis hinaus konnte 1985–1990 in mehreren Arbeiten Ulrich Tröhlers sowie des Verfassers eine Thematisierung der Tierversuchsproblematik in der gebildeten Öffentlichkeit Englands wie auch Deutschlands noch vor dem 19. Jahrhundert mit etlichen weiteren Quellen belegt werden.[13] Schließlich hat Macdonald Daly 1989 als möglichen Hintergrund für die britische Tierversuchskritik des 18. Jahrhunderts aus den *Philosophical Transactions* der Royal Society und den Werken John Hunters (1728–1793) Beispiele vermeintlich nutzloser Tierexperimente („dead-end vivisection") zusammengetragen.[14]

Die genannten Forschungsresultate führten zu der Hypothese, daß eine Diskussion über die Ethik des Tierversuchs bereits während des 17. Jahrhunderts im Kreis von Ärzten und Naturforschern einsetzte und im Verlauf des 18. Jahrhunderts das gebildete Laienpublikum erfaßte. Daß hierbei auch grundsätzliche Zweifel an der wissenschaftlichen Aussagekraft tierexperimentell gewonnener Befunde eine Rolle spielten, legten die bereits in den sechziger Jahren verfaßten Aufsätze von Karl Eduard Rothschuh und Nikolaus Mani über die Kritik Jean Riolans des Jüngeren (1580–1657) an der Experimentalforschung seiner Zeit nahe.[15]

12 Keith Thomas, *Man and the Natural World. A History of the Modern Sensibility*, New York, Pantheon Books, 1983, S. 178, 188. Siehe auch Dix Harwood, *Love for Animals and how It Developed in Great Britain*, Ph.D. thesis New York, Columbia University, 1928, S. 112f., 257, 297f., 306.

13 Ulrich Tröhler, ‚Die Geschichte des wissenschaftlichen Tierversuchs, seiner Begründung und Bekämpfung', in: Karl Julius Ullrich und Otto Detlev Creutzfeldt (Hrsgg.), *Gesundheit und Tierschutz. Wissenschaftler melden sich zu Wort*, Düsseldorf/Wien, Econ, 1985, S. 47–81, 270–272; ders., ‚Was ist neu? – Der medizinische Tierversuch im Meinungsstreit', *Swiss Pharma* 7 (1985), Nr. 5, S. 7–16; ders., ‚Brève histoire de l'expérimentation animale et des controverses qu'elle a suscitées', *Rev. Méd. Suisse Romande* 105 (1985), S. 817–829; Andreas-Holger Maehle, ‚Der Literat Christlob Mylius und seine Verteidigung des medizinischen Tierversuchs im 18. und 19. Jahrhundert', *Med. hist. J.* 21 (1986), S. 269–287; ders. und Ulrich Tröhler, ‚Animal Experimentation from Antiquity to the End of the Eighteenth Century: Attitudes and Arguments', in: Rupke, *Vivisection in Historical Perspective*, S. 14–47; Andreas-Holger Maehle, ‚Diskussionen um die Berechtigung des medizinischen Tierversuchs im 17. und 18. Jahrhundert', *Würzburger medizinhist. Mitt.* 5 (1987), S. 65–84; ders., ‚Der Tierversuch im Spiegel der Literatur. Englische Schriftsteller des 17. und 18. Jahrhunderts als Kritiker des Tierexperiments', *Münch. med. Wschr.* 131 (1989), S. 969–972; ders., ‚Literary Responses to Animal Experimentation in Seventeenth- and Eighteenth-Century Britain', *Med. Hist.* 34 (1990), S. 27–51.

14 Macdonald Daly, ‚Vivisection in Eighteenth-Century Britain', *Br. J. Eighteenth-Century Studies* 12 (1989), S. 57–67.

15 Karl Eduard Rothschuh, ‚Jean Riolan jun. (1580–1657) im Streit mit Paul Marquart Schlegel (1605–1653) um die Blutbewegungslehre Harveys. Ein Beitrag zur Geschichte

Unter diesen Voraussetzungen wurde mit der vorliegenden Arbeit erstmals der Versuch unternommen, auf der Basis eines möglichst breit angelegten Studiums der Originalquellen die Anfänge der Diskussion um den wissenschaftlichen Wert und die moralische Berechtigung von Tierversuchen im 17. und 18. Jahrhundert zu erfassen, zu analysieren und nachzuzeichnen.

Die Recherchen für diese Studie erstreckten sich daher von Anfang an nicht nur auf die medizinisch-wissenschaftlichen Veröffentlichungen zwischen 1600 und 1800, sondern auch auf theologische, philosophische, juristische sowie literarische Quellen dieses Zeitraums.

Entsprechend gliedert sich die nachfolgende Darstellung und Analyse der Funde in unterschiedliche Hauptperspektiven: Im ersten Teil (A) wird die wissenschaftliche und ethische Bewertung der tierexperimentellen Forschungsmethode durch zeitgenössische Ärzte und Naturforscher untersucht. Hierbei wurden sowohl selbst tierexperimentell tätige als auch nicht-experimentierende Autoren berücksichtigt. Auf diese Weise wird vor allem die innerwissenschaftliche Auseinandersetzung erfaßt. Zugleich werden Reaktionen auf Kritik „von außen" greifbar. Der zweite Teil (B) umfaßt theologische, philosophische und rechtliche Kommentare zur Tierversuchsproblematik. Die ersten Abschnitte dieses Teils sind allgemein der Sicht des Mensch-Tier-Verhältnisses zwischen 1600 und 1800 aus ebendiesen Blickwinkeln gewidmet, um die Basis der spezifischen Urteile über Tierexperimente kenntlich zu machen. Die hier ausgewerteten Quellen stellen sich teilweise schon als Vorläufer der Tierschutzliteratur des 19. Jahrhunderts dar. Der dritte Teil (C) schließlich behandelt die Rezeption von Tierexperimenten in der englischen schöngeistigen Literatur des 17. und 18. Jahrhunderts. Die nationale Begrenzung ergibt sich hier aus dem Umstand, daß bislang nur für England eine hinreichende Anzahl literarischer Belege nachweisbar ist, um generelle Entwicklungslinien aufzuzeigen. Die ersten beiden Teile konnten dagegen international angelegt werden. Sie erstrecken sich auf den abendländischen Kulturkreis.

Mit der gewählten Reihenfolge in der Untersuchung der verschiedenen Hauptperspektiven soll die gesellschaftliche Ausweitung der kritischen Beschäftigung mit Tierversuchen zwischen 1600 und 1800 über den Kreis der zeitgenössischen Ärzte und Naturforscher hinaus nachvollziehbar gemacht werden. Hiermit verbunden ist zugleich ein inhaltliches Fortschreiten vom Speziellen zum Allgemeinen: Während die ärztlich-wissenschaftlichen Bewertungen, die auch in der historischen Chronologie am Anfang stehen, häufig an ganz bestimmte Tierexperimente und deren Resultate anknüpfen, gehen die späteren Kommentare der Theologen, Philosophen und Rechtsge-

und Psychologie des wissenschaftlichen Irrtums', *Gesnerus* 21 (1964), S. 72–82; Nikolaus Mani, ‚Jean Riolan II (1580–1657) and Medical Research', *Bull. Hist. Med.* 42 (1968), S. 121–144.

lehrten mehr ins Grundsätzliche und sind besonders durch die generelle Einstellung zum Tier geprägt. Die literarischen Reaktionen auf Tierversuche sind – bedingt durch ihre künstlerischen Intentionen – einerseits am wenigsten konkret, andererseits erreichten ihre allgemeinen Kernaussagen das wohl breiteste Publikum. Für alle jene historischen Stimmen zum Tierexperiment ist zu berücksichtigen, daß sie aus einer Zeit stammen, in der noch keine sicher wirksamen Anästhetika bekannt waren. Effiziente Betäubungsmittel für Tier und Mensch, wie Schwefeläther und Chloroform, standen erst um die Mitte des 19. Jahrhunderts zur Verfügung.

Innerhalb der drei Hauptteile wird versucht, die prinzipiellen Standpunkte und Argumentationsstränge zum Tierversuchsproblem aus den einschlägigen Texten herauszuarbeiten. Die innere Gliederung folgt daher auch den ideengeschichtlichen Strukturen, wie sie in den Originalquellen selbst angelegt sind.

Es liegt in der Natur des verwendeten methodischen Ansatzes, daß gleichsam nur die „Positiv-Befunde“ Berücksichtigung finden und zu konstitutiven Elementen der historischen Rekonstruktion werden. So wird der Leser feststellen, daß sich herausragende Tierexperimentatoren des 17. wie des 18. Jahrhunderts, zum Beispiel William Harvey (1578–1657) und Felice Fontana (1730–1805), zwar mit grundsätzlichen wissenschaftlichen Gesichtspunkten ihrer Forschungsmethode auseinandersetzten, jedoch zu deren ethischer Seite anscheinend nicht oder kaum Stellung nahmen. Undiskutiert bleiben hier zudem diejenigen tierexperimentell tätigen Autoren, die ihre Versuche gänzlich kommentarlos beschrieben und darum dem Historiker keine näheren Anhaltspunkte für ihre wissenschaftlichen oder ethischen Bewertungen hinterlassen haben. Auf der anderen Seite erlaubt es die insgesamt doch recht große Zahl ermittelter Stimmen zum Tierversuch, insbesondere von seiten der Ärzte und Naturforscher, nicht, in jedem Fall auf vorstellbare *individuelle* Motive für bestimmte Pro- und Contra-Argumente einzugehen. Ein solches Vorgehen ist ohnehin nur bei denjenigen Autoren möglich, deren biographische und ergographische Daten ausreichend dokumentiert sind. Bei Personen, die diese Voraussetzungen erfüllten, werden jedoch entsprechende Hinweise gegeben.

In der Schlußbetrachtung werden die drei Hauptteile mit ihren verschiedenen Perspektiven zusammengeführt. Auf diese Weise wird zuletzt versucht, die Gesamtentwicklung der Tierversuchsdiskussion chronologisch vom Anfang des 17. bis zum Ende des 18. Jahrhunderts nachzuzeichnen.

A. DER TIERVERSUCH AUS DER SICHT VON ÄRZTEN UND NATURFORSCHERN

1. DIE WISSENSCHAFTLICHE BEWERTUNG

1.1. Die Übertragbarkeitsfrage

In der innerwissenschaftlichen Auseinandersetzung mit der tierexperimentellen Forschungsmethode nahm die grundsätzliche Frage nach der Übertragbarkeit von an Tieren angestellten Beobachtungen auf den Menschen von Anfang an eine zentrale Stellung ein. Mit dieser Frage stand zugleich diejenige nach der prinzipiellen Aussagekraft von Tierversuchen für die Medizin zur Diskussion.

1.1.1. Die Ursprünge des Problems

Die Beschäftigung mit der Übertragbarkeitsproblematik war zu Beginn des 17. Jahrhunderts nicht neu, auch war sie nicht aus dem spezifischen Kontext tierexperimenteller Forschung hervorgegangen. Vielmehr hatte sie sich bereits bei den tier*anatomischen* Untersuchungen der Antike ergeben. Die Öffnung menschlicher Leichen war im griechisch-römischen Altertum tabuisiert. Lediglich im hellenistischen Alexandria hatten die politischen Verhältnisse im Verein mit kulturellen Besonderheiten (Einbalsamierung der Leichen) für kurze Zeit anatomische Studien am Menschen zugelassen.[1] Aussagen über das Körperinnere des Menschen konnten darum fast nur auf der Grundlage sehr beschränkter Erfahrungen bei der Behandlung von Verletzten, bei chirurgischen Eingriffen oder durch Extrapolation zootomischer Befunde gemacht werden. Aus dieser Situation heraus hatte schon Aristoteles (384–322 v.Chr.) die Forderung erhoben, man müsse, um Aufschluß über die inneren Teile des Menschen zu erhalten, Tiere zergliedern, die diesem möglichst ähnlich sähen.[2] In der Folgezeit wurde dieses anatomische Ähnlich-

1 Vgl. Ludwig EDELSTEIN, ‚The History of Anatomy in Antiquity', in: Owsei und C. Lilian Temkin (Hrsgg.), *Ancient Medicine – Selected Papers of Ludwig Edelstein*, Baltimore, Johns Hopkins Press, 1967, S. 247–301; James LONGRIGG, ‚Anatomy in Alexandria in the Third Century B.C.', *Br. J. Hist. Sci.* 21 (1988), S. 455–488; Heinrich von STADEN, *Herophilus. The Art of Medicine in Early Alexandria*, Cambridge/New York/New Rochelle, Cambridge University Press, 1989, S. 138–153.

2 Vgl. ARISTOTELES, *Historia animalium*, ins Engl. übers. v. A. L. Peck, 3 Bde., London/ Cambridge, Mass., Heinemann/Harvard University Press, 1965–70 (*Loeb Class. Libr.*), Bd. 1, S. 56f. (HA 494 b 21–24).

keitsgebot präzisiert. Galen von Pergamon (129 – nach 210) trug es bereits in systematisierter Form vor. Am besten sei es, die menschenähnlichen Affen zu sezieren. Weiterhin müsse man nach einer sechsstufigen Rangfolge vorgehen: Zunächst seien „affenartige“ Tiere, dann Bären, Tiere mit „sägeartigem“ Gebiß (Fleischfresser) und Nagetiere, schließlich Einhufer und Wiederkäuer zu zergliedern.[3]

Obwohl seit der Renaissance die Sektion des menschlichen Leichnams ein anerkannter Bestandteil der ärztlichen Ausbildung geworden war, besaß diese galenische Einteilung auch für das 17. Jahrhundert noch praktische Bedeutung. In Ermangelung einer hinreichenden Zahl menschlicher Leichen blieb die Tieranatomie für die Vermittlung morphologischer Kenntnisse unverzichtbar. So finden sich Galens sechs Klassen menschenähnlicher Tiere mit nur geringen Modifikationen in den zeitgenössischen Lehrbüchern der Anatomie wieder, z.B. in der *Schola anatomica* (1608) und der *Anthropographia* (1626) Jean Riolans des Jüngeren, des Pariser Professors für Anatomie, Botanik und Pharmazie und Leibarztes des französischen Königshauses.[4] Der Blick für die Übertragbarkeitsproblematik innerhalb der Anatomie war inzwischen durch Andreas Vesal (1514–1564) geschärft worden. Während des Mittelalters hatte man Galens anatomische Aussagen im Vertrauen auf seine Autorität noch unüberprüft auf den Körper des Menschen bezogen. Vesal aber „entlarvte“ die galenische Anatomie als Tieranatomie, als er Galens Worte in dessen – eben erst wiederentdeckter – Präparierlehre *De anatomicis administrationibus* mit seinen eigenen Befunden an menschlichen Leichen verglich.[5] Seitdem betonten die Anatomen, daß die Zootomie für den angehenden Arzt immer nur der zweitbeste Weg sein könne, ein Notbehelf oder eine Vorbereitung auf die eigentlich wichtige Humananatomie. Die „Ähnlichkeit“ („similitudo“) des tierischen Körperbaus mit dem des Menschen erlaube allerdings, mit Hilfe von „Analogieschlüssen“ („analogice transferre“) gelegentlich zu medizinisch brauchbaren Ergebnissen zu kommen. Dies scheint die vorherrschende Lehrmeinung im 17. Jahrhundert gewesen zu sein. Sie findet sich in dieser oder ähnlicher Form bei etlichen anerkannten Anatomen der Zeit, wie Jean Riolan in Paris, Francis Glisson (1597–1677) in Cambridge, Thomas Bartholin (1616–1680) und Michael Lyser (1626–1659)

3 Vgl. Charles SINGER (Hrsg.), *Galen on Anatomical Procedures*, London/New York/ Toronto, Oxford University Press, 1956, S. 153 (KÜHN II 548).

4 Siehe Jean RIOLAN, *Schola anatomica novis et raris observationibus illustrata*, Paris, Apud Adrianum Perier, 1608, S. 17f.; ders., *Anthropographia, et osteologia*, Paris, Ex Officina Dionysii Moreau, 1626, S. 66.

5 Vgl. C. D. O'MALLEY, *Andreas Vesalius of Brussels 1514–1564*, Berkeley/Los Angeles, University of California Press, 1964, S. 108, 182f.; Nikolaus MANI, ‚Die Editio Princeps des Galen und die anatomisch-physiologische Forschung im 16. Jahrhundert‘, in: Fritz Krafft und Dieter Wuttke (Hrsgg.), *Das Verhältnis der Humanisten zum Buch*, Boppard, Boldt Verlag, 1977 (*DFG, Kommission f. Humanismusforschung*, Mitt. 4), S. 209–226.

in Kopenhagen, Ysbrand van Diemerbroeck (1609–1674) in Utrecht und Philippe Verheyen (1648–1710) in Löwen.[6]

Im Hinblick auf tier*anatomische* Untersuchungen war somit die Übertragbarkeitsfrage im 17. Jahrhundert recht geläufig. Sie stellte hier jedoch insofern kein schwerwiegendes Problem mehr dar, als nun prinzipiell die Möglichkeit eines Vergleichs tierischer Organe mit denen der menschlichen Leiche bestand. Anders verhielt es sich indessen mit dem Studium physiologischer Körperprozesse und postmortal flüchtiger anatomischer Feinstrukturen. Hier war die *Vivisektion* zur essentiellen Methode geworden.

1.1.2. Übertragbarkeit und Vivisektion

Bereits Galen hatte in *De anatomicis administrationibus* zahlreiche Tiervivisektionen beschrieben. Atmung und Stimmbildung, die Herz- und Blutbewegung, die Funktionen von Gehirn, Rückenmark, Nerven und Muskeln waren von ihm mit *vivisektorischen Versuchen* untersucht worden.[7] Vesal und sein Nachfolger auf dem Paduaner Lehrstuhl für Anatomie, Realdo Colombo (1516–1559), hatten die – zwischenzeitlich in Vergessenheit geratenen – galenischen Tierexperimente wiederaufgenommen, wiederholt und zum Teil fortentwickelt.[8] Eines der Beweisstücke in Colombos Lehre vom

6 Vgl. RIOLAN, *Schola anatomica*, S. 17–19; ders., *Anthropographia*, S. 64–69; Francis GLISSON, *Anatomia hepatis*, London, Du-Gardian/Octavian Pullein, 1654, S. 4f.; Thomas BARTHOLIN, *Anatomia, ex Caspari Bartholini parentis Institutionibus ... reformata*, Leyden/Rotterdam, Ex Officina Hackiana, 1669, S. 1f.; Michael LYSER, ‚Culter anatomicus', ins Deutsche übers. v. Johann Timme, in: TIMME, *Collectanea ad praxin anatomes spectantia. Das ist: Sammlung einiger zur anatomischen Vorbereitung der menschlichen Cörper gehöriger Schrifften*, Bremen, Nathanael Saurmann, 1735, S. 1f.; Ysbrand van DIEMERBROECK, *Opera omnia, anatomica et medica*, Utrecht, Meinhard v. Dreunen/Wilhelm v. Walcheren, 1685, S. 2; Philippe VERHEYEN, *Corporis humani anatomiae liber primus*, 2. Ausg., Brüssel, Fratres T'Serstevens, 1710, S. 1.

7 Vgl. SINGER, *Galen on Anatomical Procedures*; M. C. LYONS und B. TOWERS (Hrsgg.), *Galen on Anatomical Procedures. The Later Books*, ins Engl. übers. v. W. L. H. Duckworth, Cambridge, University Press, 1962. Siehe auch Max SIMON (Hrsg.), *Sieben Bücher Anatomie des Galen*, 2 Bde., Leipzig, J. C. Hinrichs'sche Buchh., 1906; Friedrich ULLRICH, *Die anatomische und vivisektorische Technik des Galenos*, Med. Diss. Leipzig, Werdau i. Sa., Julius Booch, 1919, S. 35–47; Hans BAUMGARTEN, *Galen über die Stimme*, Phil. Diss. Göttingen, 1962, S. 196–224; David J. FURLEY und J. S. WILKIE (Hrsgg.), *Galen on Respiration and the Arteries*, Princeton, Princeton University Press, 1984, S. 47–57.

8 Vgl. Andreas VESAL, *De humani corporis fabrica libri septem*, Basel, Ex Officina Ioannis Oporini, 1543 (Reprint Brüssel, Culture et Civilisation, 1964), S. 658–659 [663]; Realdo COLOMBO, *De re anatomica libri XV*, Venedig, Ex Typographia Nicolai Beuilacquae, 1559 (Reprint Brüssel, Culture et Civilisation, 1983), S. 256–261. Siehe auch MANI, ‚Die Editio Princeps des Galen', S. 216–225.

Lungenkreislauf, die Blutfüllung der Lungenvene, entstammte bereits der Beobachtung am vivisezierten Versuchstier.[9] Die *Funktionen* des Körpers, so hatten Vesal und Colombo übereinstimmend festgestellt, konnten nur durch Vivisektion studiert werden.[10] Die *Menschen*vivisektion galt jedoch aus religiösen und moralischen Gründen als völlig ausgeschlossen.[11] So waren Schweine, Ziegen und – wegen ihrer Billigkeit und leichten Verfügbarkeit – vor allem Hunde die verbreitetsten Versuchsobjekte. Daß man sich damit eher in den unteren Rängen der galenischen Klassifikation menschenähnlicher Tiere bewegte, war schon von Colombo vermerkt worden, allerdings ohne daß er selbst irgendwelche Konsequenzen hieraus gezogen hätte. Auch für ihn war der Hund bevorzugtes Versuchstier.[12] Offenbar wurde zunächst eine hinreichende Übereinstimmung menschlicher und tierischer Körper*funktionen* angenommen. Zudem hatte selbst Galen bei seinen vivisektorischen Experimenten auf allzu große Menschenähnlichkeit der Versuchstiere verzichtet. Er hatte sogar von der Sektion des lebendigen Affen wiederholt abgeraten, weil diese wegen dessen Menschenähnlichkeit einen widerwärtigen Anblick biete.[13]

Das Übertragbarkeitsproblem gewann jedoch zu dem Zeitpunkt Bedeutung, als an vivisezierten Tieren mehrere, völlig neue anatomisch-physiologische Befunde erhoben wurden, die einerseits – wissenschaftlich gesehen – einer Überprüfung am lebenden Menschen bedurften, bei welchen aber andererseits eine solche Überprüfung aus ethischen Gründen nicht in Frage kam. So wird die Übertragbarkeitsproblematik schon beim ersten bedeutenden Fund in der experimentellen Physiologie des 17. Jahrhunderts greifbar.

Gaspare Aselli (1581–1626), Professor der Anatomie und Chirurgie in Pavia, hatte 1622 durch Zufall am vivisezierten Hund die *mesenterialen Lymphgefäße* („Milchvenen", „Chylusgefäße") entdeckt.[14] Seine Wiederholungsversuche zeigten aber, daß sie nur an zuvor gefütterten und *während des Verdauungsvorganges vivisezierten* Tieren zu sehen waren. Zwar gelang es Aselli, die Chylusgefäße bei etlichen Tierarten nachzuweisen – bei Fleischfressern ebenso wie bei grasfressenden und noch milchsaugenden Tieren –,

9 COLOMBO, *De re anatomica*, S. 223f.

10 Ebenda, S. 256; VESAL, *De humani corporis fabrica*, S. 658. Siehe auch Nikolaus MANI, ‚Physiologische Konzepte von Galen bis Haller', *Gesnerus* 45 (1988), S. 165–190, S. 168f.

11 Siehe unten, S. 71.

12 COLOMBO, *De re anatomica*, S. 256.

13 SINGER, *Galen on Anatomical Procedures*, S. 218 (KÜHN II 690); LYONS u. TOWERS, *Galen on Anatomical Procedures. Later Books*, S. 15, 85f.

14 Vgl. Gaspare ASELLI, *De lactibus sive lacteis venis quarto vasorum mesaraicorum genere novo invento*, Mailand, Apud Io. Baptam Bidellium, 1627 (Reprint, hrsg. v. Leo Mendel und Stanislaw Schwann, Edition Leipzig, 1968), S. 19f.; siehe auch Nikolaus MANI, ‚Darmresorption und Blutbildung im Lichte der experimentellen Physiologie des 17. Jahrhunderts', *Gesnerus* 18 (1961), S. 85–146, S. 93–100.

aber den Beweis für ihr Vorhandensein beim Menschen mußte er letztlich schuldig bleiben. Die Menschenvivisektion erschien ihm als „todeswürdiges Verbrechen".[15] Obwohl er unter Berufung auf Galen den Wert der anatomischen „Autopsia" ausdrücklich bekräftigte[16], blieb ihm hier nur der Weg einer philosophischen Argumentation:

> „... nichtsdestoweniger nehme ich als sicher an, daß keineswegs das, was ich an so vielen Tieren gesehen habe, einzig und allein dem Menschen fehlt. Denn wer würde jemals glauben, daß die Natur, unser aller Erzeugerin, in einer so notwendigen Sache sich mehr um die Tiere gekümmert haben sollte und jenen eine Mutter, uns [jedoch] nur eine Stiefmutter gewesen sei?"[17]

Trotz der hier offenkundigen Übertragbarkeitsproblematik wurde Asellis Entdeckung von der anatomischen Fachwelt recht rasch akzeptiert.[18] Das Vertrauen in die Analogie zwischen tierischem und menschlichem Körperbau scheint dabei eine Rolle gespielt zu haben. Immerhin hatte kein geringerer als Francis Bacon (1561–1626) in *The Advancement of Learning* (1605) unter seinen Vorschlägen zur Verbesserung der Medizin auch das Betreiben von Tiervivisektionen genannt: Ungeachtet der Verschiedenheit der tierischen Körperteile könne man hiermit zu „hinreichend befriedigenden" Ergebnissen gelangen.[19] Ausschlaggebend für jene Akzeptanz war aber wahrscheinlich der Umstand, daß sich die neuen Chylusgefäße in das System der tradierten galenischen Physiologie integrieren ließen. Nach alter Lehrmeinung war ein doppelter Flüssigkeitsstrom in den Venen angenommen worden: einerseits der ernährenden Blutes aus der Leber zu den Därmen, andererseits der des Chylus aus den Därmen in die Leber. Nun sollten die neuen Gefäße die Aufgabe des Chylustransports übernehmen, während die Mesenterialvenen als nur noch blutführende, den Darm versorgende Gefäße aufgefaßt wurden. Das galenische Dogma von der Blutbildung in der Leber blieb damit unberührt. Auch mit Asellis neuen Gefäßen gelangte der Chylus in die Leber und wurde dort in Blut umgewandelt. Selbst überzeugte Galenisten wie Jean Riolan konnten darum die Entdeckung der Chylusgefäße anerkennen.[20] Die

15 Aselli, *De lactibus*, S. 20.
16 Ebenda, Praefatio, S. [3].
17 Ebenda, S. 20: „... nihilominus, idque pro certo statuo, quae in tot brutis visa mihi sunt, iis fieri nullo modo posse, unus et solus homo, ut deficiatur. Quis enim unquam credat in re tam necessaria plus de bestiis, quam hominibus naturam, communem omnium parentem, laborasse, et illis matrem, nobis novercam fuisse?"
18 Siehe Mani, ‚Darmresorption', S. 100–103.
19 Vgl. Francis Bacon, *The Advancement of Learning and New Atlantis*, hrsg. v. Arthur Johnston, Oxford, Clarendon Press, 1974, S. 109. Bacon propagierte die tierexperimentelle Forschungsmethode auch in *New Atlantis* (posthum 1627), siehe ebenda, S. 241.
20 Vgl. Mani, ‚Darmresorption', S. 89, 91, 199; ders., *Die historischen Grundlagen der Leberforschung. II. Teil: Die Geschichte der Leberforschung von Galen bis Claude Bernard*, Basel/Stuttgart, Schwabe, 1967 (*Basler Veröff. Gesch. Med. Biol.*, Fasc. 21), S. 13f., 85f., 96. Riolan revidierte allerdings später seine Ansicht über die neuen

Situation sollte sich jedoch ändern, als weitere Tiervivisektionen im 17. Jahrhundert zu Auffassungen führten, die dem geschätzten galenischen System entschieden widersprachen. Nun wurde das Übertragbarkeitsproblem nicht mehr stillschweigend hingenommen, sondern mit Blick auf die tierexperimentell arbeitenden „Neuerer" thematisiert.

1.1.3. Der Einwand mangelnder Übertragbarkeit

An erster Stelle ist hier William Harveys im Jahr 1628 veröffentlichte Entdeckung des großen *Blutkreislaufs* zu nennen. Die Methoden, welche Harvey zu seiner revolutionierenden, die gesamte galenische Physiologie in Frage stellenden Erkenntnis geführt hatten, waren die Anatomie der menschlichen und tierischen Leiche einschließlich Untersuchungen an Embryonen, klinische Beobachtungen sowie einfache, unblutige Versuche am Menschen, Berechnungen und – an herausragender Stelle – Tierexperimente. Harvey hatte die Vorhof- und Kammeraktionen des Herzens und die Pulsation der Arterien unmittelbar an lebend eröffneten Tieren studiert. Da er an Warmblütern (Hund, Schwein, Taube) die Phasen der Herzbewegung wegen der raschen Schlagfolge nur schwer differenzieren konnte, hatte er für diese Untersuchungen kaltblütige Tiere mit niedriger Herzfrequenz wie Schlangen, Lurche und Fische bevorzugt. Auch für seine experimentellen Gefäßligaturen, mit denen er – entgegen der traditionellen galenischen Auffassung – den entscheidenden Nachweis des *herzwärts* gerichteten Blutstromes in den Venen erbrachte, hatte er Kaltblüter verwendet. Selbst Krebse, Muscheln, Schnekken und Insekten bezog Harvey in seine Beobachtungen ein.[21] Doch schon bald zeigte sich, daß seine an „niederen Tieren" gewonnenen Ergebnisse in einer derart grundlegenden physiologischen Frage wie derjenigen der Blutbewegung auf Widerstand und Unverständnis stießen. In einem offenen Brief an Jean Riolan, der zu einem der schärfsten Kritiker der neuen Zirkulationslehre wurde, schrieb Harvey 1649:

> „Es gibt einige ..., die sagen, daß ich eine prahlerische Vorliebe für Vivisektionen an den Tag gelegt hätte, und die sich über die Verwendung von Fröschen, Schlangen, Fliegen und anderen niederen Tieren lustig machen, sie als ein Knabenstück verspotten und nicht einmal von schmähenden Beiworten Abstand nehmen."[22]

mesenterialen Chylusgefäße und deklarierte sie nur noch als temporär mit Chylus gefüllte Mesenterialvenen; vgl. Stephan ILLING, *Jean Riolan II. als Physiologe*, Med. Diss. Bonn, 1978, S. 73–75.

21 Vgl. William HARVEY, *Exercitatio anatomica de motu cordis et sanguinis in animalibus*, Frankfurt, Sumptibus Gvilielmi Fitzeri, 1628 (Reprint, hrsg. v. Henry E. Sigerist, Florenz, R. Lier, 1928); ders., *Die Bewegung des Herzens und des Blutes (1628)*, übers. u. erl. v. R. Ritter von Töply, hrsg. v. Karl Sudhoff, Leipzig, Joh. Ambrosius Barth, 1910 (*Klassiker d. Med.*, Bd. 1).

22 Ders., ‚A second Disquisition to John Riolan, Jun., in which Many Objections to the

Obwohl Harvey diese Art von Attacke mit einigen polemischen Bemerkungen abtat, um sich anschließend der ernsthaften Auseinandersetzung mit Riolan[23] zuzuwenden, schien ihn der hinter dem Spott verborgene Übertragbarkeitseinwand weiter zu beschäftigen. Denn bereits im nächsten Abschnitt seines Briefes entschuldigte Harvey seine Studien an Tieren mit der Autorität des Aristoteles, der seinerseits in *De partibus animalium* unter Berufung auf Heraklit seine Tiersektionen gerechtfertigt hatte. Gleichsam im klassischen Gewand bat Harvey Riolan um Nachsicht:

> „Selbst wenn Du um des Studiums der gemeineren Tiere Willen das Backhaus mit Heraklit betreten sollst, wie es bei Aristoteles heißt, bitte ich Dich doch herein. Denn die unsterblichen Götter fehlen auch hier nicht, und der große und allmächtige Vater ist manchmal am deutlichsten in Seinen geringeren, dem Auge am wenigsten beachtenswert erscheinenden Werken zu erkennen."[24]

Für die Physikotheologie des späteren 17. und 18. Jahrhunderts besaß der hier ausgesprochene Gedanke zentrale Bedeutung: Das Größte im Kleinsten erkennen – „Maxima in minimis".[25] Bei Harvey aber schien jener philosophisch-religiöse Bezug, ähnlich wie zuvor bei Aselli, einem Argument gleichzukommen, das die Übertragung seiner vivisektorischen Tierbefunde auf den Menschen untermauerte. Denn gerade Riolan war es, der das Übertragbarkeitsproblem in seiner Kritik der Lehre vom Blutkreislauf klar aussprach. Bei

Circulation of the Blood are Refuted', in: *The Works of William Harvey, M.D.*, übers. v. Robert Willis, London, Sydenham Society, 1847, S. 107–141, S. 109: „There are some ... who say that I have shown a vainglorious love of vivisections, and who scoff at and deride the introduction of frogs and serpents, flies, and others of the lower animals upon the scene, as a piece of puerile levity, not even refraining from opprobrious epithets."

23 Siehe hierzu Gweneth WHITTERIDGE, *William Harvey and the Circulation of the Blood*, London/New York, Macdonald/Elsevier, 1971, S. 175–200; ILLING, *Jean Riolan*, S. 82–141.

24 HARVEY, ‚A second Disquisition', S. 110: „If for the sake of studying the meaner animals you should even enter the bakehouse with Heraclitus, as related in Aristotle, I bid you approach; for neither are the immortal Gods absent here, and the great and almighty Father is sometimes most visible in His lesser, and to the eye least considerable works." Vgl. ARISTOTELES, *Parts of Animals*, übers. v. A. L. Peck, London/Cambridge, Mass., Heinemann/Harvard University Press, 1937 (*Loeb Class. Libr.*), S. 99f: „... we must not betake ourselves to the consideration of the meaner animals with a bad grace, as though we were children; since in all natural things there is somewhat of the marvellous. There is a story which tells how some visitors once wished to meet Heracleitus, and when they came to call and saw him in the kitchen, warming himself at the stove, they hesitated; but Heracleitus said, ‚Come in; don't be afraid; there are gods even here.' In like manner, we ought not to hesitate nor to be abashed, but boldly to enter upon our researches concerning animals of every sort and kind, knowing that in not one of them is Nature or Beauty lacking." (PA 645 a 15–24).

25 Siehe Sara STEBBINS, *Maxima in minimis. Zum Empirie- und Autoritätsverständnis in der physikotheologischen Literatur der Frühaufklärung*, Frankfurt a.M./Bern/Cirencester, U.K., Peter D. Lang, 1980 (*Mikrokosmos*, Bd. 8).

den Tieren seien in der Körperhaltung, der Lage und dem Bau des Herzens und anderer Organe sowie der Fellbedeckung andere Verhältnisse als beim Menschen gegeben, stellte Riolan 1652 im Streit mit Paul Marquart Schlegel (1605–1653), einem Verfechter der Harveyschen Theorie, fest. Die Tierversuche erschienen ihm daher als Beweismittel „sehr suspekt".[26] Andere Kritiker der Zirkulationslehre teilten diese grundsätzlichen, methodischen Bedenken. Conlan Cashin, ein irischer Arzt, formulierte den Übertragbarkeitseinwand 1667 in aller Deutlichkeit:

> „Gegenstand der Medizin ist der Körper des Menschen, nicht derjenige der Tiere ... Schlußfolgerungen von Tieren auf den Menschen dürfen darum nur in denjenigen Dingen als gültig angesehen werden, in denen sich die Tiere nicht vom Menschen unterscheiden. Aber sie unterscheiden sich in vielen Dingen: nicht zuletzt darin, daß die Seelen der Tiere teilbar sind und bei manchen, zumindest den unvollkommeneren [Tieren], zusammen mit ihren Körpern existieren, während die [Seelen] der Menschen unteilbar, ganz und ganz in jedem Teil [des Körpers] sind."[27]

Daß die unterschiedlich vollkommenen Seelen der Lebewesen für den verschiedenen Körperbau von Menschen und Tieren verantwortlich seien, hatte jedoch niemand geringerer als Galen selbst gelehrt.[28] Es überrascht daher nicht, daß es wiederum Riolan war, der in seiner *Anthropographia* ausdrücklich hierauf hingewiesen und ein radikales Urteil daraus abgeleitet hatte: Jene, die meinten, sie könnten die Struktur der menschlichen Eingeweide „genauso gut" aus der Inspektion von Tieren erlernen, seien „völlig verrückt".[29]

Die Entdeckung des *Ductus thoracicus* durch den Medizinstudenten Jean Pecquet (1622–1674) in Montpellier im Jahr 1647 und – unabhängig von diesem – durch den Leydener Anatomen Jan van Horne (1621–1670) im Jahr 1652 bedeutete neben der Kreislauflehre Harveys die zweite große Herausforderung für die traditionelle Physiologie. Die Leber, galenisches Kardinal-

26 Vgl. Rothschuh, ‚Jean Riolan', S. 81.

27 Cashin zit. in engl. Übers. bei Kenneth Dewhurst (Hrsg.), *Richard Lower's Vindicatio. A defence of the experimental method*, Oxford, Sandford Publ., 1983, S. 295: „The subject of medicine is the body of man, not of beasts ... Therefore inferences made from brutes to men are to be considered valid only in those things in which beasts do not differ from men. But they differ in many things: not least in this, that the souls of brutes are divisible, and of some, at least the more imperfect, co-extensive with their bodies, those of men are indivisible and whole in the whole and whole in any part." Zur Teilbarkeit der tierischen Seele vgl. Aristoteles, *On the Soul*, übers. v. W. S. Hett, London/Cambridge, Mass., Heinemann/Harvard University Press, 1935 (*Loeb Class. Libr.*), S. 76f. (De anima 413 b 13–25).

28 Siehe Galen, *On the Usefulness of the Parts of the Body*, übers. u. hrsg. v. Margaret Tallmadge May, 2 Bde., Ithaca, New York, Cornell University Press, 1968, Bd. 1, S. 67–69 (Kühn III 2–5); Singer, *Galen on Anatomical Procedures*, S. 148f. (Kühn II 537f.).

29 Vgl. Riolan, *Anthropographia*, S. 13f., 17.

organ der vegetativen Sphäre und Blutbildungsstätte, wurde mit diesem neuen Verbindungsgang im Chylustransport umgangen: Der Chylus sollte nun nicht mehr zur Leber, sondern direkt zum Herzen fließen. Thomas Bartholin und sein schwedischer Kollege Olof Rudbeck (1630–1702) untermauerten mit ihren 1653 veröffentlichten Nachweisen der hepato*fugalen* Flußrichtung in den Leberlymphgefäßen diese revolutionäre Auffassung.[30] Bartholin schrieb sogar ein spöttisches Grabgedicht auf die Leber.[31] Die Kritik der konservativen, galenistischen Medizin blieb nicht aus[32], und erneut wurde der Übertragbarkeitseinwand zu einem Hauptargument. Pecquet, van Horne, Bartholin und Rudbeck hatten den Fluß des Chylus bzw. der Lymphe an vivisezierten Tieren, vorzugsweise Hunden, untersucht. Konnten aber ihre Ergebnisse auch für den Menschen Geltung beanspruchen?

Die Experimentatoren hatten sich diese Frage anfangs selbst gestellt. Pecquet und van Horne befanden sich nach ihrem Fund in derselben Lage wie zuvor Aselli nach seiner Entdeckung der mesenterialen Chylusgefäße. Der Chylustransport durch den Ductus thoracicus war zwar tierexperimentell, aber noch nicht für den Menschen bewiesen. Daß sie ihre Entdeckung an etlichen Tierarten bestätigt hatten, betonten beide. Pecquet nannte außer Hunden Rinder, Pferde, Schweine und Schafe, van Horne zusätzlich Katzen, Kaninchen und Kälber. Die Menschenvivisektion als letzten Beweis lehnten beide strikt ab. Van Horne wies ausdrücklich auf die Parallele zu Asellis Problem hin, und beide wiederholten dessen philosophisches Argument zugunsten der Übertragbarkeit: Was man bei so vielen Tieren finde, könne wegen des ähnlichen Baus bzw. ähnlicher Bedürfnisse des Menschen nicht ausgerechnet bei diesem fehlen.[33] Jacques Mentel (1597–1671), Anatomieprofessor in Paris, bekräftigte in einer Glückwunschadresse an Pecquet ein-

30 Jean Pecquet, *Experimenta nova anatomica, quibus incognitum hactenus chyli receptaculum, et ab eo per thoracem in ramos usque subclavios vasa lactea deteguntur*, Paris, Apud Sebastianum et Gabrielem Cramoisy, 1651; Jan van Horne, *Novus ductus chyliferus. Nunc primum delineatus, descriptus et eruditorum examini expositus*, Leyden, E'Typographeo Francisci Hackii, 1652; Thomas Bartholin, *Vasa lymphatica, nuper Hafniae in animantibus inventa, et hepatis exsequiae*, Kopenhagen, Sumptibus Georgii Holst, Typis Petri Hakii, 1653; Olof Rudbeck, *Nova exercitatio anatomica, exhibens ductus hepaticos aquosos, et vasa glandularum serosa, nunc primum inventa, aeneisque figuris delineata*, Västerås, Excudebat Eucharius Lauringerus, 1653 (Reprint Upsala, Almquist & Wiksells, 1930), engl. Übers.: Aage E. Nielsen, ‚A Translation of Olof Rudbeck's Nova Exercitatio Anatomica', *Bull. Hist. Med.* 11 (1942), S. 304–339. Siehe die eingehende Untersuchung dieser Werke bei Mani, ‚Darmresorption', S. 104–121; ders., *Grundlagen der Leberforschung*, S. 88–96.

31 Siehe ebenda, S. 95.

32 Siehe im Einzelnen Mani, ‚Darmresorption', S. 121–125; ders., *Grundlagen der Leberforschung*, S. 96–99; ders., ‚Jean Riolan'; Illing, *Jean Riolan*, S. 30–81.

33 Vgl. Pecquet, *Experimenta nova anatomica*, S. 17f.; van Horne, *Novus ductus chyliferus*, S. [4–6].

mal mehr die medizinisch wichtige „Analogia“ menschlicher und tierischer Glieder und Organe. Es solle bloß keiner den zum Himmel aufgerichteten Körperbau des Menschen im Vergleich zum vornübergeneigten der Tiere[34] als Unterschied geltend machen, setzte er, möglichen Einwänden zuvorkommend, hinzu.[35] Tatsächlich gab Thomas Bartholin schon 1652 – d.h. ein Jahr nach Pecquets Publikation des Fundes und im selben Jahr, in der van Hornes Arbeit erschien – bekannt, daß es ihm gelungen war, an den Leichen zweier kurz nach der Henkersmahlzeit Hingerichteter den Ductus thoracicus nachzuweisen.[36] Aber Riolan als wacher Kritiker hatte zuvor bereits den Finger auf den wunden Punkt der Übertragbarkeit gelegt. In seiner Antwort auf Pecquet tadelte er:

> „*Kühn verkündest Du* [= Pecquet], *auch die Menschen besäßen keine andere Werkstätte der chylösen Substanz.* Ich dagegen wage zu behaupten, daß die Struktur dieser Werkstätte verschieden ist, denn wenn sie bei Tieren besteht, dann folgt daraus nicht, daß sie beim Menschen zu finden ist. Denn die inneren Bauteile des Körpers sind bei Mensch und Tier völlig verschieden, wenn man sie genau betrachtet ...“[37]

Situation und Kritik wiederholten sich, als Bartholin 1653 an Tieren die *Körperlymphgefäße* entdeckte. Während sie sich an vivisezierten oder frisch strangulierten Tieren gut darstellen ließen, konnte er sie trotz sorgfältiger Präparation an menschlichen Leichen zunächst nicht finden. Daß der „Ruhm der Entdeckung“ erheblich geschmälert würde, wenn sein Fund nicht auf den Menschen zu übertragen war, wurde ihm dabei schmerzlich bewußt. Als

34 Die anatomisch-physiologischen Gründe für diesen Mensch-Tier-Unterschied waren bereits von Aristoteles und Galen diskutiert und von Riolan referiert worden; siehe Aristoteles, *On Breath*, übers. v. W. S. Hett, London/Cambridge, Mass., Heinemann/ Harvard University Press, 1935 (*Loeb. Class. Libr.*), S. 460f. (De respiratione 477 a 19–24); ders., *Progression of Animals*, übers. v. E. S. Forster, London/Cambridge, Mass., Heinemann/Harvard University Press, 1937 (*Loeb Class. Libr.*), S. 518–521 (De incessu animalium 710 b 6–17); Riolan, *Anthropographia*, S. 14.

35 Vgl. Jacques Mentel, ‚Ioanni Pecqueto, iuveni doctissimo‘, in: Pecquet, *Experimenta nova anatomica*, S. 92–100, S. 95.

36 Thomas Bartholin, *De lacteis thoracicis in homine brutisque nuperrime observatis, historia anatomica*, Kopenhagen, Typis Melchioris Martzan, 1652; siehe auch die deutsche Übers. v. Heinz Grün, *Thomas Bartholin. Anatomische Abhandlung über die Milchgefäße der Brust, die kürzlich beim Menschen und bei Tieren entdeckt wurden*, Med. Diss. Bonn, 1986.

37 Jean Riolan, *Responsio prima, edita An. Dom. 1652. Ad Experimenta Nova Anatomica Ioannis Pecqueti, adversus haematosim in corde, ut chylus hepati restituatur*, Paris, Apud Gasparum Meturas, 1655, S. 26: „*Audacter pronuntias, etiam hominibus non esse disparem chylosae substantiae officinam.* Ego contra, officinae dissimilem esse structuram, quia si extat in brutis, non sequitur reperiri in homine, nam Hominis, et bruti fabricae partes internae, sunt prorsus dissimiles, si accurate spectentur ...“ Riolan wiederholte diesen Übertragbarkeitseinwand in seiner ‚Commentatio adversus novum de venis lacteis commentum‘, in: ders., *Opuscula nova anatomica*, Paris, Apud Viduam Mathurini Dupuis, 1653, [2. Teil], S. 99–113, S. 106.

Anatom konnte er eine Reihe morphologischer Merkmale aufzählen, die dem Menschen fehlten, bei (Säuge-)Tieren hingegen festzustellen waren: der siebte Augenmuskel, das Dreiecksbein des Hinterhauptes, ein sehr weiter Blinddarm, das lang ausgestreckte Steißbein, die Ausdehnung des Panniculus carnosus, die Kammerung der Gebärmutter, die Vielzahl der Brustdrüsen, die Allantois.[38] Bartholin blieb jedoch optimistisch: Nur selten gebe es Geheimnisse der Natur, die den Tieren gemeinsam, dem Menschengeschlecht hingegen vorenthalten seien. Gott und die Natur seien diesem für gewöhnlich günstiger gesonnen und brächten zu dessen Vorteil alle Mittel auf.[39] Bartholin beließ es nicht bei dieser philosophischen Bemerkung, sondern belegte sie zusätzlich mit einem ersten Rückblick auf die Geschichte der Übertragbarkeitsproblematik. Aselli habe die Chylusgefäße, Pecquet den Ductus thoracicus und Harvey den Blutkreislauf an *Tieren*, nicht am Menschen, entdeckt und studiert. Die Untersuchungen anderer Forscher hätten später die Überzeugung jener Pioniere, daß ihre Entdeckungen auch für den Menschen gültig seien, bestätigt. Er selbst, Bartholin, habe nach anderen die mesenterialen Chylusgefäße an menschlichen Leichen demonstriert, und als erster habe er den Ductus thoracicus des Menschen gefunden.[40] Bartholins beredte Berufung auf das historische Erfolgsargument war Ausdruck des Dilemmas, in dem er sich befand. Wie Aselli, Pecquet und van Horne erschien ihm ein Beweis durch Menschenvivisektion als unentschuldbares Verbrechen. Die zarten und flüchtigen Lymphgefäße in ganz frischen, noch warmen Leichen Erhängter zu suchen, erschien jedoch ebenfalls problematisch: Erst vor kurzem sollten Erhängte unter den Skalpellen der Anatomen wieder zum Leben erwacht sein.[41] Wiederum war es Riolan, der in dieser Situation scharfe Kritik übte.

So wie Dido in Vergils *Aeneis* an den Opfertieren voller Eifer die Eingeweideschau betrieben habe, so nehme Bartholin nun lebendige Tiere aus, spottete Riolan.[42] Obwohl er Bartholins Nachweis des Ductus thoracicus an menschlichen Leichen ausdrücklich anerkannte[43], konfrontierte er diesen im Hinblick auf die neuen Lymphgefäße, ähnlich wie zuvor Schlegel und Pec

38 Vgl. BARTHOLIN, *Vasa lymphatica … in animantibus*, S. 21, 23, 28f. Die Allantois bleibt beim Menschen rudimentär; siehe Jan LANGMAN, *Medizinische Embryologie*, 5. Aufl., Stuttgart, Thieme, 1977, S. 51.

39 BARTHOLIN, *Vasa lymphatica … in animantibus*, S. 21f.

40 Ebenda, S. 22f.

41 Vgl. ebenda, S. 23–28.

42 Jean RIOLAN, ‚Lymphatica anatomica Thomae Bartholini refutata', in: ders., *Opuscula nova anatomica*, [1. Teil], S. 34–54, S. 36; vgl. VERGIL, *Werke in einem Band: Hirtengedichte, Gedichte vom Landbau, Aeneis*, Berlin/Weimar, Aufbauverlag, 1965 (*Römische Reihe*, hrsg. v. W. Hering, L. Huchthausen u. W. Krenkel), S. 165 (Aeneis 62–64). Man beachte das Wortspiel im Titel der Riolanschen Schrift: „lymphaticus" = „lymphatisch" und „wahnsinnig".

43 RIOLAN, ‚Lymphatica anatomica', S. 36, 44.

quet, mit dem Übertragbarkeitseinwand. Bartholin habe geschrieben, daß er die Lymphgefäße „bei Tieren" gefunden hätte, in Wirklichkeit habe er jedoch lediglich Hunde seziert. Riolan fragte, warum Bartholin es unterlassen habe, weitere Tiere, wie Rinder, Kälber, Schweine, Lämmer, Schafe oder Hasen, zu untersuchen, Tiere, welche die Metzger doch Tag für Tag schlachten würden. Könnte es nicht sein, gab Riolan zu bedenken, daß nur Hunde jene Lymphflüssigkeit und Lymphgefäße besitzen, um durch Befeuchtung ihres Körpers vor Tollwut geschützt zu sein? Solange Bartholins Fund nicht an anderen Tieren und am Menschen bestätigt werde, sei dieser „nichtig und nutzlos". Bartholin selbst habe ja etliche Merkmale genannt, die dem Menschen im Unterschied zu den Tieren fehlten.[44] Voller Polemik schloß Riolan:

> „... wenn er [= Bartholin] wünscht geschwänzt zu sein, indem er den Tieren das lange Steißbein neidet, warum schrieb er dann nicht auch so elegant über die Hörner, auf daß er gehörnt sei? Die Kenntnis dieser Gefäße ist völlig nutzlos, unbrauchbare Forschung, und trägt nichts zur Verbesserung der Heilkunst bei."[45]

Um so größer war Bartholins Stolz, als es ihm schon im folgenden Jahr 1654 gelang, die Lymphgefäße auch an der menschlichen Leiche nachzuweisen. Nun bekräftigte er, daß das Ziel aller Zootomie letztlich immer die Kenntnis des Menschen sei. Man könne mit Galen so viele Affen sezieren wie man wolle, am Ende müsse man doch den Beweis am menschlichen Körper erbringen.[46] Als Bartholin ein Jahr später in einer eigens gegen Riolan gerichteten Schrift seine Lymphgefäße verteidigte, erinnerte er zudem daran, daß dieser selbst vor vielen Jahren, in der *Schola anatomica*, empfohlen hatte, Tiere zu vivisezieren, an denen „dasselbe wie am lebenden Menschen" zu beobachten sei.[47] Tatsächlich hatte sich Riolan für Tierversuche „nach dem Muster des Galen" („Galeni exemplo") ausgesprochen. Ähnlich wie Vesal und Colombo sah er hierin die Möglichkeit, die Funktionen auch des menschlichen Körpers kennenzulernen.[48] Tierexperimente waren für den konservativen Riolan jedoch nur solange annehmbar, wie ihre Ergebnisse im Rahmen

44 Vgl. ebenda, S. 39–43. Über zeitgenössische Vorstellungen zur Pathogenese der Tollwut siehe Jean THEODORIDES, *Histoire de la Rage. Cave Canem*, Paris/New York/Barcelona etc., Masson, 1986, S. 79–97. Hitze und Trockenheit zählten bis ins 19. Jahrhundert zu den vermuteten Tollwutursachen; siehe auch Klaus BURGHARD, *Die Therapie der Tollwut in ihrer Beziehung zur Krankheitslehre im Jahrhundert vor Pasteur (1781–1881)*, Med. Diss. Berlin, 1979, S. 20–24.

45 RIOLAN, ‚Lymphatica anatomica', S. 51: „... optaret caudatus esse, dum prolixam coccygem invidet animantibus, quidni etiam cornua de quibus eleganter disseruit, ut sit cornutus; Istorum vasorum cognitio prorsus est inutilis, perquisitio inepta, nec ad bene medendum quidquam confert emolumenti."

46 Vgl. Thomas BARTHOLIN, *Vasa lymphatica in homine nuper inventa*, Kopenhagen, Typis Melchioris Martzan, 1654, S. 3–6.

47 ders., *Defensio vasorum lacteorum et lymphaticorum adversus Joannem Riolanum*, Kopenhagen, Typis haeredum Martzanis, Sumptibus Georgii Holst, 1655, S. 96.

48 Vgl. RIOLAN, *Schola anatomica*, S. 20, 22.

des galenischen Lehrsystems verblieben.[49] Dies galt aber weder für die Untersuchungen Harveys noch für die Pecquets oder Bartholins.

1.1.4. Hintergründe der Kritik

Riolans strenge methodische Kritik des Tierversuchs, wie sie sich in seinem wiederholten Verweis auf die Übertragbarkeitsproblematik darstellte, war zweifelsohne durch das Verlangen motiviert, die bewunderten Lehren Galens unangetastet zu bewahren. Conlan Cashins Übertragbarkeitseinwand wurde ebenfalls vor diesem Hintergrund formuliert.[50] Auch aus dem britischen Arzt James Primrose (ca. 1598–1659), dem neben Riolan erbittertsten Gegner der Harveyschen Zirkulationstheorie, sprach der traditionsbewußte Galenist, als er bereits 1630 urteilte, die neuen Lehren vom Blutkreislauf und den Chylusgefäßen brächten keinerlei Nutzen für die Krankenbehandlung.[51] Die Auseinandersetzung mit der Übertragbarkeit und damit dem therapeutischen Nutzen tierexperimentell gewonnener Ergebnisse war Teil des zeitgenössischen generellen Disputs über die Quellen und richtigen Wege der Erkenntnis in der Medizin. Traditionalisten wie Riolan und Primrose betrachteten die in den Werken der Hippokratiker und des Galen überlieferte Heilkunde als im Grunde vollkommen, als allenfalls in Details verbesserungs- oder ergänzungsfähig.[52] Die „anatomischen Entdecker" des 17. Jahrhunderts hingegen, wie Harvey, Aselli, Pecquet und Bartholin, propagierten den Wert der „Autopsia", der eigenen Beobachtung und des eigenen Experiments, und entwarfen das Bild einer sich rasch entwickelnden, fortschreitenden Medizin.[53] *In nuce* wurde der hierdurch heraufbeschworene Konflikt bereits 1640 deutlich, als sich der Leydener Medizinprofessor Jan de Wale (1604–1649), der Harveys Kreislauftheorie mit weiteren Tierversuchen bestätigt und verteidigt hatte[54], über Primroses Kritik beklagte:

> „Niemals hat er [= Primrose] versucht, ... die Bewegung des Blutes, die doch bei Zergliederungen lebendiger Tiere deutlich zu sehen ist, selbst zu beobachten: ganz so, als ob diese Sache sicherer mit dem Geist erfaßt als mit den Augen gesehen werden könnte."[55]

49 Vgl. MANI, ‚Jean Riolan', S. 143f.

50 Siehe DEWHURST, *Lower's Vindicatio*, S. 291–303.

51 Vgl. J. SCHOUTEN und Dietlinde GOLTZ, ‚James Primrose und sein Kampf gegen die Theorie vom Blutkreislauf', *Sudhoffs Arch.* 61 (1977), S. 331–352, S. 335f.

52 Vgl. ebenda, S. 335f., 345; MANI, ‚Jean Riolan', S. 126f., 142.

53 Siehe ders., ‚Ärzte und Naturforscher des 17. Jahrhunderts über die medizinische Forschung ihrer Zeit', in: *Zusammenhang*, Festschrift für Marielene Putscher, hrsg. v. Otto Baur und Otto Glandien, Köln, Wienand Verlag, 1984, S. 353–365.

54 Siehe hierzu J. SCHOUTEN, ‚Johannes Walaeus (1604–1649) and His Experiments on the Circulation of the Blood', *J. Hist. Med.* 29 (1974), S. 259–279.

55 Jan de WALE, ‚Epistolae duae de motu chyli et sanguinis: ad Thomam Bartholinum,

Die hier ausgesprochene Diskrepanz zwischen traditionsverhafteten, literarisch gebildeten Ärzten auf der einen Seite und dem neuen Typus des erfahrungsorientierten, mit Beobachtung und Experiment forschenden Arztes auf der anderen Seite wurde gerade in der Übertragbarkeitsfrage offenkundig. Dies zeigt auch deutlich das Beispiel des Schaffhauser Stadtarztes Johann Jakob Wepfer, der 1679 seine toxikologischen Tierversuche[56] gegen den Vorwurf der mangelnden Übertragbarkeit auf den Menschen verteidigte.

Die „feinen Herrchen" („delicatuli"), die solche Kritik übten, polemisierte er, sollten nicht davor zurückschrecken, sich in eigenen Versuchen die Hände mit Blut und Schmutz zu beflecken. Dann würden sie sehen, daß die anatomischen und physiologischen Unterschiede zwischen seinen Versuchstieren und dem Menschen weitaus geringer seien, als sie ihrer vorgefaßten Meinung nach glaubten.[57] Neben diesem Aufruf zur Überprüfung durch eigene Experimente argumentierte Wepfer – seinen Gegnern offenbar entgegenkommend – aber auch auf der literarischen und religiös-philosophischen Ebene. Daß der Abstand zwischen Mensch und Tier eher gering einzuschätzen sei, deutete er geschickt an, indem er die Schrift des päpstlichen Nuntius Hieronymus Rorarius *Daß die Tiere den Verstand besser gebrauchen als der Mensch* (1. Ausg. 1544–47) zitierte.[58] Zudem fragte er, ob Gott bzw. die

Casp. filium', in: Thomas Bartholin, *Anatome ex omnium Veterum Recentiorumque observationibus inprimis Institutionibus b. m. parentis Caspari Bartholini, ad circulationem Harvejanam, et vasa lymphatica quartum renovata*, Leyden, Ex Officina Hakkiana, 1673, S. 759–804, S. 794: „Eum … sanguinis motum qui in vivorum animalium dissectionibus evidens est, nunquam conatus est observare: prorsus quasi certius res animo concipi, quam oculis posset videri."

56 Siehe hierzu Andreas-Holger Maehle, *Johann Jakob Wepfer (1620–1695) als Toxikologe. Die Fallstudien und Tierexperimente aus seiner Abhandlung über den Wasserschierling (1679)*, Aarau/Frankfurt a.M./ Salzburg, Verlag Sauerländer, 1987 (*Veröff. Schweiz. Ges. Gesch. Med. Naturwiss.*, Bd. 40).

57 Vgl. Johann Jakob Wepfer, *Cicutae aquaticae historia et noxae. Commentario illustrata*, Basel, Apud Joh. Rodolphum König, Imprimebat Joh. Rodolphus Genathius, 1679, S. 132; siehe auch Maehle, ‚Rechtfertigung toxikologischer Tierversuche'. Wie die Auswertung von Wepfers *Cicutae aquaticae historia* zeigt, prüfte dieser acht pflanzliche und sieben mineralische Gifte durch perorale Verabreichung an insgesamt mindestens 21 Tiere, davon 13 Hunde, 3 Wölfe, 1 Katze, 2 Tauben, 1 Storch, 1 Mäusebussard. Vgl. Maehle, *Johann Jakob Wepfer*, S. 42f.

58 Hieronyms Rorarius, *Quod animalia bruta ratione utantur melius homine. Libri duo*, Amsterdam, Apud Joannem Ravensteinium, 1666. Rorarius war Nuntius Papst Klemens' VII. am Hofe König Ferdinands von Ungarn; vgl. Pierre Bayle, *Historisches und Critisches Wörterbuch, nach der neuesten Auflage von 1740 ins Deutsche übersetzt*, hrsg. v. Johann Christoph Gottsched, 4 Bde., Leipzig, Verlegts Bernhard Christoph Breitkopf, 1741–44, S. 78–94 (Art. ‚Rorarius'). Zentrales Thema ist die „Tugendhaftigkeit" tierischer Verhaltensweisen im Vergleich zur Unmoral der Menschen; siehe hierzu George Boas, *The Happy Beast in French Thought of the Seventeenth Century*, Baltimore, Johns Hopkins Press, 1933, S. 37–40. Wepfer ließ es offen, ob diese Schrift als „heidnisch" oder „satirisch" zu beurteilen sei; *Cicutae aquaticae historia*, S. 131.

Natur die Tiere nicht ebenso mit Organen zur Aufnahme und Verdauung von Nahrung, mithin also auch von Giften, ausgestattet habe wie den Menschen. Ähnlich wie zuvor bei Aselli, Pecquet, van Horne und Bartholin hieß es bei Wepfer:

„... ich gebe nur zu bedenken, ob nicht auch die Tiere die in ihrem Maul vorbereitete Nahrung durch die Speiseröhre in den Magen befördern, dort das Aufgenommene zurechtmachen und anschließend zur weiteren Vervollkommnung zu den Därmen entlassen? Ob nicht auch dort der Chylus von den Faeces geschieden wird und der abgetrennte Chylus sich mit dem Blut verbindet und verschmilzt und in solches umgewandelt wird, nicht anders als beim Menschen? Ob sie andere Organe zur Vollführung dieser Verrichtungen nötig haben als der Mensch? Ob sie nicht auch vom höchsten Schöpfer mit empfindlichen Nervenhäuten und beweglichen, feuchten und warmen Fasern beschenkt sind? Ob sie um das betrogen werden, was für Wachstum und Vermehrung vonnöten ist? Oder ob sich die Natur bei jenen geiziger zeigt als gegen die Menschen?“[59]

Wepfers Argumentation war hier allerdings weniger folgerichtig als die seiner Vorgänger. Bei seinen Experimenten schloß er zwar, wie diese, von Beobachtungen am Tier auf Verhältnisse am Menschen. In seiner Verteidigung argumentierte er jedoch gerade umgekehrt: Die anatomischen und physiologischen Gegebenheiten beim Menschen wurden als gesichert vorausgesetzt, um anschließend zu fragen, ob diese nicht auch bei den Versuchstieren vorlägen.

Aus dem Selbstbewußtsein, mit dem Wepfer die Übertragbarkeit seiner tierexperimentellen Befunde verteidigte, sprach allerdings auch seine reiche praktische Erfahrung sowohl in der Humananatomie als auch in der Zootomie. Er war einer der führenden Vertreter der noch jungen Forschungsrichtung der *vergleichenden Anatomie*.[60] Gerade dieses Gebiet aber sorgte für die erfahrungsmäßige Grundlage einer Argumentation zugunsten der Übertragbarkeit von Tierversuchen.

59 Ebenda, S. 131f.: „... tantum considerandum propono, annon bruta quoque alimenta in ore praeparata per gulam in ventriculum demittant, ibique assumpta subigant, subacta ad intestina ablegent ulteriis perficienda? annon ibi quoque chylus a faecibus secernatur, chylus separatus cum sanguine unitus coalescat atque in ejus naturam permutetur, non secus ac in homine? Num aliis organis ad actiones has perficiendas necessariis quam homines utantur? Annon quoque a summo creatore dotata sint membranis nerveis sentientibus, fibris moventibus, liquore et calore foventibus? Num defraudentur ad vegetationem et augmentum requisitis? aut avarior natura quam erga homines in illis appareat?“

60 Siehe Henry NIGST, *Das anatomische Werk Johann Jakob Wepfers (1620–1695)*, Aarau, Verlag Sauerländer, 1947 (*Veröff. Schweiz. Ges. Gesch. Med. Naturwiss.*, Bd. 16).

1.1.5. Die Rolle der komparativen Anatomie

Mit der *Zootomia Democritaea* des Neapolitaner Professors für Anatomie und Chirurgie, Marco Aurelio Severino (1580–1656), war 1645 das erste umfassende Werk über vergleichende Anatomie erschienen.[61] In einer ausführlichen Einleitung über den Nutzen der Zootomie für die Medizin ging Severino unmittelbar auf die Übertragbarkeitsproblematik ein. Er versicherte, daß er die „Analogie“ zwischen menschlichen und tierischen Körpern sowohl „a priori“ als auch „a posteriori“ aufzeigen könne.[62] Sein „a priori“-Argument ähnelte dem Asellis, dessen Entdeckung der Chylusgefäße am vivisezierten Hund er lobend herausstellte. Es sei völlig klar, daß *ein und derselbe* „Werkmeister“ („opifex“) alle Lebewesen geschaffen habe, ob dieser nun die Natur sei oder Gott, der Verstand, die Wärme, der Geist oder die sogenannte Weltseele. Daß dieser „Werkmeister“ auch die Menschen „nach Maß und Zahl“ geschaffen habe, sei ein von allen Philosophen anerkanntes Axiom. Darum gewinne man, wenn man den Bau der Tiere studiere, zugleich Kenntnisse über den des Menschen.[63] Severinos „a posteriori“-Beweis für die Ähnlichkeit menschlicher und tierischer Körper bestand aus der Zergliederung von nicht weniger als dreiundsechzig Wirbeltierarten, von den Fischen bis zu den Säugetieren. Hinzu kam die Sektion siebzehn wirbelloser Spezies aus den Klassen der Weich-, Krusten-, Spinnen- und Kerbtiere.[64] Außerdem machte Severino geltend, daß pathologisch-anatomische Befunde wie Abszesse, Zysten oder Nierensteine, an Tieren ebenso wie beim Menschen festzustellen seien. Er verwies daher nicht nur auf die Analogien „Tier-Mensch“ und „Zootomie-Humananatomie“, sondern konstruierte zusätzlich die Analogie „Veterinärmedizin-Humanmedizin“. Alle drei Analogien stellte er in einem (allerdings nicht weiter erklärten) Schema dar (*Abb. 1*).[65] Severino leugnete nicht die zahlreichen morphologischen Unterscheidungsmerkmale zwischen (Säuge-)tier und Mensch – vom Panniculus carnosus über die sechslappige Lunge und vierlappige Leber bis zum sackförmigen Caecum und gehörnten Uterus mancher Tiere und zitierte sie wortgetreu nach einer entsprechenden Auflistung in Riolans *Anthropographia*.[66] Anders als Riolan

61 Marco Aurelio SEVERINO, *Zootomia Democritaea: Id est, anatome generalis totius animantium opificii ... Opus, quod omnes omnium bonarum artium studiosos, nedum professores anatomicos decet*, Nürnberg, Literis Endterianis, 1645. Siehe hierzu auch Francis Joseph COLE, *A History of Comparative Anatomy from Aristotle to the Eighteenth Century*, London, Macmillan, 1949, S. 132–149.

62 Vgl. SEVERINO, *Zootomia*, S. 252.

63 Vgl. ebenda, S. 152, 255.

64 Vgl. COLES Auswertung der *Zootomia* Severinos, *History of Comparative Anatomy*, S. 138.

65 Vgl. SEVERINO, *Zootomia*, S. 161–164.

66 Vgl. ebenda, S. 188–190; RIOLAN, *Anthropographia*, S. 17–19.

schätzte er jedoch ihre Bedeutung sehr gering ein. Es handele sich hierbei um „Einzelheiten" („singula") oder „kleine Unterschiede" („discernula"), die seine Auffassung von der Ähnlichkeit der Lebewesen eher stützen als untergraben würden. Gewisse Unterschiede im Körperbau der vernunftbegabten Menschen im Vergleich zu dem der vernunftlosen Tiere seien zwar nicht abzustreiten, aber so belanglos, daß man sie eher einfach zugeben als sich um ihre Widerlegung bemühen solle.[67]

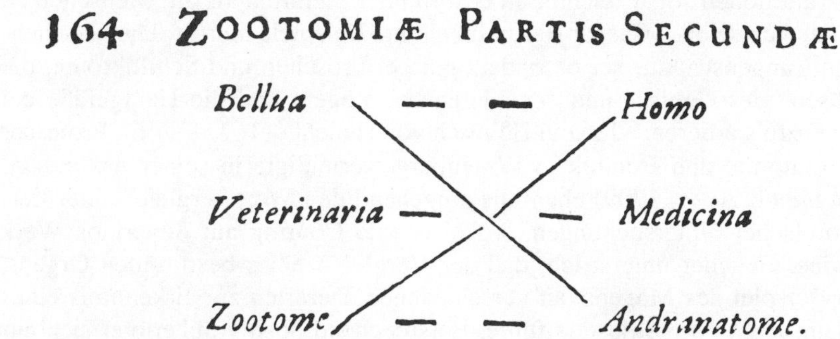

Abb. 1:
Schema zur Übertragbarkeit am Tier angestellter Beobachtungen auf den Menschen von Marco Aurelio Severino (1645). Die drei horizontalen, unterbrochenen Linien deuten jeweils auf eine „Analogie" hin: Tier-Mensch, Veterinärmedizin-Humanmedizin, Zootomie-Humananatomie. Die beiden durchgezogenen, einander überkreuzenden Schrägstriche sollen die Übertragbarkeit der zootomischen Befunde auf den Menschen symbolisieren.
Quelle: Marco Aurelio Severino, *Zootomia Democritaea*, Nürnberg, Literis Endterianis, 1645, S. 164.

Nach Severinos eingehender Apologie der Zootomie finden sich in der zweiten Hälfte des 17. und zu Beginn des 18. Jahrhunderts auffallend günstige Urteile über den Wert der vergleichenden Anatomie. Hermann Conring (1606–1681), Medizinprofessor in Helmstedt, stellte in seinen Vorlesungen die *Zootomia Democritaea* als „einzigartiges Buch" vor und empfahl seinen Studenten vergleichende Sektionen an Tieren, um auf diese Weise zu einem besseren Verständnis der menschlichen Anatomie und Physiologie zu gelangen.[68] Robert Boyle lobte in seiner Schrift *Of the Usefulness of Natural*

67 SEVERINO, *Zootomia*, S. 190–193.
68 Vgl. Hermann CONRING, *Introductio in universam artem medicam singulasque eius partes*, hrsg. v. Sebastian Scheffer, Helmstedt, Typis Henningi Mulleri, 1654, S. 86–88.

Philosophy (1663) die „Sorgfalt der Zootomen", die den Arzt über die wahren Funktionen der menschlichen Körperteile aufkläre und helfe, in anatomischen Streitfragen zu einem Urteil zu gelangen. Er belegte seine Auffassung mit tieranatomischen und -vivisektorischen Beispielen.[69] Caspar Bartholin (1655–1738), wie sein Vater Thomas Anatom in Kopenhagen, betonte, daß vergleichend-anatomische Studien an Tieren zu den „meisten neuen Erfindungen in den Menschen" Anlaß gäben und „die Zusammensetzung und den Gebrauch des menschlichen Leibes" genauer erklärten.[70] Wiederholt wurde in diesem Zusammenhang hervorgehoben, daß manche Körperteile und -funktionen sogar leichter an bestimmten Tierarten als am Menschen zu untersuchen seien.[71] Caspar Bartholin nannte Beispiele hierfür: Die bläschenartige Lungenstruktur sei besonders gut bei Fröschen und Schildkröten, die „Drüsen" des Gehirns und der Nieren bei Vögeln und die Hautgefäße bei Fischen zu studieren.[72] Johann Heinrich von Heucher (1677–1746), Professor der Anatomie und Botanik in Wittenberg, verteidigte in seiner *Ars magna anatome* (1. Ausg. 1709) ebenfalls eingehend den Wert vergleichender tieranatomischer Untersuchungen, wobei er wie Conring auf Severinos Werk hinwies. Heucher unterstrich, daß der Vergleich eines bestimmten Organs, zum Beispiel des Magens, an verschiedenen Tierarten zur Erkenntnis eines gemeinsamen Grundmusters führe. Entsprechend positiv äußerte er sich zur Übertragbarkeitsfrage: Sowohl in der Anordnung als auch in den Funktionen der Körperteile bestehe eine „Übereinstimmung" („consensio") zwischen Mensch und Tier, welche „wahrscheinliche Schlußfolgerungen" aus der Zootomie auf den Menschen erlaube. Wenn man die inneren Organe gewisser Tiere betrachte, glaube man mitunter schwören zu können, die eines Menschen gesehen zu haben.[73] Als schließlich Henri-Louis Duhamel Dumonceau (1700–1782) im Jahr 1741 der französischen Akademie der Wissenschaften seine Tierversuche zur Knochenbruchheilung vortrug, begann er seine Rede mit einer wahren Lobeshymne auf die „*Anatomie comparée*", die gegenüber der Sektion menschlicher Leichen erhebliche Vorteile biete. Die Zahl der verfügbaren Untersuchungsobjekte sei unbegrenzt, und manchmal gelinge es,

69 Vgl. Robert BOYLE, ‚Of the Usefulness of Natural Philosophy. Part II. Sect. I. ... Essay I. Containing some particulars tending to shew the Usefulness of Natural Philosophy to the Physiological Part of Physick', in: *The Works of the Honourable Robert Boyle*, 5 Bde., London, A. Millar, 1744, Bd. 1, S. 463–471.

70 Vgl. Caspar BARTHOLIN, ‚Verhandlung einiger zur Anatomie gehörigen, wiewohl ungemeinen Handgriffe und Instrumenten' [Administrationum anatomicarum specimen (1670)], übers. v. Johann Timme, in: TIMME, *Collectanea*, S. 6f.

71 Siehe BOYLE, ‚Usefulness', S. 466; TIMME, *Collectanea*, Vorrede, S.[2]; C. BARTHOLIN, ‚Verhandlung', S. 4.

72 Ebenda, S. 4f.

73 Vgl. Johann Heinrich von HEUCHER, ‚Ars magna anatome', in: ders., *Opera partim edita partim nondum edita*, hrsg. v. Christian Friedrich Haenel, Leipzig, Apud Io. Christianum Langenhemium, 1745, S. 605–708, S. 610–614.

an Tieren Krankheiten zu erzeugen, deren Verlauf – mit oder ohne Behandlungsversuch – die anschließende Sektion aufdecken könne (siehe auch unten, S. 69).[74]

Die zu Beginn des 18. Jahrhunderts offenbar hohe Wertschätzung der vergleichenden Anatomie legt zunächst die Vermutung nahe, das Übertragbarkeitsproblem sei nun, nach einer anfänglichen Phase der Kritik an der noch ungewohnten tierexperimentellen Methode, allmählich in den Hintergrund getreten. Tatsächlich fällt es auf, daß Albrecht von Haller (1708–1777) in Göttingen seine fast ausschließlich in Tierversuchen entwickelte Lehre von der Sensibilität und Irritabilität 1752 selbstbewußt unter den Titel ‚De partibus *corporis humani* sensilibus et irritabilibus'[75] vorstellte, als ob jenes Problem überwunden sei. Doch gerade gegen Haller wurde kurz darauf der – nunmehr bereits über hundert Jahre alte – Übertragbarkeitseinwand aufs neue geltend gemacht.

1.1.6. Die Übertragbarkeitsproblematik in der Sensibilitätslehre

Der Zweifel an der Übertragbarkeit der Hallerschen Tierexperimente auf den Menschen wurde charakteristischerweise im Zusammenhang mit dem wohl umstrittensten seiner Versuchsergebnisse laut, dem der Unempfindlichkeit der Sehnen. In diesem Kontext äußerte 1755 der Turiner Arzt Giambattista Bianchi (1681–1761) grundsätzliche Kritik.[76] Der Mensch besitze ein weitaus größeres Gehirn, viel ausgedehntere, feinere Nervenverzweigungen und somit auch ein schärferes Empfindungsvermögen als die Tiere. Wenn sich ein bestimmtes Körperteil im Tierversuch als unempfindlich erweise, bedeute dies daher noch nicht, daß jenes Teil beim Menschen ebenfalls unempfindlich sein müsse.[77] Noch schärfer formuliert wurde der Übertragbarkeitseinwand 1761 von Anton de Haen (1704–1776), Professor der Medi-

74 Vgl. Henri-Louis Duhamel Dumonceau, ‚Observations sur la réunion des fractures des os. Premier mémoire', in: *Histoire de l'Académie Royale des Sciences*, Année 1741, Paris, Imprimerie Royale, 1744, S. 97–112, S. 97f. Zu den osteologischen Tierversuchen Duhamels siehe François Delaporte, ‚Theories of Osteogenesis in the Eighteenth Century', *J. Hist. Biol.* 16 (1983), S. 343–360; Ulrich Tröhler und Andreas-Holger Maehle, *Die Knochenbrüche – Wege zur modernen Behandlung. Das Tier im Dienste des medizinischen Fortschrittes*, Basel, Pharma Information, 1991, S.14–21.

75 Meine Hervorhebungen. Albrecht von Haller, ‚De partibus corporis humani sensilibus et irritabilibus', in: *Commentarii Societatis Regiae Scientiarum Gottingensis*, Tom. II, ad ann. 1752, Göttingen, Apud Viduam Abrami Vandenhoeckii, 1753, S. 114–158.

76 Giambattista Bianchi, ‚Lettera Prima … Sulla Sensibilità, ed Irritabilità delle parti negli Uomini, e ne' Bruti', in: Giacinto Bartolomeo Fabris (Hrsg.), *Sulla Insensitivà ed Irritabilità Halleriana Opuscoli di Vari Autori Raccolti*, 2 Bde., Bologna, Per Girolamo Corciolani, ed Eredi Colli a S. Tommaso d'Aquino, 1757, Bd. 2, S. 1–24.

77 Vgl. ebenda, S. 19.

zin in Wien.[78] De Haen wandte sich insbesondere gegen Hallers Lehre von der Insensibilität der Achillessehne. Selbst wenn alle Hallerschen Tierversuche hierzu ganz und gar korrekt wären, argumentierte er, würden sie jene Auffassung noch nicht beweisen, denn Mensch und Tier seien in ihrem gesamten Wesen völlig verschieden.[79] „Wie unklug ist es also", lautete seine Folgerung, „von an Tieren angestellten Experimenten auf den Menschen zu schließen! Wie verderblich ein solcher Schluß, wenn er gar danach trachtet, die praktischen Regeln [der Medizin] zu verändern!"[80] In der Tat stand Hallers Befund der fehlenden Sehnensensibilität in eklatantem Widerspruch zur tradierten Lehrmeinung wie auch zu chirurgischen Berichten, denen zufolge Sehnenverletzungen schwerste Schmerzen und lebensbedrohende Krämpfe hervorriefen. Wurden die Sehnen nun mit Haller als unempfindlich betrachtet, so forderte dies eine aktive, chirurgische Behandlung ihrer Verletzungen (z. B. durch Naht) heraus.[81] Für de Haen als konservativen, der hippokratischen Heilkunde verpflichteten Arzt und Kritiker war Hallers Übertragung tierexperimenteller Befunde auf den Menschen deshalb ein methodisch fragwürdiges Vorgehen mit gefährlichen praktischen Folgen.

Haller schwieg nicht zum Vorwurf der fehlenden Übertragbarkeit, ebensowenig wie seine Anhänger Samuel Auguste André David Tissot (1728–1797) in Lausanne und Marc' Antonio Caldani (1725–1813) in Bologna. Da er offenbar zu große Freude an Tierversuchen gezeigt habe, seien manche Gegner auf den Gedanken gekommen, einen Unterschied zwischen Mensch und Tier anzunehmen, dem zufolge am Tier unempfindliche Körperteile gleichwohl beim Menschen Sensibilität besitzen könnten, stellte Haller mit Blick auf die Kritik Bianchis und de Haens fest.[82] Haller bestritt, daß es einen solchen Unterschied gab. Er räumte zwar ein, daß sich der Mensch durch seine unsterbliche Seele wie durch die Größe seines Kopfes, Gehirns und eine entsprechende Menge von Nerven vor den Tieren auszeichne. Die Empfindlichkeit sei bei Tieren jedoch nicht geringer als beim Menschen. Die Schmerzensschreie und Krämpfe bei Ligatur ihrer Nerven würden dies beweisen.

78 Anton de Haen, *Difficultates circa modernorum systema, de sensibilitate et irritabilitate humani corporis*, Wien, Sumptibus Hermanni Josephi Krüchten, 1761. Siehe hierzu die eingehende Studie von Erna Lesky, ‚Albrecht von Haller und Anton de Haen im Streit um die Lehre von der Sensibilität', *Gesnerus* 16 (1959), S. 16–46.

79 Vgl. de Haen, *Difficultates*, S. 19f.

80 Ebenda: „Quam imprudentur ergo ab experimentis in Brutis captis ad Hominem concludimus! Quam perniciosa ejusmodi conclusio, si etiam regulas practicas immutare tenet!"

81 Vgl. Lesky, ‚Albrecht von Haller und Anton de Haen'.

82 Vgl. Albrecht von Haller, ‚Réponse Générale aux Objections, qu'on a faites contre l'insensibilité de plusieurs parties du corps animé', in: ders., *Mémoires sur la Nature Sensible et Irritable, des Parties du Corps Animal*, 4 Bde., Lausanne, Chez Marc-Mic. Bousquet/Sigismond D'Arnay, 1756–60, Bd. 4, S. 19–98, S. 75; ders., ‚Ad objectiones contra experimenta sua propositas responsio', in: ders., *Opera minora*, 3 Bde., Lausanne, Sumptibus Francisci Grasset, 1762–68, Bd. 1, S. 441–502, S. 475.

Manche Tiere überträfen in der Schärfe ihrer Sinneswahrnehmungen den Menschen sogar bei weitem, zum Beispiel die Raubvögel mit ihrem ausgeprägten Sehvermögen oder das Wild mit seinem feinen Gehör.[83] Schließlich setzte Haller dem Übertragbarkeitseinwand zwischenzeitlich am Menschen durchgeführte Experimente entgegen: Zum Beweis, daß auch die menschlichen Sehnen unempfindlich seien, zählte er insgesamt zweiunddreißig eigene und fremde Versuche mit entsprechendem Ergebnis auf.[84]

Während Hallers Verteidigung gegen den Vorwurf unberechtigter Übertragung konkret und sachlich auf das Problem der Sehnensensibilität bezogen blieb, konterten Tissot und Caldani mit allgemeineren, mehr ins Grundsätzliche gehenden Argumenten. Tissot unterstellte von vornherein, der Übertragbarkeitseinwand gegen Hallers Lehre von der Sensibilität und Irritabilität werde nur aus Neid und Eifersucht vorgebracht.[85] Die Mehrzahl der physiologischen Entdeckungen der vergangenen hundert Jahre gehe auf Tierversuche zurück. Diesen verdanke man die Kenntnis des Blutkreislaufs, des Atemmechanismus, der Wege des Chylus und der Zeugungsvorgänge. Niemals habe jemand Einwände gegen die Übertragung *dieses* Wissens auf die menschliche Physiologie gemacht, behauptete Tissot, offensichtlich in Unkenntnis der Vorgeschichte des Problems. Den Grund für jene (vermeintliche) Akzeptanz sah er in der vollkommenen Einheitlichkeit menschlicher und tierischer Körperprozesse, über die sich niemand hinwegtäuschen könne und die durch die außerordentliche Ähnlichkeit der entsprechenden Körperteile und Organe klar zutage trete. Unterschiede in den Extremitäten bzw. der „Körperhülle" der Lebewesen sagten nichts über deren Bewegungsprinzipien aus, versicherte Tissot, und schloß mit einem Vergleich aus der Technik: Ein Kran bleibe ja auch ein Kran und funktioniere stets auf dieselbe Weise, ob er nun einen Balken hebe oder einen Marmorblock.[86]

Caldani verteidigte Hallers Auffassung von der Insensiblität der Sehnen (wie auch des Periosts und der Dura mater) mit einer grundsätzlichen Überlegung: Um behaupten zu können, daß sich diese Teile in ihrer Empfindlichkeit bei Mensch und Tier voneinander unterscheiden, müßten Hallers Gegner erst einmal beweisen, daß jene auch verschiedene *Strukturen* und *Funktionen* hätten. Wenn aber diese Körperteile bei Menschen und Tieren in beidem miteinander übereinstimmten – und hiervon ging Caldani aus –, dann sei es nichts weiter als reine Willkür, einen so bedeutenden Gegensatz im Hinblick auf die Empfindlichkeit anzunehmen.[87]

83 Vgl. ders., ‚Réponse Générale', S. 78f., 83f.; ders., ‚Ad objectiones', S. 477, 480.

84 Vgl. ders., ‚Réponse Générale', S. 84; ders., ‚Ad objectiones', S. 480, 496f.

85 Vgl. Samuel Auguste André David Tissot, ‚Discours Preliminaire du Traducteur', in: Haller, *Mémoires*, Bd. 1, S. XI–XLVIII, S. XXXVIII.

86 Vgl. ebenda, S. XLI f.

87 Vgl. Marc' Antonio Caldani, ‚Sur l'Insensibilité et l'Irritabilité de Mr. Haller. Seconde Lettre', in: Haller, *Mémoires*, Bd. 3, S. 343–485, S. 482f.

In dem von Caldani angesprochenen Punkt der strukturellen und funktionellen Übereinstimmung lag letztlich das Kernproblem jenes Übertragbarkeitsdisputs. Während Hallers Kritiker von den *augenfälligen, äußerlichen Unterschieden* zwischen Mensch und Tier ausgingen (z.B. im Nervensystem), sah Haller selbst aufgrund seiner außerordentlich reichen tierexperimentellen Erfahrungen vor allem die *prinzipielle Gleichartigkeit* tierischer Körperstrukturen. Immerhin hatte er allein für das Studium der Sensibilität und Irritabilität bis zur ersten Bekanntgabe seiner diesbezüglichen Ergebnisse im April 1752 nicht weniger als 560 Versuchstiere verwendet, die fünfzehn verschiedenen Arten angehörten.[88] So wird es verständlich, daß Haller 1757 im Vorwort zu seinen *Elementa physiologiae corporis humani* (1757–66) zusammenfassend feststellte:

„Mehr und mehr ... lerne ich, daß die Elemente des Körpers und überhaupt alle feineren Strukturen bei den verschiedenen Vierfüßern ganz und gar von ein und derselben Bauart sind; daß die größeren und dickeren Teile jedoch variieren, je nach den Aufgaben, die der *Schöpfer* einem jeden Geschlecht der Tiere zugewiesen hat."[89]

Es fügt sich in dieses Bild, daß versierte Tierexperimentatoren der Zeit, wie Stephen Hales (1677–1761) und René-Antoine Ferchault de Réaumur (1683–1757), durchaus jene grundsätzlichen Übereinstimmungen zwischen Mensch und Tier zu nutzen wußten, ohne die spezifischen Unterschiede zu vernachlässigen. Hales korrelierte seine mit der Steigröhre blutig gemessenen Blutdruckwerte mit den Maßen vom Herz-Gefäß-Präparat des jeweiligen Versuchstieres, bevor er aus den an Tieren ermittelten Vergleichswerten die Höhe des menschlichen (arteriellen) Blutdrucks berechnete.[90] Nicht minder

88 Vgl. Haller, *Mémoires*, Bd. 1, S. 116–399. Hiernach experimentierte Haller vom November 1750 bis zum April 1752 an mindestens 257 Hunden, 108 Katzen, 42 Ziegen, 6 Schafen, 2 Schweinen, 27 Kaninchen, 12 Ratten, 11 Mäusen, 5 Igeln, 1 Huhn, 1 Taube, 5 Raben, 3 Krähen, 74 Fröschen und 6 Aalen. Herrn Professor Ulrich Tröhler, Göttingen, sei für das Überlassen dieser Auswertung herzlich gedankt.

89 Haller, *Elementa physiologiae corporis humani*, 8 Bde., Lausanne/Bern, Bousquet/D'Arnay/Grasset/Societas Typographica, 1757–66, Bd. 1, Praefatio, S. XI: „Magis ... et magis disco, elementa corporis, et quidquid est subtilius, in diversis quadrupedibus omnino ejusdem esse fabricae; majores vero et crassiores partes pro muneribus variare, quae cuique generi animalium CREATOR praescripserit." Siehe in diesem Zusammenhang auch die Analyse der Hallerschen Faserlehre von Richard Toellner, *Albrecht von Haller. Über die Einheit im Denken des letzten Universalgelehrten*, Wiesbaden, Franz Steiner Verlag, 1971 (*Sudhoffs Arch.*, Beiheft 10), S. 159–182.

90 Vgl. Stephen Hales, *Statical Essays: Containing Haemastaticks; or an Account of some Hydraulick and Hydrostatical Experiments made on the Blood and Blood-Vessels of Animals*, London, Printed for W. Innys and R. Manby, and T. Woodward, 1733. Siehe hierzu auch Archibald Edward Clark-Kennedy, *Stephen Hales, D.D., F.R.S. – An Eighteenth Century Biography*, Cambridge, University Press, 1929 (republ. Farnborough, Hants., Gregg Press, 1965), S. 22–42; D. G. C. Allan und R. E. Schofield, *Stephen Hales: Scientist and philanthropist*, London, Scolar Press, 1980, S. 48–64.

umsichtig zeigte sich Réaumur, als er in seinen Experimenten zu den Verdauungsmechanismen den Raubvögeln besondere Aufmerksamkeit schenkte, weil deren Mägen, im Vergleich zu denen anderer Vögel, die größte Ähnlichkeit mit dem Magen des Menschen aufwiesen.[91] Dennoch verhält es sich nicht so, daß etwa nur diejenigen das Übertragbarkeitsproblem aufwarfen, die vergleichsweise wenig Erfahrung mit der tierexperimentellen Methodik hatten. Im Gegenteil, rund siebzig Jahre nach Wepfer wurde im Bereich pharmakologisch-toxikologischer Untersuchungen gerade von Tierexperimentatoren das Thema Übertragbarkeit erneut diskutiert.

1.1.7. Übertragbarkeit pharmakologisch-toxikologischer Versuche

Bereits in der Schrift *Physical Experiments upon Brutes* (1746) des englischen Chirurgen Browne Langrish (vor 1700–1759) deutete sich dies an.[92] Langrish hatte verschiedene Solventien für Harnsteine auf ihre lokale Verträglichkeit geprüft, indem er sie in die Harnblasen katheterisierter Hunde instillierte. Er wolle nicht behaupten, daß die Mittel, die sich an den Blasen der Hunde als geeignet erwiesen hätten, darum auch für den Menschen brauchbar sein müßten, gab Langrish vorsichtig zu bedenken. Andererseits wisse er aber auch keinen Grund gegen eine solche Annahme anzugeben.[93] Eine entsprechend zurückhaltende Einstellung zeigte Langrish in seinem Urteil über toxikologische Tierversuche mit Pflanzenextrakten: Gewisse Substanzen seien für den Menschen schädlich, nicht aber für Tiere, und *vice versa*. Da jedoch die Mehrzahl der Arzneien bei Mensch und Tier gleichermaßen wirkten, böten Tierversuche „gute Gelegenheiten", die jeweiligen Wirkungen zu studieren.[94] Im Anschluß an die Tierexperimente seien allerdings Menschenversuche notwendig.[95]

Ähnlich vorsichtige, abwägende Bemerkungen zur Übertragbarkeitsproblematik finden sich auch bei den Göttinger Doktoranden Johann Adrian Theodor Sproegel (1728–1807) und Georg Karl Hillefeld (1735–1774), die 1753 bzw. 1760 mit tierexperimentellen pharmakologisch-toxikologischen Arbeiten promoviert wurden.[96] Sproegel, ein Schüler Hallers, betonte, daß

91 Vgl. René-Antoine Ferchault de Réaumur, ‚Sur la Digestion des Oiseaux', in: *Histoire de l'Académie Royale des Sciences*, Année 1752, Paris, Imprimerie Royale, 1756, S. 266–307, 461–495, S. 463; siehe zu diesen Versuchen Jean Torlais, ‚Réaumur et la problème de la digestion', *J. Méd. Paris* 77 (1957), S. 463–478.

92 Browne Langrish, *Physical Experiments upon Brutes*, London, Printed for C. Hitch, 1746.

93 Ebenda, Preface, S. XVII.

94 Ebenda, S. 56f.

95 Ebenda, Preface, S. XXf.

96 Johann Adrian Theodor Sproegel, *Experimenta circa varia venena in vivis animalibus*

aus seinen – vorwiegend an Hunden und Katzen angestellten – Giftprüfungen nur sehr beschränkte, ja so gut wie gar keine Schlüsse auf die Wirkungen beim Menschen gezogen werden könnten. Die Tiere besäßen eine viel größere Widerstandskraft gegen Gifte als der Mensch.[97] Hillefeld, Schüler des Medizinprofessors Rudolph Augustin Vogel (1724–1774), wies besonders auf das (hierzu im Widerspruch stehende) Phänomen hin, daß in seinen Experimenten mit Brechnuß an Kaninchen, Hunden und einer Katze die Tiere geringere Dosen tolerierten als dies vom Menschen bekannt war. Seine Versuche mit Anisöl an Tauben kommentierte er mit der einschränkenden Anmerkung, es sei noch nicht sicher, ob die hier festgestellte hohe Toxizität auch für andere Tiere und die übrigen ätherischen Öle gelte.[98] In Edinburgh setzte sich ein Jahr später der Anatom Alexander Monro secundus (1733–1817) mit der Übertragbarkeitsfrage auseinander, als er an Fröschen die Wirkungen von Opium, Kampfer und Alkohol studierte. Um möglichen Zweifeln hinsichtlich einer Übertragung seiner Versuchsergebnisse auf den Menschen zuvorzukommen, wies er auf den Unterschied zwischen der Wirkungs*stärke* und der Wirkungs*weise* eines bestimmten Arzneimittels hin. Seiner Auffassung nach war letztere bei Mensch und Versuchstier stets die gleiche. Erstere könne allerdings von Spezies zu Spezies wie auch – je nach Konstitution – von Mensch zu Mensch variieren.[99] Entsprechend vorsichtig äußerte sich zur selben Zeit auch der englische Arzt und Chemiker William Lewis (1714–1781). Tierversuche seien bei der Prüfung von Arznei- und Giftstoffen nur „von begrenztem Nutzen". Antimonsafran zum Beispiel wirke beim Menschen in einer Dosierung von ein bis zwei Gran als starkes Emeticum, bei Pferden jedoch rufe selbst eine Unze desselben Mittels noch keine besonderen Wirkungen hervor. Umgekehrt errege schon eine mäßige Dosis Jalape – d.h. eines gängigen Abführmittels – beim Hund heftige Krämpfe. Nach Lewis konnten die Wirkungen solcher Substanzen letztlich nur am menschlichen

instituta, Med. Diss. Göttingen, Typis Pauli Christoph Hageri, 1753; Georg Karl HILLEFELD, *Experimenta quaedam circa venena*, Med. Diss. Göttingen, Litteris Hagerianis, 1760. Siehe zu beiden Rolf WINAU, *Experimentelle Pharmakologie und Toxikologie im 18. Jahrhundert*, Habil. Schrift Mainz, 1971, S. 59–74; ders., ‚Experimentelle Pharmakologie an der Universität Göttingen im 18. Jahrhundert, *Med. hist. J.* 7 (1972), S. 135–145. Ihre Versuche werden auch kurz referiert in: Pawel BERNKNOPF, *Tierversuche mit Arzneimitteln im 18. Jahrhundert (Ein Beitrag zur Geschichte der experimentellen Pharmakologie)*, Med. Diss. Berlin, 1936.

97 Vgl. SPROEGEL, *Experimenta*, S. 21, 90.

98 Vgl. HILLEFELD, *Experimenta*, S. 11, 39.

99 Vgl. Alexander MONRO secundus, ‚An Attempt to determine by Experiments, how far some of the most powerful Medicines, viz. Opium, ardent Spirits, and essential Oils, affect Animals ... Read 1761', *Essays and Observations, Physical and Literary* 3 (1771), S. 292–365, S. 294f. Siehe auch Melvin P. EARLES, ‚Experiments with Drugs and Poisons in the Seventeenth and Eighteenth Centuries', *Ann. Sci.* 19 (1963), S. 241–254, S. 252f.

Körper festgestellt werden. Beobachtungen bei ihrer Verwendung in der medizinischen Praxis erschienen ihm daher am verläßlichsten.[100]

Die bei Langrish, Sproegel, Hillefeld, Monro, Lewis und anderen[101] noch recht knapp diskutierte Frage der Übertragbarkeit im pharmakologisch-toxikologischen Versuch wurde bald an prominenter Stelle und in in aller Ausführlichkeit erörtert. Johann Andreas Murray (1740–1791), Professor der Medizin und Botanik in Göttingen, widmete 1772 genau diesem Problem seine Antrittsrede anläßlich seiner feierlichen Aufnahme in die Schwedische Akademie der Wissenschaften.[102] In Gegenwart König Gustavs III. referierte er in Stockholm über ‚Die Unzuverlässigkeit der Erfahrungen und Feststellungen von Tierversuchen bei Anwendung auf den Menschen'.[103]

Murray anerkannte ausdrücklich den Wert tierexperimenteller Forschung für die Kenntnis der menschlichen *Physiologie* und nannte namentlich Rudbecks Entdeckung der „Lymphgefäße am Kalb"[104] und Hallers Lehre von der Sensibilität und Irritabilität als herausragende Belege hierfür.[105] Im Hinblick auf die Übertragbarkeit *pharmakologisch-toxikologischer* Tierversuche brachte er jedoch etliche Einwände vor. Murray listete zunächst nicht weniger als achtundzwanzig anatomische und physiologische Unterschiede zwischen

100 Vgl. William Lewis, *An Experimental History of the Materia Medica, or of the Natural and Artificial Substances Made Use of in Medicine*, London, Printed by H. Baldwin, sold by R. Willock, 1761, S. VIIIf.

101 Entsprechende Bemerkungen hierzu finden sich auch bei Claude Bourgelat (1712–1779), der am Schaf und Maulesel mit Brechweinstein experimentierte, siehe Bernknopf, *Tierversuche*, S. 5, sowie bei Franz Bouttatz (geb. 1773), der in Tierversuchen und im Selbstversuch die Wirkungen des Phosphors studierte, siehe Bouttatz, *Ueber den Phosphor als Arzneimittel*, Göttingen, bey J. G. Rosenbusch's Wittwe, 1800, S. 4. Zu letzterem siehe auch Winau, *Experimentelle Pharmakologie und Toxikologie*, S. 49–51; ders., ‚Experimentelle Pharmakologie an der Universität Göttingen', S. 141f.; Ludger Heinevetter, *Zur Geschichte des Phosphors. Seine Entdeckung, Verbreitung und medizinisch-therapeutische Anwendung vom 17. bis 19. Jahrhundert*, Med. Diss. Göttingen, 1988, S. 123–145.

102 Zu Leben und Werk Murrays siehe Heinz Goerke, ‚Johann Andreas Murray, ein Linné-schüler in Göttingen', *Med. hist. J.* 2 (1967), S. 3–12; Joachim Radke, ‚Johann Andreas Murray als Lehrer der Kinderheilkunde in Göttingen', ebenda 7 (1972), S. 153–158.

103 Johann Andreas Murray, ‚Tal om de på Djur anstäldte Röns och Försöks opåliteleghet vid tillämpningem på Menniskans Kropp', in lat. Übers. unter d. Titel ‚De observationibus et experimentis apud bruta captis caute ad corpus humanum applicandis', in: ders., *Opuscula in quibus commentationes varias tam medicas quam ad rem naturalem spectantes retractavit emendavit auxit*, 2 Bde., Göttingen, Apud. Jo. Christ. Dieterich, 1785–86, Bd. 1, S. 227–252.

104 Gemeint ist wahrscheinlich Rudbecks – von Pecquet und von van Horne unabhängige – Entdeckung des Ductus thoracicus an einem geschlachteten Kalb im Jahr 1650, die zu seinen zahlreichen weiteren tierexperimentellen Untersuchungen über das Lymphgefäßsystem Anlaß gab. Siehe Rudbeck, *Nova exercitatio anatomica*, Cap. III bzw. Nielsen, ‚Rudbeck's Nova Exercitatio', S. 318–324.

105 Vgl. Murray, ‚De observationibus et experimentis', S. 238–240.

Mensch und Tier und zwischen den einzelnen Tierarten auf, vom vierteiligen Magen der Wiederkäuer über den Winterschlaf der Bären, Marder und Igel bis hin zur ausgeprägten Regenerationsfähigkeit der Würmer und Polypen.[106] Schon hierin sah er ausreichenden Grund für ein negatives Urteil in der Übertragbarkeitsfrage:

> „Aus diesen Verschiedenheiten aber ergibt sich ganz leicht die Schlußfolgerung, daß, wenn sich Natur und Eigenschaften der tierischen Körper in so mannigfacher Weise voneinander unterscheiden, dann auch die Wirkungen, welche Gifte oder – was fast auf dasselbe hinauskommt – Medikamente und sogar Nahrungsmittel auf diese ausüben, voneinander abweichen müssen. Deshalb ist es in dieser Sache nicht zulässig, von einem Tier auf das andere oder von Tieren auf uns selbst zu schließen."[107]

Wie zuvor Langrish wies Murray zudem auf die Schwierigkeit hin, daß manche für den Menschen kaum schädliche Substanzen bei bestimmten Tierarten tödlich wirkten, und umgekehrt zum Teil gefürchtete Gifte von gewissen Tieren anscheinend gut vertragen wurden. Hier dienten ihm sogar einundvierzig Beispiele als Beleg. Unter den Beispielen für ersteren Fall befand sich das auch von Hillefeld mitgeteilte Versuchsergebnis, wonach bereits einige wenige Tropfen des sonst als harmlos geltenden Anisöls bei Tauben tödliche Wirkung zeigten. Den zweiten Fall belegte Murray vorwiegend mit naturkundlichen Beobachtungen, z. B. derjenigen, daß Ziegen schadlos den als Giftpflanze bekannten Wasserschierling fressen.[108]

Murray machte auch auf den Umstand aufmerksam, daß Versuchstiere mit Reaktionen wie Heulen, Unruhe und Entleerungen nur grob Art und Ausmaß der Arznei- bzw. Giftwirkungen erkennen ließen. Den genauen Ort und Grad von Schmerzen oder subtilere Symptome wie Übelkeit, Beklemmungsgefühl und Schwindel könne man in Tierexperimenten gar nicht erfassen.[109] Schließlich nannte Murray Einflußfaktoren und Unwägbarkeiten, die in seinen Augen zusätzlich die Aussagekraft pharmakologisch-toxikologischer Tierversuche herabsetzten: den durch Klima und Jahreszeit wechselnden Wirkstoffgehalt der zu prüfenden Pflanzen, das jeweilige Alter der verwendeten Versuchstiere und ihren unterschiedlichen Fütterungszustand, ungenaue Dosierung bei der Verabreichung der Prüfsubstanzen.[110] Entsprechend lautete Murrays Schlußfolgerung: „Corpus igitur humanum ipsum consulendum est." („Also muß der menschliche Körper selbst zu Rate gezogen

106 Vgl. ebenda, S. 240–243.

107 Ebenda, S. 243: „Ex hisce vero diversitatibus hoc consectarium prono alveo fluit, quod, prouti natura et dotes corporum animalium tam multipliciter differunt, ita et effectus, quos venena, vel quod eodem fere recidit, medicamenta, imo alimenta, in eadem exserunt, differant necesse sit. Non licet ideo in hac ipsa re ex uno animali ad aliud conclusionem facere, ex animalibus ad nosmet ipsos."

108 Vgl. ebenda, S. 245–249.

109 Vgl. ebenda, S. 245.

110 Vgl. ebenda, S. 249f.

werden.") Bei Arzneimittelprüfungen am Menschen seien Einflußfaktoren wie Alter, Geschlecht, Klima, Ortslage, Temperament, Lebensgewohnheiten und „epidemische Konstitution" wesentlich leichter erfaßbar. Beim Versuch selbst müsse man nur mit der niedrigsten Dosis einer Substanz beginnen und diese dann allmählich steigern. Dabei solle auf alle unnötigen Zusatzstoffe verzichtet werden. Wenn man auf diese Weise vorgehe, könne man vermeiden, daß die erprobte Arznei eine schädliche Wirkung entfalte oder unwirksam werde.[111]

Murrays differenzierte Bewertung der Übertragbarkeit pharmakologisch-toxikologischer Tierversuche bildete gleichsam den Auftakt zu einer langen Reihe ähnlicher Urteile, die bis weit ins 19. Jahrhundert hineinreichte. Murray selbst sorgte schon bald für die weitere Verbreitung seiner Auffassung, indem er eine kurze Zusammenfassung seiner Stockholmer Rede in das Vorwort zum ersten, 1776 erschienenen Band seines pharmakologischen Handbuchs *Apparatus medicaminum* einarbeitete.[112] Die Rede selbst veröffentlichte er 1785 vom Schwedischen ins Lateinische übersetzt in seinen *Opuscula.*[113] Inzwischen hatte sich Murrays Göttinger Kollege Johann Friedrich Gmelin (1748–1804), Professor der Medizin und Philosophie, ebenfalls ausführlich zur Übertragbarkeitsfrage geäußert. In seiner *Allgemeinen Geschichte der Gifte* (1776) beschäftigte sich dieser mit den verschiedenen Methoden zur Erforschung der Giftwirkungen, wobei er auch auf die Aussagefähigkeit von Tierexperimenten einging.[114] Seine Argumentation glich hier bis zu den einzelnen Beispielen hin derjenigen Murrays, ohne daß auf diesen verwiesen wurde.[115] Entsprechend folgerte Gmelin:

> „Aus diesen Erfahrungen ... sehen wir also ganz offenkundig, daß, ob es gleich viele Körper [= Substanzen], die nicht nur in Absicht auf den Menschen, sondern auch solche giebt, die auch in Absicht auf andere säugende Thiere, zugleich Gifte sind, und ob es gleich selbst solche giebt, die beynahe allen Thieren den unvermeidlichen Tod bringen, man durchaus nicht schließen darf; dieser Körper äußert in diesem oder jenem Thiere schädliche und tödliche Wirkungen, also muß er sie auch in dem Menschen äußern; oder

111 Vgl. ebenda, S. 250f.

112 Siehe Johann Andreas MURRAY, *Apparatus medicaminum tam simplicium quam praeparatorum et compositorum in praxeos adiumentum consideratus*, 6 Bde., Göttingen, Apud Joann. Christ. Dieterich, 1776–92, Bd. 1, Praefatio, S. [14–16]. Siehe auch ders., *Vorrath von einfachen, zubereiteten und gemischten Heilmitteln zum Gebrauche practischer Aerzte bearbeitet*, hrsg. u. übers. v. Ludwig Christoph Althof, 2 Bde., 2. Aufl., Göttingen, bey Johann Christian Dieterich, 1793–95, Bd. 1, Vorrede des Verf., S. 15–18.

113 Siehe oben, S. 39, Fn. 103.

114 Johann Friedrich GMELIN, *Allgemeine Geschichte der Gifte, Erster Theil*, Leipzig, in der Weygandschen Buchhandlung, 1776, S. 27–65. Der zweite Teil der Gmelinschen Toxikologie erschien unter dem Titel *Allgemeine Geschichte der Pflanzengifte*, Nürnberg, bey Gabriel Nicolaus Raspe, 1777, der dritte und letzte Teil als *Geschichte der mineralischen Gifte*, ebenda, 1777.

115 Vgl. ders., *Allgemeine Geschichte der Gifte*, S. 30–33.

dieser und jener Körper ist diesem oder jenem Thiere, oder allen übrigen unschädlich, also ist er es auch ganz gewiß dem Menschen. Wir sehen daraus, daß wir mit diesen Erfahrungen noch lange nicht zurecht kommen, wenn wir unserer Sache gewiß seyn wollen. Es bleibt uns also alsdenn, und auch in dem Fall, wann der verdächtige Körper, den wir untersuchen, gar keine Wirkung auf den Körper anderer Thiere äußert, nichts übrig, als Versuche an dem menschlichen Körper selbst zu machen."[116]

Gmelin nannte drei Arten des toxikologischen Menschenversuchs: das *in vitro*-Experiment an menschlichem Blut und anderen Körperflüssigkeiten, den Versuch am zum Tode verurteilten Verbrecher und den Selbstversuch des ärztlichen Forschers. Hinsichtlich der ersten Methode warnte er jedoch vor einer weiteren Übertragbarkeitsproblematik. Es sei voreilig, von den hier gewonnenen Ergebnissen direkt auf die Wirkungsweise im lebendigen Körper zu schließen, da manche Gifte die Körpersäfte nicht merklich veränderten und dennoch die „Lebenskräfte" angriffen. Die Möglichkeit zu Experimenten an Verbrechern bestand nach Gmelin nur ausnahmsweise, so daß in seiner Sicht der Selbstversuch letztlich die Methode der Wahl war. Hierfür erteilte er auch Ratschläge zum praktischen Vorgehen.[117]

Durch Murray und Gmelin war die Kritik an der Übertragung tierexperimenteller Beobachtungen auf den Menschen in das pharmakologisch-toxikologische Hand- und Lehrbuchwissen eingegangen. Murrays *Apparatus medicaminum* wurde bis zum Ende des 18., Gmelins *Geschichte der Gifte* bis ins 19. Jahrhundert hinein aufgelegt.[118] Es überrascht daher nicht, daß die Übertragbarkeitsproblematik auch in den zeitgenössischen ersten Entwürfen zu einer „philosophischen" (d.h. wissenschaftlichen) Pharmakologie diskutiert wurde.[119] Bezeichnenderweise war es mit Georg Friederich Hildebrandt (1764–1816), dem Braunschweiger Professor der Anatomie und Assessor im Fürstlichen Obersanitätskollegium, ein Schüler sowohl Murrays als auch Gmelins, der sich des Problems in diesem Kontext zuerst annahm. In seinem *Versuch einer philosophischen Pharmakologie* (1786) lobte er zwar die toxikologischen Tierexperimente Wepfers, Sproegels und Hillefelds, warnte jedoch zugleich davor, Schlüsse auf entsprechende Gift- bzw. Arzneiwirkungen beim Menschen zu ziehen.[120] Hildebrandt forderte wiederholte Versuche

116 Ebenda, S. 33f.

117 Vgl. ebenda, S. 34–42. Siehe auch Winau, *Experimentelle Pharmakologie und Toxikologie*, S. 101–103; ders., ‚Experimentelle Pharmakologie an der Universität Göttingen', S. 142f.

118 Bemerkungen zur Übertragbarkeitsproblematik in den jeweils spätesten Ausgaben: Murray, *Vorrath von ... Heilmitteln*, Bd. 1, S. 15–18; Joh. Friedr. Gmelin, *Allgemeine Geschichte der Pflanzengifte*, 2. Aufl., Nürnberg, in der Raspeschen Buchhandlung, 1803 (Reprint Wiesbaden, Sändig, 1973), S. 35–40.

119 Vgl. Winau, *Experimentelle Pharmakologie und Toxikologie*, S. 103–109; ders., ‚Experimentelle Pharmakologie an der Universität Göttingen', S. 143–145.

120 Vgl. Georg Friederich Hildebrandt, *Versuch einer philosophischen Pharmakologie*, Braunschweig, im Verlag der Fürstlichen Waisenhausbuchhandlung, 1786, S. 70f.

an mehreren, möglichst menschenähnlichen Tierarten, wie Hund, Katze und anderen Säugetieren. Zeige sich stets dieselbe Wirkung, könne das Ergebnis als Warnung vor bzw. Ermutigung zu dem eigentlich wichtigen Menschenversuch dienen.[121] Die Einwände gegen Experimente selbst an „vollkommeneren" Tieren entlehnte der Braunschweiger Professor der Stockholmer Rede Murrays, deren soeben erschienene lateinische Übersetzung er auch an entsprechender Stelle zitierte. Wie dieser nannte er zum einen morphologische Mensch-Tier-Unterschiede, zum anderen Beispiele für Substanzen, die wohl für den Menschen, nicht aber für manche Tierarten giftig waren, und umgekehrt. In diesem Zusammenhang schloß er sich zudem der schon von Sproegel vorgebrachten Auffassung an, daß Tiere Gifte generell besser tolerierten als der Mensch.[122] In Anlehnung an Gmelin betrachtete Hildebrandt Tierversuche insgesamt lediglich als Vorstufe zu Humanversuchen. Für letztere übernahm er die Gmelinsche Einteilung in den *in vitro*-Versuch, den *in vivo*-Versuch an Verbrechern und den Selbstversuch. Zusätzlich führte er das Arzneimittelexperiment am Kranken an, das allerdings nur dann unternommen werden dürfe, wenn sich mit dem wissenschaftlichen ein therapeutischer Zweck verbinde.[123]

Als sich 1799 gleichzeitig Johann Christian Reil (1759–1813) in Halle und dessen Rostocker Kollege Adolph Friedrich Nolde (1764–1813) mit den Prinzipien einer wissenschaftlichen Pharmakologie auseinandersetzten, schätzten sie die Bedeutung von Tierexperimenten weiterhin kaum anders ein als ihr Vorläufer Hildebrandt. Reil, der Hildebrandts Schrift zitierte, sah im pharmakologisch-toxikologischen Tierversuch vor allem eine Sicherheitsmaßnahme vor dem Schritt zu Humanexperimenten. Er betonte allerdings, daß die mit Tierversuchen erhaltenen Resultate keine unbedingte Gültigkeit für den Menschen haben könnten, da Tiere und Menschen „Wesen verschiedener Art" seien.[124] Für Reil stellten Arznei- bzw. Giftwirkungen stets das Produkt einer Wechselbeziehung zwischen einverleibter Substanz und lebendem Körper dar, weshalb er auch von „*relativen*" Wirkungen sprach.[125] Vor diesem konzeptionellen Hintergrund kritisierte er die leichtfertige Übertragung tierexperimenteller Befunde auf den Menschen:

> „Im Thierreiche giebt es Quadrupeden, Vögel, Insekten und viele Geschlechter und Arten dieser Klassen und Ordnungen. Jede Art hat ihre eigene Beziehung zu den Würkungen der Arzeneikörper, und die Pharmakologie für Thiere und für die verschiedenen Arten der Thiere. Doch halten wir die gegebene Relazion nicht immer hinlänglich

121 Vgl. ebenda, S. 70, 73, 75.
122 Vgl. ebenda, S. 71–73.
123 Vgl. ebenda, S. 73–83.
124 Vgl. Johann Christian Reil, ‚Beitrag zu den Prinzipien für jede künftige Pharmakologie', *Röschlaubs Magazin zur Vervollkommnung der theoretischen und praktischen Heilkunde* 3 (1799), Stck. 1, S. 26–64, S. 46.
125 Vgl. ebenda, S. 27f.

fest, sondern flechten oft unter die Würkungen der Arzeneikörper auf Menschen andere ihrer Relazionen auf Thiere ... mit ein."[126]

Nolde bekannte ganz offen, daß ihm die tierexperimentelle Methode „nicht gefallen" wolle. In seiner Begründung hierfür gebrauchte er die bereits von Sproegel, Murray, Gmelin und Hildebrandt angeführten Argumente, allerdings ohne auf einen dieser Autoren direkt Bezug zu nehmen. Man wisse ja „aus Erfahrung", schrieb er, daß sich der Körper der Tiere gegen manche Arzneimittel ganz anders verhalte als der menschliche. Außerdem bestehe im Hinblick auf die erforderliche Dosierung der Arzneimittel ein so großer Unterschied zwischen Menschen und Tieren, daß auch aus diesem Grunde ein zuverlässiger Schluß vom Tier auf den Menschen nicht möglich sei. Am sichersten wäre es wohl, folgerte er, die ersten Versuche am gesunden Menschen und insbesondere an sich selbst anzustellen. Aber auch hier sah Nolde ein Übertragbarkeitsproblem: Man dürfe nicht voreilig vom gesunden auf den kranken Menschen schließen.[127] Dementsprechend sprach er sich vor allem für klinische Arzneimittelversuche an Patienten aus und gab hierzu konkrete methodische Empfehlungen.[128]

Mit Hildebrandt, Reil und Nolde wurde die Kritik an der Übertragung tierexperimenteller Ergebnisse auf den Menschen zu einer beinahe regulären Erscheinung. Nach 1800 wird im Zusammenhang mit pharmakologisch-toxikologischen Versuchen der Übertragbarkeitseinwand immer wieder geradezu stereotyp formuliert. So führt Ilse Hahn in ihrer Arbeit über *Tierversuche mit Arzneimitteln in der deutschen Fachliteratur von 1800 bis 1830* unter 57 untersuchten Autoren dieser Periode bereits 25 an, die sich mit der Übertragbarkeitsproblematik auseinandersetzten. Zumeist war die Forderung nach Arzneimittelprüfungen am gesunden und kranken Menschen die Konsequenz solcher Kritik am Tierversuch.[129] Dasselbe gilt für das zweite Drittel des 19. Jahrhunderts, wie der Folgestudie von Hans-Georg Langjahr, *Der pharmakologische Tierversuch in der deutschen Fachliteratur 1830–1860*, zu entnehmen ist. Unter den 25 von Langjahr besprochenen Autoren dieses Zeitabschnitts gingen mindestens 11 auf das Übertragbarkeitsproblem ein.[130]

126 Ebenda, S. 28f.

127 Vgl. Adolph Friedrich NOLDE, ‚Erinnerungen an einige zur kritischen Würdigung der Arzneymittel sehr notwendige Bedingungen', *Hufelands Journal der practischen Arzneykunde und Wundarzneykunst* 8 (1799), Stck. 1, S. 47–97, Stck. 2, S. 75–116, hier: Stck. 1, S. 95–97.

128 Siehe ebenda.

129 Siehe Ilse HAHN, *Tierversuche mit Arzneimitteln in der deutschen Fachliteratur von 1800 bis 1830*, Med. Diss. Mainz, 1969.

130 Siehe Hans-Georg LANGJAHR, *Der pharmakologische Tierversuch in der deutschen Fachliteratur 1830–1860*, Dent. med. diss. Mainz, 1977.

1.2. Artefaktprobleme und Zufallseinflüsse

Die Validität tierexperimenteller Ergebnisse wurde nicht nur, wie bis hierhin gezeigt, aufgrund der Übertragbarkeitsfrage diskutiert. Einen weiteren Schwerpunkt innerhalb der wissenschaftlichen Auseinandersetzung stellten die Artefaktproblematik und die Auswirkungen von Zufallseinflüssen bei Tierversuchen dar. Ähnlich wie in der Übertragbarkeitsfrage konnten die Autoren des 17. und 18. Jahrhunderts auch beim Artefaktproblem auf gleichsam „prototyphafte" Aussagen aus der Antike zurückgreifen: Bereits bei Celsus (1. Jh. n. Chr.) war hierüber nachzulesen.

1.2.1. Das klassische Vorbild

Im ‚Prooemium' zu seinem Werk *De medicina* berichtete Celsus davon, daß den alexandrinischen Ärzten Herophilos (ca. 330/20–260/50 v. Chr.) und Erasistratos (ca. 330–255/50 v. Chr.) von den Ptolemäischen Königen Verbrecher zur Vivisektion übergeben worden seien.[131] Im Folgenden referierte er die widerstreitenden Urteile der beiden großen Ärzteschulen der Dogmatiker und Empiriker über die Vivisektion.[132]

Um Schmerzen und Erkrankungen innerer Organe behandeln zu können, sei es zuerst nötig, deren normale Lage, Größe, Form, Farbe und Beschaffenheit kennenzulernen, argumentierten die Dogmatiker oder Vertreter einer sogenannten „rationalen Medizin". Der von Herophilos und Erasistratos eingeschlagene Weg der Menschenvivisektion erschien ihnen hierfür am besten geeignet.[133] Gerade jene Auffassung aber, daß die Vivisektion die natürlichen, anatomisch-physiologischen Verhältnisse im Körperinneren des Menschen offenlege, wurde von den Empirikern in Abrede gestellt. Die gewaltsamen Eingriffe der Vivisektion veränderten die Beschaffenheit der inneren Organe so stark, daß vieles überhaupt nicht zu erkennen sei. Selbst unverletzte Körper unterlägen häufigen Wandlungen, verursacht etwa durch Furcht, Schmerz, Hunger, Verdauungsstörungen oder Ermüdung. Umso mehr müßten sich deshalb die weichen inneren Teile, für die allein schon das Tageslicht etwas Neues sei, unter den schweren Verwundungen während der Vivisektion verändern. Nichts sei deshalb dümmer, schlossen die Empiriker, als

131 Celsus, *De medicina*, mit einer engl. Übers. v. W. G. Spencer, 3 Bde., London/Cambridge, Mass., Heinemann/Harvard University Press, 1960–61 (*Loeb Class. Libr.*), Bd. 1, S. 14f. (Prooemium 23f.). Den aktuellen medizinhistorischen Diskussionsstand über den möglichen Wahrheitsgehalt dieses Berichts geben Longrigg, ‚Anatomy in Alexandria', S. 459–462 und von Staden, *Herophilus*, S. 138–153, wieder.

132 Zur Bedeutung des Topos „Menschenvivisektion im alten Alexandria" für die moralische Bewertung von Tierversuchen siehe unten, S. 71–74.

133 Vgl. Celsus, *De medicina*, Bd. 1, S. 12–15 (Prooemium 23–26).

anzunehmen, die Verhältnisse beim Lebenden seien dieselben wie die am Sterbenden oder gar am Toten.[134]

Mit jener – von Celsus zusammengefaßten – Argumentation der Empiriker war der Artefakteinwand gegen die Menschenvivisektion bereits im ersten nachchristlichen Jahrhundert klar formuliert. So überrascht es nicht, daß dieser nach dem Aufschwung der tierexperimentellen Tätigkeit im 17. Jahrhundert von Kritikern rasch und gleichsam „vorgefertigt" aufgegriffen wurde, um auch gegen die *Tier*vivisektion eingesetzt zu werden. Wiederum war es der traditionsbewußte Jean Riolan, der zuerst jene Verbindung zur klassischen Literatur knüpfte.

1.2.2. Artefakte in vivisektorischen und toxikologischen Experimenten

In seinen anatomischen Lehrbüchern *Schola anatomica* (1608) und *Anthropographia* (1626) behandelte Riolan jeweils in einem eigenen Kapitel die rhetorische Frage „ob es notwendig sei, den lebenden Menschen zu sezieren". Zur Bestärkung seiner verneinenden Antwort hierauf zitierte er wörtlich und in voller Länge den Artefakteinwand der Empiriker aus Celsus.[135] Die Entdeckung und Bestätigung des Blutkreislaufs durch Harvey und de Wale, ebenso wie die Erforschung der lymphatischen Resorption durch Pecquet und Bartholin, veranlaßte Riolan schon bald , ebendiesen Einwand auch auf deren vivisektorische Tierexperimente anzuwenden: Waren die Ergebnisse jener „Neuerer" nur auf unnatürliche, künstlich durch die Vivisektion herbeigeführte Verhältnisse am Versuchstier gegründet, so konnten auch ihre physiologischen Lehren keine Gültigkeit beanspruchen.[136]

Zunächst wandte sich Riolan mit dem Artefakteinwand gegen de Wale. Dessen Fleiß sei zwar zu loben, räumte Riolan ein, und auch er selbst habe früher Tiere viviseziert, um „more *Galeni*" die Bewegungen des Gehirns, des Herzens, der Lungen, des Zwerchfells, der Därme und auch des Fetus zu studieren.[137] Im Folgenden schloß sich Riolan jedoch ganz der klassischen Vivisektionskritik der Empiriker an:

> „... doch bekenne ich aufrichtig mit *Celsus*, daß Farbe, Glätte, Weichheit, Härte und dergleichen beim aufgeschnittenen Körper nicht ebenso beschaffen sind, wie sie es beim unversehrten waren. Es ist wahrscheinlich, daß sich die inneren Teile, die weicher sind und für die selbst das Licht neu ist, unter den schwersten Verwundungen und der eigentlichen Zerfleischung verändern. Er [= Celsus] fügt hinzu, es sei nichts dümmer als zu glauben, daß die Verhältnisse am lebenden Menschen denen am Sterbenden glei-

134 Vgl. ebenda, S. 22–25 (Prooem. 40–43).
135 Siehe RIOLAN, *Schola anatomica*, S. 20–23; ders., *Anthropographia*, S. 69–72.
136 Siehe auch MANI, ‚Jean Riolan'.
137 Vgl. Jean RIOLAN, *Opuscula anatomica nova*, London, Typis Milonis Flesher, 1649, S. 42.

chen. Deshalb entgehen unseren Augen bei dieser unbesonnenen und – wegen der ausgedehnten Blutungen – undeutlichen Beobachtung viele Dinge, und so können wir auch die wahren Bewegungen des Herzens und der Arterien nicht unterscheiden ...“[138]

William Harvey selbst ging auf den Artefakteinwand ein, indem er ihn im zweiten seiner beiden Briefe an Riolan (1649) anhand eines konkreten Beispiels zu entkräften versuchte. Zertrenne man eine Vene, so entleere sich aus dem herznahen Abschnitt kein Blut, während es aus dem peripheren Teil im Schwall austrete. Gegen diese – die kardiopetale Flußrichtung in den Venen anzeigende – Beobachtung dürfe nun nicht geltend gemacht werden, dies verhalte sich nur so beim gestörten, in einem Ausnahmezustand befindlichen Organismus, nicht aber beim gesunden und normalen. Selbst wenn es zuträfe, argumentierte Harvey, daß sich aus der peripheren Öffnung der zertrennten Vene nur deshalb so viel Blut entleere, „weil die Natur gestört wurde“, so verschließe doch jener Schnitt nicht die herznahe Öffnung der Vene, aus der eben nichts austrete und auch nichts ausgepreßt werden könne, ob nun die „Natur gestört“ sei oder nicht.[139]

Riolan ließ sich offensichtlich von dieser „Widerlegung im Detail“ nicht beeindrucken. Wie die folgenden Jahre zeigten, blieb er bei seiner Überzeugung von der Bedeutung des Artefaktproblems im vivisektorischen Tierversuch: 1652 formulierte er einen entsprechenden Einwand gegen Jean Pecquet, ein Jahr später gegen Thomas Bartholin. Pecquet hielt er vor, daß dessen Versuchstiere sofort nach der Öffnung des Brustkorbs und Bauchraums und dem Ausschneiden innerer Organe – wie es zur Darstellung des Ductus thoracicus nötig war – verstarben. Eine wirkliche „Eingeweideschau an lebenden Tieren“ zur Erforschung der viszeralen Funktionen sei deshalb nicht gelungen. Mit unmißverständlicher Abschätzigkeit gegenüber dem erst dreißigjährigen Pecquet, fügte Riolan – selbst im 72. Lebensjahr – an, Untersuchungen über die Chylusgefäße und den Blutkreislauf an lebend eröffneten Tieren stünden nur erfahrenen Anatomen zu.[140]

Gegen Bartholins Experimente zu den Lymphgefäßen, insbesondere seinen Versuchen, durch Ligatur derselben die Flußrichtung festzustellen, machte Riolan ebenfalls den Artefakteinwand geltend. Bedingt durch starke Blutungen könnten Versuche dieser Art „nicht ohne große Vermischung“ („non

138 Ebenda: „ ... sed ingenue fateor cum *Celso*, colorem, laevorem, mollitiem, duritiem, similiaque omnia non esse talia inciso corpore, qualia integro fuere. Verisimile est interiora, quibus major mollities, lux ipsa nova fit, sub gravissimis vulneribus, et ipsa trucidatione mutari. Addit, neque quidquam esse stultius, quam quale quodque vivo homine est, tale esse existimare moriente. Ideoque in ista praecipiti et obscura propter largam sanguinis effusionem, observatione, multa nostros oculos effugiunt, nec possumus veras actiones Cordis, et arteriarum internoscere ...“ Zum Problem der Blutung bei der Vivisektion siehe auch ebenda, S. 144.

139 Vgl. Harvey, ‚A second Disquisition‘, S. 120f.

140 Vgl. Riolan, *Responsio prima*, S.28f.

sine magna confusione") abgehen, und diese sei bei lebendigen Tieren noch größer als an toten.[141] Wie schon de Wale konfrontierte Riolan auch Bartholin zusätzlich mit dem Celsus-Zitat, wonach eine Gleichsetzung der anatomisch-physiologischen Verhältnisse beim Lebenden mit denen beim Sterbenden töricht sei.[142]

In seiner 1655 veröffentlichten Verteidigung der Lymphgefäße gegen die Einwände Riolans gab Bartholin zwar zu, daß derartige Experimente an lebendigen Tieren größere Mühe bereiteten, da das Versuchstier unruhig sei und sich unter der Qual der Vivisektion am ganzen Körper schüttele. Dennoch könne er Blutungen und die Vermischung der Säfte leicht vermeiden, indem er mit „geschwinder und feinfühliger Hand" Gefäßligaturen anlege.[143] Wiederum wurde der Altersunterschied zwischen den Kontrahenten in diesem Zusammenhang thematisiert, diesmal aus der Sicht des Jüngeren. Mit beißendem Spott schrieb der 36 Jahre jüngere Bartholin:

> „Da fällt mir das Beispiel des *Milon* von Kroton ein, der, als er sah, wie sich Athleten im Wettlauf übten, auf seine Muskeln geschaut und mit Tränen in den Augen gesagt haben soll: *diese hier aber sind schon tot*. Im gleichen Geiste betrachtet *Riolan*, der Senex Anatomicus, die notwendigen und ungehinderten Anstrengungen der Jüngeren und ärgert sich, weil er es ihnen wegen seines Alters nicht gleichzutun vermag. Und ihrer Schwierigkeit gänzlich überdrüssig, verdammt er schließlich eine Arbeit, ohne die kein Anatom die Bewegung des Herzens und des Blutes oder die Verteilung des Chylus usw. erfassen würde."[144]

In der Tat hatte Riolan bereits 1653 Bartholin gegenüber zugegeben, daß er in seinem fortgeschrittenen Alter die Vivisektion von Tieren „wegen der Schwierigkeit dieser Arbeit" aufgegeben hatte. Er war sogar so weit gegangen zu sagen, daß er lieber Bartholins Vivisektionsbefunde einfach glauben und solche Untersuchungen anderen überlassen wolle als sich „nutzlos mit der Zergliederung lebendiger Tiere abzuplagen".[145]

Wie die Auseinandersetzungen zwischen Riolan auf der einen und Pecquet und Bartholin auf der anderen Seite zeigen, war die Artefaktproblematik

141 Vgl. ders., ‚Lymphatica anatomica', S. 50.
142 Siehe ders., ‚Animadversiones secundae ad Anatomiam Reformatam Thomae Bartholini, in: ders., *Opuscula nova anatomica*, [2. Teil], Praefatio, S. [6].
143 Vgl. Bartholin, *Defensio vasorum lacteorum*, S. 94f.; siehe auch Mani, ‚Darmresorption und Blutbildung', S. 125.
144 Bartholin, *Defensio vasorum lacteorum*, S. 95: „*Milonis* Crotoniatae expemplum occurrit, qui cum athletas in curriculo se exercentes videret, fertur adspexisse lacertos suos, illacrymansque dixisse: *at hi quidem jam mortui sunt*. Pari genio *Riolanus* Senex Anatomicus, necessarios expeditosque juniorum labores videt et ringitur, quia per aetatem imitari nescit, et operis difficilis pertaesus damnat sine quo nemo Anatomicus vel motum cordis et sanguinis, vel chyli distributionem etc. assequetur." Vgl. Cicero, *Cato der Ältere über das Greisenalter*, hrsg. v. Ernst von Reusner, Stuttgart, Reclam, 1965, S. 16 (De senectute IX. 27).
145 Vgl. Riolan, ‚Lymphatica anatomica', S. 36.

im Tierversuch eng mit dem Bereich anatomischer Geschicklichkeit und Erfahrung verknüpft. Zweifelsohne stellten gerade die vivisektorischen Experimente zum Blutkreislauf und Lymphgefäßsystem hohe manuelle Anforderungen an die keineswegs immer auch praktisch-chirurgisch versierten Anatomen jener Zeit. Zudem war das Ausmaß der Wirkungen vivisektorischer Eingriffe auf Geschwindigkeit und Richtung des Blut- und Lymphflusses umstritten. Wer wolle behaupten, daß das Blut unter natürlichen Verhältnissen ebenso schnell zum Herzen ströme wie „unter der beklagenswerten Marter der Vivisektion", fragte 1665 der irische Arzt Edmund O'Meara (ca. 1614–1681), wie Riolan ein konservativ-galenistischer Kritiker.[146] Entsprechend bezweifelte er auch die Auffassung Pecquets, daß der Chylus natürlicherweise über den Ductus thoracicus zum Herzen transportiert werde. Seiner Meinung nach nahm der Chylus diesen Weg nur „während der schrecklichen Qualen der Vivisektion", in einer Situation, in der alle Körpersäfte zentral zusammenflössen, um das Herz zu unterstützen. So urteilte O'Meara auch insgesamt negativ über die Tierexperimente der „Neuerer". Sie würden den untersuchten Körper in einen unnatürlichen Zustand versetzen, der vom normalen völlig verschieden sei. Deshalb komme ihnen keine Beweiskraft zu.[147]

Es entspricht einem solchen Bewußtsein für die Invasivität, technische Schwierigkeit und Artefaktanfälligkeit vivisektorischer Tierversuche, daß diesen in der ärztlichen Ausbildung ein geringerer Stellenwert als der Leichenpräparation zugemessen wurde. Hermann Conring in Helmstedt ging bereits in seinen zwischen 1639 und 1644 gehaltenen medizinischen Einführungsvorlesungen auf diese Problematik ein: Obwohl sich am lebenden Körper manches zeige, was am toten nicht zu erkennen sei, müsse dennoch der Leichensektion entschieden der Vorzug gegeben werden, weil hier vieles zu beobachten sei, was bei der Vivisektion nur mit großen Schwierigkeiten erfaßt werden könne. Sobald nämlich der lebendige Körper aufgeschnitten werde, bewege sich das Versuchstier wegen des Schmerzes hin und her. Viele Tiere stürben regelrecht unter der Hand weg, so daß sich beobachtenswerte Erscheinungen dem Blick des Anatomen entzögen. Deshalb müsse man die anatomischen Verhältnisse zuvor am toten Körper studiert haben. Wie Riolan wies auch Conring auf das Problem starker Blutungen bei der Vivisektion hin. Notwendigerweise würden sich hier die Blutgefäße entleeren und zusammenfallen, während sie an Leichen prallgefüllt und somit gut zu sehen seien. Überhaupt lasse sich aus Vivisektionen nur weniges erlernen, urteilte Conring abschließend, nämlich lediglich das, was die Chylusverteilung oder die Herz- und Arterienbewegung und dergleichen angehe.[148]

146 Edmund O'Meara, *Examen Diatribae Thomae Willisii, Doctoris Medici, et Professoris Oxoniensis, de Febribus*, London, Typis J. Flesher, apud Octav. Pulleyn jun., 1665, S. 75.

147 Vgl. ebenda, S. 75, 78. Siehe auch Dewhurst, *Lower's Vindicatio*, S. XXIVf.

148 Vgl. Conring, *Introductio*, S. 88f.

Noch zu Beginn des 18. Jahrhunderts teilte Johann Heinrich von Heucher in Wittenberg Conrings Bedenken gegenüber vivisektorischen Tierversuchen. In seiner Präparierlehre *Ars magna anatome* gab er dessen Einwände vollständig und beinahe wörtlich wieder.[149] Es muß allerdings betont werden, daß Heucher und Conring hier Medizinstudenten ansprachen, nicht etwa erfahrene Ärzte und Anatomen. Tatsächlich vivisezierte Conring selbst oft und nicht ungern[150]; und auch Heucher beurteilte noch in derselben Schrift die Ergebnisse tierexperimenteller Forschungen aus der jüngeren Vergangenheit ausgesprochen günstig. Seiner Auffassung nach war es erwiesen, daß die Bewegungen des Chylus, der Lymphe und des Blutes ebenso wie die der Lungen, des Herzens und seiner Vorhöfe sowie gewisser Muskeln und Arterien auf keine bessere Weise als durch Vivisektion von Tieren studiert werden konnten.[151]

Die Experimentatoren des 17. und 18. Jahrhunderts waren sich der Schwierigkeiten und Unwägbarkeiten bei Tierversuchen durchaus bewußt, wie nicht nur die oben erwähnte Antwort Bartholins auf Riolan zeigt. Johann Jakob Wepfer etwa, der – wie bereits erwähnt – seine toxikologischen Tierexperimente vehement verteidigte, räumte nichtsdestoweniger seine Unsicherheit in der Bewertung ihrer Ergebnisse ein: Nach der „göttlichen Mahnung des Hippokrates" sei selbst die Erfahrung trügerisch, und er bekenne, daß dies auch für die an Tieren gewonnene gelte.[152] Der Basler Anatomie- und Botanikprofessor Johann Jakob Harder, Wepfers Schüler auf toxikologischem Gebiet und selbst ein reger Experimentator, äußerte sich ähnlich zurückhaltend. Er verglich die Widersprüchlichkeit tierexperimenteller Ergebnisse mit der Unterschiedlichkeit der Meinungen bei den klassischen Autoren der Antike:

> „Nach unserem Urteil gibt es nichts, was den wahrheitssuchenden Geist mehr erfreut und im Erkennen der Natur größere Sicherheit schafft, als wissenschaftliche Experimente [an Tieren], besonders zu denjenigen Gegenständen, welche die alten Schriftsteller entweder gänzlich außer acht ließen oder auf unklare und widersprüchliche Weise darstellten. Doch genauso hindert und stört auch die Gegensätzlichkeit und Widersprüchlichkeit der Experimente. Denn, wenn sie auch manchmal mehr Licht auf die Wahrheit werfen, so kommt es nichtsdestotrotz nicht selten vor, daß sie selbst suspekt und zweifelhaft sind ..."[153]

149 Siehe Heucher, ‚Ars magna anatome', S.608f.

150 Vgl. Edwin Rosner, ‚Die Bedeutung Hermann Conrings in der Geschichte der Medizin', *Med. hist. J.* 4 (1969), S. 287–304, S. 295.

151 Vgl. Heucher, ‚Ars magna anatome', S. 611.

152 Wepfer, *Cicutae aquaticae historia*, Praefatio, S. [4]; vgl. *Aphorismen* I.1 (Littre IV 458f.).

153 Johann Jakob Harder, *Apiarium observationibus medicis centum ac physicis experimentis plurimis refertum*, Basel, Impensis Johann. Philippi Richteri, Typis Jacobi Bertschii, 1687, S. 97: „Nihil est nostro judicio, quod mentem veritatis avidam, magis oblectet, atque in cognitione rerum naturae magis confirmet, quam curiosa experimenta,

Letztenendes schätzte Harder allerdings dennoch die eigene Erfahrung höher ein als die Autorität anderer. Um die Widersprüche zwischen den Aussagen Francesco Redis (1626–1694) und Moyse Charas' (1618–1698) über die Wirkungen des Viperngifts aufzuklären, das von beiden tierexperimentell, jedoch mit unterschiedlichen Ergebnissen untersucht worden war, führte er selbst zusätzliche Versuche hierzu durch.[154]

Welche zentrale Bedeutung das Artefaktproblem für die Bewertung tierexperimenteller Resultate einnehmen konnte, zeigt die Mitte des 18. Jahrhunderts zwischen Albrecht von Haller und Robert Whytt (1714–1766) ausgetragene Kontroverse über die Sensibilität.[155] Hallers umstrittene, weitgehend auf Tierversuchen gegründete Lehre von der Unempfindlichkeit bestimmter Körperteile – insbesondere der Sehnen, Bänder und Gelenkkapseln, der Dura mater und des Periosts – wurde von Whytt vor allem dadurch in Frage gestellt, daß er auf die spezifischen Bedingungen bei der Vivisektion hinwies. Die gewaltigen Schmerzen bei der Freilegung der inneren Teile würden verhindern, daß das Versuchstier bei Reizung letzterer noch irgendwelche weiteren Schmerzregungen zeigen könne. Wenn beispielsweise der Thorax eines lebenden Tieres geöffnet werde, so habe eine anschließende Reizung des Herzens durch Stechen oder Schneiden keine größeren Auswirkungen mehr. Daraus folge jedoch nicht, daß das Herz insensibel sei, sondern nur, daß nach den schweren Qualen durch die Brustöffnung der neue Schmerz durch Verwundung des Herzens zu klein sei, um noch einen bemerkbaren Eindruck auf das sterbende und darum halb-betäubte Versuchstier zu machen.[156] Whytt konnte seinen methodischen Einwand sogar mit der Autorität des Hippokrates untermauern: Schon dieser habe beobachtet, daß ein starker Schmerz die Empfindung eines schwächeren unterdrücke.[157]

praecipue de iis rebus, quas prisci scriptores aut omiserunt penitus, aut ancipiti ac diversa ratione exposuerunt. Identidem tamen officit etiam, turbatque experimentorum contrarietas atque dissensus, licet enim illa quandoque facem veritati illustriorem accendant, accidit nihilominus ut ipsa non raro sint suspecta et dubia ..."

154 Siehe ebenda, S. 95–101. Siehe auch Maehle, ‚Rechtfertigung toxikologischer Tierversuche'.

155 Zur Kontroverse Haller-Whytt insgesamt siehe Roger K. French, *Robert Whytt, the Soul, and Medicine*, London, The Wellcome Institute of the History of Medicine, 1969, S. 63–76; Heinz Hürzeler, *Robert Whytt (1714–1766) und seine physiologischen Schriften*, Zürich, Juris, o. J. (*Zürcher Medizingesch. Abh.*, Neue Reihe, Nr. 96), S. 59–69.

156 Vgl. Robert Whytt, ‚Observations on the Sensibility and Irritability of the Parts of Men and other Animals', in: ders., *Physiological Essays*, Edinburgh, Printed by Hamilton, Balfour, and Neill, 1755, S. 97–223, S. 106–110.

157 Ebenda, S. 106f.; vgl. *Aphorismen* II. 46 (Littre IV 482f.)

1.2.3. Wege zu zuverlässigen Ergebnissen: Sorgfalt und Wiederholungsversuche

Haller begegnete Whytts Artefakteinwand, indem er seine sorgsame und umsichtige Experimentierweise hervorhob. Stets habe er abgewartet, bis sich die Versuchstiere nach der Freipräparation der jeweiligen Körperteile wieder völlig beruhigt hätten. Erst dann habe er die Sensibilität ihrer Sehnen, ihres Periosts oder der Dura mater geprüft. Folglich könne auch nicht ein überstarker Schmerz die Unempfindlichkeit jener Teile verursacht haben.[158]

Wie Hallers Antwort zeigt, waren erfahrene Tierexperimentatoren offensichtlich sehr wohl in der Lage, Artefaktprobleme rechtzeitig zu erkennen und ihre Versuche daraufhin abzustellen. Entsprechendes fällt auch bei Stephen Hales auf. Im ersten der in seinen bekannten *Statical Essays: Containing Haemastaticks* (1733) wiedergegebenen Tierexperimente beschäftigte sich Hales mit der Messung des arteriellen Blutdrucks am Pferd und der Abhängigkeit des Druckwertes vom zirkulierenden Blutvolumen. Erwartungsgemäß sank der blutig mit der Steigröhre gemessene Druck umso tiefer, je mehr Blut dem Tier im Verlauf des Versuchs entzogen wurde. Einige Meßwerte wichen jedoch nach oben hin ab. Hales korrelierte jene Ausreißerwerte oder „unverhältnismäßige Ungleichheit" („disproportionate Inequality") mit spezifischen Bedingungen während des Versuchs: Sie traten immer dann auf, wenn das Pferd unter Muskelanspannung versuchte, dem Experiment zu entkommen, oder wenn es schnaufte („straining" und „sighing").[159]

Das Vorgehen Hallers und Hales' macht deutlich, daß ein Weg, mit dem Artefaktproblem umzugehen, die sorgfältige und aufmerksame Versuchsdurchführung bzw. -auswertung war. Ein weiterer Weg – und dies war offenbar der am häufigsten beschrittene – bestand darin, durch zahlreiche Versuchswiederholungen gleichsam pauschal die Auswirkungen inkonstanter Artefakte und Zufallseinflüsse auf das Ergebnis auszuschalten. Der Gedanke, daß nur nach zahlreichen bestätigenden Experimenten mit gleichem Resultat ein Versuchsergebnis als gesichert anzusehen sei, deutete sich bereits im 17. Jahrhundert an, wurde dann jedoch vor allem im 18. Jahrhundert aufgenommen und praktisch umgesetzt. So forderte Wepfer 1679, weil ihm die im einzelnen Tierversuch gewonnene Erfahrung „trügerisch" erschien, zur Bestätigung seiner Theorie der Giftwirkung „zahlreiche weitere Experimente".[160] Johann August Unzer (1727–1799), der 1746 einen Bericht über seine – den späteren Hallerschen Experimenten ähnliche – Reizversuche am Hund verfaßt hatte, schloß mit einem entsprechenden Appell an den Leser:

158 Vgl. HALLER, ‚Réponse Générale', S. 74–76; ders. ‚Ad objectiones', S. 474f.

159 Vgl. HALES, *Statical Essays*, S. 1–9. Siehe auch Andreas-Holger MAEHLE, *Der Blutkreislauf. Von der Theorie zur Therapie. Das Tier im Dienste des medizinischen Fortschrittes*, Basel, Pharma Information, 1987, S. 13–16.

160 Vgl. WEPFER, *Cicutae aquaticae historia*, Praefatio, S. [4].

„Wiederholen Sie die Experimente, wenn Sie Zeit haben und mir nicht trauen. Ich gehe hin und thue ein gleiches."[161]

Deutlich greifbar auch in praktischer Hinsicht wird die Bedeutung von Wiederholungsversuchen erstmals in der Mitte des 18. Jahrhunderts mit Hallers Experimenten zur Sensibilität und Irritabilität. In seiner berühmt gewordenen Vorlesung ‚Von den empfindlichen und reizbaren Teilen des menschlichen Körpers', gehalten am 22. April und 6. Mai 1752 vor der Königlichen Gesellschaft der Wissenschaften zu Göttingen, wies dieser ausdrücklich auf die hohe Zahl von Tierversuchen hin, auf die sich seine Ausführungen stützten. Seit 1746 habe er zusammen mit seinem Schüler Johann Georg Zimmermann (1728–1795) zahlreiche Versuche angestellt. Allein seit Anfang 1751 seien rund 190 lebendige Tiere „auf mancherlei Weise" untersucht worden.[162] Tatsächlich hatte Haller, wie eine Auswertung des ersten Bandes seiner *Mémoires* (1757–60) zeigt, zwischen November 1750 und April 1752, bereits an mindestens 560 Tieren experimentiert.[163] Die Gründe für seine hohen Versuchstierzahlen gab Haller in seinem Vortrag an:

„Auch ist die stärkste Ursache, warum ich so viele Grausamkeiten begangen habe, diese gewesen, weil ich leicht voraussehen konnte, daß die gegenwärtige Meinung wegen ihrer Unwahrscheinlichkeit niemand gefallen würde, der nicht durch die Anzahl der Versuche überzeugt wäre. Ich habe daher für nötig gehalten, die Versuche zu wiederholen, und zu vervielfältigen, damit die Zweifler mit einer Menge einstimmiger Zeugnisse gleichsam überschüttet würden, und damit nicht etwa ein Irrtum mich betröge, den ein Zufall verursachen könnte."[164]

Fünf Jahre später, im Vorwort zu seinen *Elementa physiologiae corporis humani*, führte Haller die Überlegungen aus, die hinter den beiden genannten Gründen für Wiederholungsversuche – Überzeugungskraft und Ausschaltung von zufallsbedingten Irrtümern – standen: Die Wahrheit werde nur aus dem konstanten Ergebnis wiederholter Versuche bekannt. Es gäbe zahlreiche „fremde Faktoren" („aliena"), die sich in die Experimente einmischten. Im Prozeß der Wiederholung würden diese jedoch verschwinden, eben deshalb, weil sie fremd seien, und die „reinen Faktoren" („pura") würden übrigbleiben. Diese kämen beständig in ähnlicher Weise zum Vorschein, weil sie aus der Natur der Sache selbst flössen. Aber auch die Natur selbst sei wechselhaft. Allein durch Wiederholung würden darum „Sinn und Wille" der Natur bekannt

161 [Johann August UNZER], ‚Sendschreiben an Herrn N.N. worin erwiesen wird, daß man ohne Kopf empfinden könne, ausgefertiget von S.C.I.S.', in: *S.C.I.S. Gedancken vom Schlafe und denen Träumen*, Halle, verlegts Carl Hermann Hemmerde, 1746, S. 59–80, S. 79.

162 Vgl. HALLER, ‚De partibus', S. 114.

163 Siehe oben, S. 36, Fn. 88.

164 HALLER, ‚De partibus', S. 115; deutsche Übers. zit. nach ders., *Von den empfindlichen und reizbaren Teilen des menschlichen Körpers*, dtsch. hrsg. u. eingel. v. Karl Sudhoff, Leipzig, Johann Ambrosius Barth, 1922 (*Klassiker d. Med.*, Bd. 27), S. 13.

gemacht. Haller leitete aus diesen Gedanken sogar ein „Gesetz" („lex") für den Wissenschaftler ab: Kein Experiment und keine Verrichtung dürfe nur einmal vorgenommen werden. Dieses „Gesetz", das in früheren Zeiten wenig bekannt gewesen sei, habe vor allem Giovanni Battista Morgagni (1682–1771) in die Anatomie eingebracht.[165]

Die Vorstellung, mit möglichst zahlreichen Experimenten überzeugende und zuverlässige Resultate zu erzielen, schlug sich auch in den Versuchstierzahlen anderer Forscher des späteren 18. Jahrhunderts nieder. War Wepfer 1679 für sein Buch über den Wasserschierling und andere Gifte noch mit 21 Versuchstieren ausgekommen[166], so nahm Felice Fontana im Jahr 1781 für sich in Anspruch, allein das Viperngift in nicht weniger als 6000 Experimenten unter Verwendung von über 3000 Vipern und 4000 Versuchstieren verschiedener Spezies untersucht zu haben. Bei den vielfachen Versuchswiederholungen sei es fast unmöglich, argumentierte Fontana, daß keine zufallsbedingten Variationen aufträten. Das *End*resultat aus der großen *Gesamt*zahl der Experimente könne deshalb als „sicher und konstant" gelten.[167] Alexander von Humboldt (1769–1859) gründete sein Werk über die gereizte Muskel- und Nervenfaser von 1797 bereits auf rund 4000 Experimente an etwa 3000 Tieren sowie auf zusätzliche Versuche an Pflanzen und etliche Selbstversuche.[168] Insbesondere im Hinblick auf pharmakologisch-toxikologische Prü-

165 Vgl. ders., *Elementa*, Bd. 1, Praefatio, S. V. Haller meinte wahrscheinlich Morgagnis umfangreiche Sammlung von Sektionsberichten, die schließlich 1761 in dessen Hauptwerk *De sedibus et causis morborum* veröffentlicht wurde. Morgagni untersuchte hier über 700 Fälle. Siehe Giovanni Battista MORGAGNI, *Sitz und Ursachen der Krankheiten aufgespürt durch die Kunst der Anatomie (Venedig 1761)*, ausgew., übertr., eingel. u. mit Erkl. vers. v. Markwart Michler, Bern/Stuttgart, Hans Huber, 1967 (*Hubers Klassiker d. Med. u. d. Naturwiss.*, Bd. 10).

166 Siehe oben, S. 28, Fn. 57.

167 Vgl. Felice FONTANA, *Traité sur le Vénin de la Vipère, sur les Poisons Americains, sur le Laurier-Cerise et sur quelques autres Poisons Vegetaux*, 2 Bde., Florenz, Avec Approbation, 1781, Bd. 2, S. 63. Zu den Versuchen im Einzelnen siehe Melvin P. EARLES, ‚The Experimental Investigation of Viper Venom by Felice Fontana (1730–1805)', *Ann. Sci.* 16 (1960), S. 255–268; Peter K. KNOEFEL, *Felice Fontana, Life and Works*, Trento, Società di Studi Trentini di Scienze Storiche, 1984 (*Studi su Felice Fontana*, Bd. 2), S. 267–306. Andererseits führte Fontana nur wenige Viperngiftexperimente an Hunden und Katzen durch, mit der Begründung, der Untersuchungsgegenstand rechtfertige nicht das hier durch ihn verursachte Leiden. Vgl. FONTANA, *Traité*, Bd. 1, S. 125 sowie M. P. EARLES, *Studies in the Development of Experimental Pharmacology in the Eighteenth and Early Nineteenth Centuries*, Ph.D. thesis University College London, 1961, S. 416.

168 Vgl. Friedrich Alexander von HUMBOLDT, *Versuche über die gereizte Muskel- und Nervenfaser nebst Vermuthungen über den chemischen Process des Lebens in der Thier- und Pflanzenwelt*, 2 Bde., Posen/Berlin, Decker u. Compagnie/Heinrich August Rottmann, 1797, Bd. 2, S. 173. Zu den Versuchen im Einzelnen siehe Karl Eduard ROTHSCHUH, ‚Alexander von Humboldt und die Physiologie seiner Zeit', *Sudhoffs Arch.* 43 (1959), S. 97–113; Werner Friedrich KÜMMEL, ‚Alexander von Humboldt und Soemmerring: Das galvanische Phänomen und das Problem des Lebendigen', in: Gunter

fungen – am Tier wie auch am Menschen – wurde gegen Ende des 18. Jahrhunderts einhellig die Forderung nach häufigen Wiederholungsversuchen erhoben, zum Beispiel von Hildebrandt, Reil und Nolde.[169]

Trotz des Bemühens der Experimentatoren, durch Sorgfalt, Umsicht und Versuchswiederholungen Artefakte und Zufallseinflüsse auszuschalten, verstummten in der zweiten Hälfte des 18. Jahrhunderts die kritischen Stimmen nicht vollständig. Zum Beispiel beschränkte der holländische Naturforscher Pierre Lyonet (1706–1789) seine Untersuchung der Weidenbohrerraupe von 1760 ganz bewußt auf den Bereich ihrer (Mikro-)Anatomie. Der physiologische Teil sei „so voll von Unsicherheiten", daß er, um gebührend abgehandelt zu werden, eine größere Zahl von Versuchen am lebenden Tier erfordern würde. Lyonets Widerwille, Tieren Leid zuzufügen, hinderte ihn jedoch daran, wie er selbst schrieb, diese Arbeit auszuführen.[170] Johann Andreas Murray sprach in seiner Stockholmer Rede über die ‚Unzuverlässigkeit der Erfahrungen und Feststellungen von Tierversuchen bei Anwendung auf den Menschen' von 1772 nicht nur die Übertragbarkeitsfrage, sondern – wie oben bereits angedeutet – auch die Auswirkungen akzidenteller Einflüsse an. Im Hinblick auf pharmakologisch-toxikologische Tierversuche listete Murray hier eine ganze Reihe von möglichen Fehlerquellen auf: Es sei ihm keineswegs entgangen, betonte er, wie unterschiedlich ein zu prüfender Nahrungs-, Arznei- oder Giftstoff aufgrund verschiedener, zufälliger Bedingungen sein könne. Schon allein bei den Pflanzen sei das Klima und die Jahreszeit von großer Bedeutung. Zudem besäßen nicht alle einzelnen Teile einer Pflanze dieselbe Wirkkraft. Ein älteres Versuchstier sei für die Wirkungen weniger empfänglich als ein junges. Ein hungriges Tier fresse mehr von der zu prüfenden Substanz als ein einigermaßen gesättigtes. Werde die Substanz einem besser schmeckenden Futter beigemischt, lasse das Tier viel von ihr liegen. Auch empfinde der mit Futter und Speisebrei gefüllte Magen die Wirkungen weniger leicht als der leere. Schließlich liege der Fehler oft darin, daß in der Dosierung „gesündigt" werde.[171]

Mann und Franz Dumont (Hrsgg.), *Samuel Thomas Soemmerring und die Gelehrten der Goethezeit*, Stuttgart/New York, Gustav Fischer, 1985 (*Soemmerring-Forschungen*, Bd. 1), S. 73–87.

169 Siehe Hildebrandt, *Versuch einer philosophischen Pharmakologie*, S. 75, 85.; Reil, ‚Prinzipien für jede künftige Pharmakologie', S. 35f.; Nolde, ‚Erinnerung an einige zur kritischen Würdigung der Arzneymittel sehr nothwendige Bedingungen', S. 102–107.

170 Vgl. Pierre Lyonet, *Traité Anatomique de la Chenille qui Ronge le Bois de Saule*, 2. Ausg., La Haye, Chez Pierre Gosse Jr. & Daniel Pinet, 1762, Preface, S. XIIIf. Siehe auch Emile Hublard, *Le Naturaliste Hollandais Pierre Lyonet. Sa Vie et ses Oeuvres (1706–1789) d'après des lettres inédites*, Brüssel, J. Lebègue, 1910, S. 10f., 73; W. H. van Sneters, *Pierre Lyonet 1706–1789. Sa Vie, ses Collections de Coquillages et des Tableaux, ses Recherches Entomologiques*, La Haye, Martinus Nijhoff, 1962, S. 132.

171 Vgl. Murray, ‚De observationibus et experimentis', S. 249f.

Bei aller Kritik vertraute Murray hier jedoch letztlich auf die Sorgfalt und Umsicht des Experimentators sowie auf die Strategie der Versuchswiederholung. Er faßte damit die beiden Hauptantworten seiner Zeit auf das Artefaktproblem zusammen. Seine grundsätzliche Kritik in der Übertragbarkeitsfrage blieb allerdings davon unberührt:

> „Der einsichtsvolle und alles recht abwägende Beobachter versäumt es nicht, alle diese Dinge zu berücksichtigen; auch bereitet es ihm, der er eher ein kühles als ein warmes Wesen besitzt, keinen Ekel, dasselbe Experiment mehrfach zu wiederholen. Aber was auch immer diese Dinge betrifft, so erkennt er doch, daß er sich in seinem Urteil bezüglich der Anwendung auf den menschlichen Körper oftmals in Schwierigkeiten befindet.“[172]

1.3. Legitimierende Begründungen für Experimente am Tier

Die Auseinandersetzung mit Übertragbarkeits- und Artefaktproblemen bildete gewissermaßen die kritische Ebene in der wissenschaftlichen Bewertung des Tierversuchs durch Naturforscher und Ärzte des 17. und 18. Jahrhunderts. Eine andere Ebene trug einen ausgesprochen affirmativen, ja legitimierenden Charakter. Verweise auf die Tradition tieranatomischer und -vivisektorischer Untersuchungen seit der Antike, auf die jüngeren und jüngsten Erfolge tierexperimenteller Forschungen sowie Äußerungen über eigene Erwartungen im Hinblick auf den medizinisch-wissenschaftlichen Nutzen von Tierversuchen stellten ein beachtliches Gegengewicht zum kritischen Diskurs dar. Zum Teil war diese positive Beurteilung des Tierexperiments eine unmittelbare Reaktion auf die oben dargestellte wissenschaftliche Kritik, zum Teil kam sie vor dem Hintergrund moralischer Einwände zustande, auf die weiter unten (S. 78–85) eingegangen wird. An dieser Stelle soll zunächst im Einzelnen gezeigt werden, auf welche Weise die Experimentatoren selbst oder Befürworter ihrer Methode eine wissenschaftliche Legitimation des Tierversuchs entwickelten.

1.3.1. Das Traditionsargument: die Autorität der Alten

Eine Legitimationsstrategie, die vor allem von den Autoren des 17. Jahrhunderts gepflegt wurde, war die Berufung auf Autoritäten des Altertums, von denen eine tieranatomische oder -vivisektorische Tätigkeit tradiert

172 Ebenda, S. 250: „Non negliget perspicax et omnia rite ponderans observator horum omnium rationem habere, nec eum, qui frigidae magis quam calidae temperiei est, taedet, pluries idem experimentum repetere. Quicquid vero horum sit, sub applicatione ad corpus humanum saepe indicium in angustia haerere, cognoscit.“

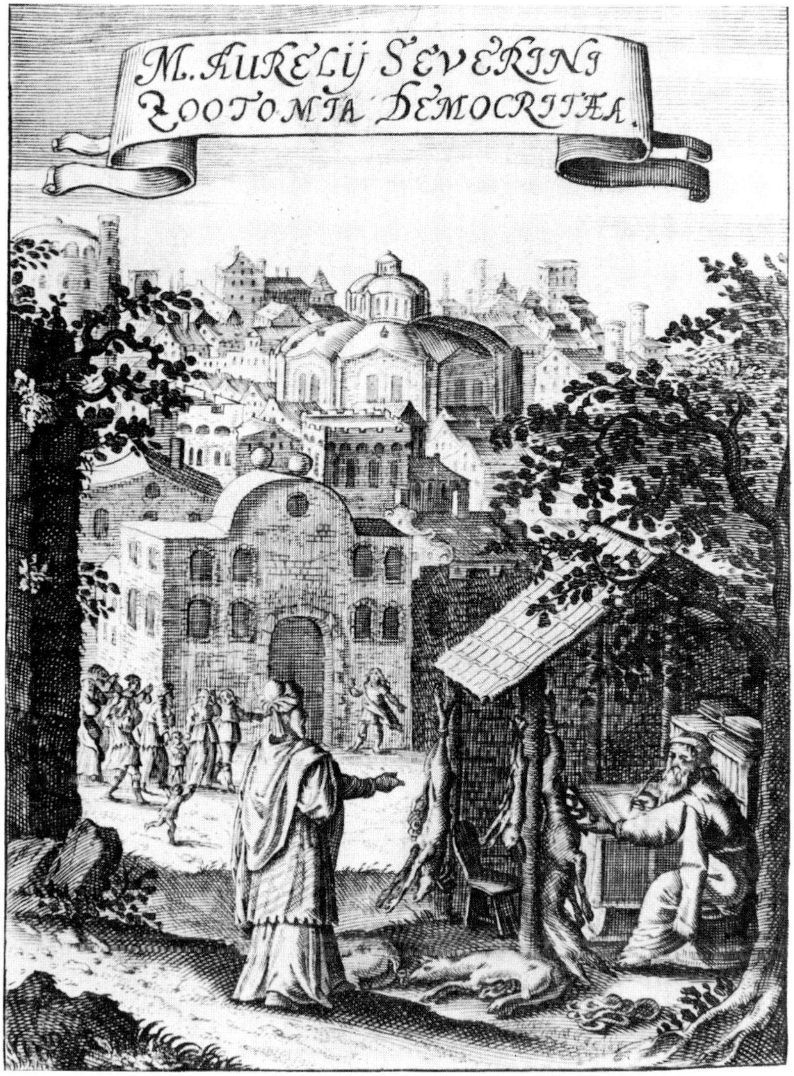

Abb. 2:
Der Arzt Hippokrates (stehend) besucht den Philosophen Demokrit (sitzend), der wegen seiner Tiersektionen von den Einwohnern der Stadt Abdera (Hintergrund) zu Unrecht für wahnsinnig gehalten wird. Titelkupfer der *Zootomia Democritaea* von Marco Aurelio Severino aus dem Jahr 1645. Illustriert wird die entsprechende Legende in den *Pseudohippokratischen Briefen*, 17.
Quelle: Marco Aurelio Severino, *Zootomia Democritaea*, Nürnberg, Literis Endterianis, 1645.

war. Vier Namen wurden hier immer wieder genannt: Demokrit, Hippokrates, Aristoteles und Galen.

Besondere Symbolkraft besaß die in den *pseudohippokratischen Briefen* wiedergegebene Legende vom Tiere sezierenden Demokrit (ca. 460–370 v. Chr.) in Abdera: Die Einwohner der Stadt halten den Philosophen für wahnsinnig und rufen Hippokrates (ca. 460–377 v. Chr.) von Kos zu dessen Behandlung herbei. Dieser erkennt jedoch rasch, daß Demokrit geistig völlig gesund ist, und verläßt ihn voller Bewunderung für seine Weisheit: Der Philosoph hat dem Arzt erklärt, daß er an den Tieren Sitz und Beschaffenheit der Galle studiere, weil ein Überschuß derselben als Ursache des Wahnsinns gelte.[173] An der Verbreitung dieser Legende im 17. Jahrhundert hatte zweifellos Marco Aurelio Severino mit seiner *Zootomia Democritaea* (1645) wesentlichen Anteil (siehe oben, S. 30–32). Nicht nur der Titel seines Werkes leitete sich hiervon ab. Severino setzte seinem Buch das Gespräch zwischen Demokrit und Hippokrates als Motto voran und stellte die Begegnung der beiden Gelehrten in einem Titelkupfer dar (*Abb. 2*). Wiederholt verteidigte Severino seine eigenen zootomischen Studien mit dem Vorbild des Demokrit.[174] Die Autorität des Philosophen – bestätigt und vermehrt durch niemand geringeren als Hippokrates selbst – wurde hier offenkundig als eindrucksvolle Legitimation empfunden. Entsprechend rechtfertigten etliche weitere Autoren des 17. Jahrhunderts die Tiersektion und -vivisektion mit der Demokrit-Legende: 1651 zitierte sie Jacques Mentel in seinem Glückwunsch an Pecquet zur Entdeckung des Ductus thoracicus.[175] Mentel lobte Pecquet als erfolgreichen Nachahmer des Demokrit und schrieb:

> „Hieraus aber folgt und wird besonders klar, daß die Fürsten und Koryphäen der antiken Philosophen und Ärzte, Hippokrates und Demokrit, mit Hilfe der Sektion aller möglicher Arten von Tieren zu einem tieferen Verständnis des menschlichen Körpers gelangten, und daß wir durch ihr Beispiel angeleitet werden sollten."[176]

Hermann Conring betonte in seiner *Introductio in universam artem medicam* (1645) die Notwendigkeit von Tiersektionen, indem er seinen Studenten versicherte, daß schon zu den „ältesten Zeiten" Hippokrates selbst und Demokrit in der Zergliederung von Tieren „sehr versiert" gewesen seien.[177] Für Conrings Jenaer Kollegen, den Anatomie- und Chirurgieprofessor Werner

173 Vgl. *Pseudoepigrapha* 17 (Littré IX 348–381). Zur Legende insgesamt siehe Owsei Temkin, ‚Hippocrates as the Physician of Democritus', *Gesnerus* 42 (1985), S. 455–464.

174 Vgl. Severino, *Zootomia*, „Democritus ad Hippocratem", S. 9, 153, 162, 259. Siehe auch Cole, *History of Comparative Anatomy*, S. 132–135.

175 Siehe Mentel, ‚Ioanni Pecqueto', S. 94f.

176 Ebenda, S. 95: „Ex quibus quidem sequitur ac innotescit apprime Philosophorum antiquorum, Medicorumque Principes atque Coryphaeos, Hippocratem et Democritum, in penitiorem humani Corporis cognitionem quondam venisse, suoque exemplo adduci nos voluisse, Animalium Brutorum speciei cuiusvis, Consectionis ope."

177 Vgl. Conring, *Introductio*, S. 87.

Rolfinck (1599–1673), war Demokrit der „höchste Naturforscher" („summus naturae scrutator"). Polemisch empfahl er anderen Anatomen, sich bei Einwänden des „dummen und hohlen Volkes" gegen ihre Tätigkeit des Ausspruchs des Demokrit zu bedienen und zu sagen, sie schnitten den menschlichen Körper auf, um den Sitz der gelben und schwarzen Galle zu erforschen, welche die Lebensgeister benebelten, den Geist trübten und den Verstand raubten.[178] Nicht nur Tiersektionen, sondern auch die Humananatomie sollte also mit Demokrit gerechtfertigt werden. Entsprechend hob auch Thomas Bartholin gleich zu Beginn seines Lehrbuches *Anatomia ... reformata* (1669) hervor, Demokrit habe Sitz und Wesen der Galle an Tieren untersucht. Er bekräftigte damit seine zuvor geäußerte Auffassung, daß Sektionen und Vivisektionen von Tieren nicht minder nützlich seien als Zergliederungen menschlicher Körper.[179] Erst bei Johann Heinrich von Heucher zu Beginn des 18. Jahrhunderts fällt eine kritischere Einstellung gegenüber den vermeintlichen tieranatomischen Leistungen Demokrits auf. Nach Heuchers Eindruck war die Zootomie des Demokrit noch recht oberflächlich. Er erinnerte in diesem Zusammenhang an das Bildnis von der Begegnung zwischen Hippokrates und Demokrit bei Severino. Ironisch schrieb Heucher, dieser habe den Philosophen eher wie einen Metzger in seinem Laden oder einen Koch in einem Wirtshaus dargestellt, zu dem Hippokrates als ein Kunde tritt, der Fleisch kaufen will (*Abb. 2*). Der allgemeine Tenor war bei Heucher jedoch in diesem Zusammenhang ein etwas anderer als bei seinen Vorläufern. Ihm ging es darum zu zeigen, daß es wichtig war, selbst zu sezieren, daß nicht allein auf das überlieferte anatomische Wissen der Alten vertraut werden durfte.[180]

Hippokrates wurde – in unverkennbarer Legitimationsabsicht – nicht nur als Befürworter der Tiersektion gemäß der Demokrit-Legende, sondern auch als Zootom selbst angeführt. Jean Riolan, in seinen jüngeren Jahren noch ein Verfechter der Vivisektion, machte in seiner *Anthropographia* (1626) geltend, daß Hippokrates wahrscheinlich Hunde seziert habe, da im 6. Buch der *Epidemien* wie auch im Buch *Über die Natur der Knochen* der menschliche Dickdarm mit dem des Hundes verglichen werde.[181] Severino wußte in einem Kapitel „Über die Nützlichkeit der Zootomie für die Medizin" darüber hinaus noch andere Belege für hippokratische Tiersektionen beizubringen. „Gewissermaßen von Demokrit belehrt", schrieb er, habe Hippokrates, nach der Schrift *Über die Heilige Krankheit*, am Gehirn entsprechend erkrankter Zie-

178 Vgl. Werner ROLFINCK, *Dissertationes anatomicae methodo synthetica exaratae*, Nürnberg, Michael Endterus Curabat, 1656, S. 30.

179 Vgl. Thomas BARTHOLIN, *Anatomia ... reformata*, Prooemium, S. 1.

180 Vgl. HEUCHER, ‚Ars magna anatome', S. 637–639. Siehe aber auch die noch gänzlich unkritische Wiedergabe der Demokrit-Legende 1735 durch den Bremer Arzt Johann TIMME (1690–1738) in seinen *Collectanea*, Vorrede, S. [2–4].

181 Vgl. *Epidemiarum* VI. 4, 6 (LITTRE V 308f.) wie auch *De ossium natura* 1 (LITTRE IX 168f.). Zitat bei RIOLAN, *Anthropographia*, S. 66f.

gen das Wesen der menschlichen Epilepsie erforscht. Nach dem Buch *Über die inneren Krankheiten* habe dieser zudem die Entwicklung von Knotenbildungen studiert, indem er am Rind, Hund und Schwein flüssigkeitsgefüllte Lungengeschwülste (d.h. Zysten) eröffnet und so einen Hydrops der Lunge (d.h. einen Pleuraerguß) erzeugt habe. Schließlich wies Severino darauf hin, daß in der Schrift *Über die Gelenke* der Durchmesser der menschlichen Leibeshöhle im Vergleich zu dem anderer Lebewesen beschrieben wurde. In seinen Augen war dies ein zusätzlicher Beweis für einen Hippokrates als Zootom.[182]

Die tierkundlichen Schriften des Aristoteles stellten eine weitere, mächtige Legitimation für die tierexperimentelle Tätigkeit des 17. Jahrhunderts dar. Etliche Autoren nannten Aristoteles' zootomische Studien als Vorbild, so der junge Riolan, Severino, Harvey, Mentel, Conring, Rolfinck und Boyle.[183] Zwei Sentenzen des Philosophen wurden hierbei besonders hervorgehoben: sein Satz in der *Historia animalium*, daß das Studium der inneren Organe die Sektion menschenähnlicher Tiere erfordere[184], und seine Mahnung in *De partibus animalium*, die Zergliederung selbst der niederen Tiere nicht zu verachten, da sich auch in ihnen die Natur in ihrer Schönheit offenbare.[185]

Schließlich wurde Galen als Vorbild in der Tieranatomie wie in der Vivisektion (siehe oben, S. 17) geradezu unermüdlich zitiert. Riolan, Severino und Mentel führten seine überragende Autorität ebenso ins Feld wie Lyser, Conring, Rolfinck, Boyle, Bartholin und Heucher.[186] Zum Teil wurden in diesem Zusammenhang konkrete Beispiele galenischer Tierversuche herausgestellt. Riolan und Severino lobten etwa Galens Vivisektion einer trächtigen Ziege gemäß seinem Kommentar zum hippokratischen 6. Buch der *Epidemien*[187], und Rolfinck hob die Bedeutung des Tierexperiments für die galeni-

182 Vgl. *De morbo sacro* 11 (LITTRE VI 382f.); *De internis affectionibus* 23 (LITTRE VII 224f.); *De articulis* 46 (LITTRE IV 198f.). Zitate bei SEVERINO, *Zootomia*, S. 162.

183 Siehe RIOLAN, *Schola anatomica*, S. 17, 19; ders., *Anthropographia*, S. 66–68; SEVERINO, *Zootomia*, S. 9, 159–161; HARVEY, ‚A second Disquisition', S. 110 (Vgl. oben, S. 21); MENTEL, ‚Ioanni Pecqueto', S. 95; CONRING, *Introductio*, S. 87; ROLFINCK, *Dissertationes anatomicae*, S. 33f.; BOYLE, ‚Usefulness', S. 465f.

184 Vgl. ARISTOTELES, *Historia animalium*, S. 56f. (HA 494 b 21–24). Zitat bei: RIOLAN, *Schola anatomica*, S. 19; ders., *Anthropographia*, S. 67f.; SEVERINO, *Zootomia*, S. 260; BOYLE, ‚Usefulness', S. 465.

185 Vgl. ARISTOTELES, *De partibus animalium*, S. 96–101 (PA 644 b 23 – 645 a 37). Zitat bei: RIOLAN, *Schola anatomica*, S. 17; ders., *Anthropographia*, S. 66; SEVERINO, *Zootomia*, S. 9, 260; HARVEY, ‚A second Disquisition', S. 110; ROLFINCK, *Dissertationes anatomicae*, S. 33f.

186 Siehe RIOLAN, *Schola anatomica*, S. 17–22; ders., *Anthropographia*, S. 64–71; SEVERINO, *Zootomia*, S. 152–154, 256–261; MENTEL, ‚Ioanni Pecqueto', S. 95; LYSER, ‚Culter anatomicus', S. 1; CONRING, *Introductio*, S. 87f., 90, 94; ROLFINCK, *Dissertationes anatomicae*, S. 31; BOYLE, ‚Usefulness', S. 466; BARTHOLIN, *Anatomia ... reformata*, Prooem., S. 1; HEUCHER, ‚Ars magna anatome', S. 611, 614.

187 Vgl. *Hippocratis Epidem. VI. et Galeni in illum commentarius V.*, Sect. V, 4 (KÜHN

schen Studien zur Stimme hervor: Galen hätte die Funktion der Nervi recurrentes für die Stimmbildung niemals herausgefunden, wenn er nicht lebendige Tiere eröffnet hätte.[188] Ähnlich wie Aristoteles hatte auch Galen Kernaussagen zugunsten der Tiersektion gemacht, die nun aufgegriffen und zitiert wurden. So wiederholte Riolan mit Zustimmung Galens Unterscheidung zwischen dem Nutzen der Leichensektion und dem der Vivisektion aus *De anatomicis administrationibus*, wonach erstere Lage, Form und Beschaffenheit, letztere jedoch die Funktion der Organe lehre.[189] Riolan, Severino und Heucher beriefen sich zudem auf Galens an verschiedenen Stellen ausgesprochene Ermahnung, Tiere, insbesondere Affen, zu sezieren, um gut auf die (zu seiner Zeit seltene) Gelegenheit zum Studium einer menschlichen Leiche vorbereitet zu sein.[190]

Wie die angeführten Beispiele zeigen, war der Rückgriff auf die Autorität der antiken Vorbilder ein im 17. Jahrhundert häufig beschrittener Weg zur Rechtfertigung von Tiersektionen bzw. Tierexperimenten. Diese erschienen bereits dadurch legitimiert, daß sie in die ehrwürdige Tradition des Altertums zu stellen waren. Im selben Geiste wurden auch Anatomen der Renaissance, von denen Tiersektionen oder -vivisektionen bekannt waren, wie etwa Andreas Vesal, Realdo Colombo, Girolamo Fabrizio d'Acquapendente (1533–1619), Giulio Casserio (1552–1616), Bartolomeo Eustacchi (1524–1574), Ulisse Aldrovandi (1522–1605) und Volcher Coiter (1534–1576), als bewundernswerte Vorläufer genannt.[191] Letztere stellten gewissermaßen die Bindeglieder zur verehrten Tradition der Antike dar. Aber auch die Leistungen jüngerer und zeitgenössischer Tierexperimentatoren wurden in Legitimationsabsicht immer wieder genannt. So trat etwa um 1650 zu dem *Traditionsargument* das Argument des wissenschaftlichen *Erfolges* durch Tierversuche.

XVII/2 244f.) Zitat bei: RIOLAN, *Schola anatomica*, S. 22; ders., *Anthropographia*, S. 71; SEVERINO, *Zootomia*, S. 152, 256.

188 Vgl. ROLFINCK, *Dissertationes anatomicae*, S. 31. Zu Galens Tierversuchen zur Stimmbildung siehe BAUMGARTEN, *Galen über die Stimme*, S. 196–224.

189 Vgl. Galen, *De anatomicis administrationibus* IX. 1 (KÜHN II 707f.); SINGER, *Galen on Anatomical Procedures*, S. 226. Zitat bei: RIOLAN, *Schola anatomica*, S. 20; ders., *Anthropographia*, S. 69.

190 Vgl. Galen, *De anatomicis administrationibus* I. 2, III. 5 (KÜHN II 223f., 384f.); SINGER, *Galen on Anatomical Procedures*, S. 4, 76f.; *Galen, De compositione medicamentorum per genera* III. 2 (KÜHN XIII 604). Zitate bei: RIOLAN, *Schola anatomica*, S. 19; ders., *Anthropographia*, S. 68; SEVERINO, *Zootomia*, S. 153f., 258; sinngemäß bei HEUCHER, ‚Ars magna anatome', S. 614.

191 Siehe SEVERINO, *Zootomia*, S. 259; CONRING, *Introductio*, S. 88; BARTHOLIN, *Defensio vasorum lacteorum*, S. 96; ders., *Anatomia ... reformata*, Prooem., S. 1.

1.3.2. Das Erfolgsargument und seine Beispiele

Die Argumentation zugunsten des Tierversuchs mit Hilfe von Erfolgsbeispielen setzte schon bald nach den ersten aufsehenerregenden Ergebnissen tierexperimenteller Forschungen (vgl. oben, S. 18–25) ein: Asellis Entdekkung der mesenterialen Chylusgefäße (1627), Harveys Nachweis des Blutkreislaufs (1628), Pecquets Fund des Ductus thoracicus (1651) sowie Bartholins und Rudbecks Erstbeschreibungen der Lymphgefäße (1653)[192] wurden in der zweiten Hälfte des 17. Jahrhunderts zu häufig zitierten Musterbeispielen für den Nutzen vivisektorischer Untersuchungen am Tier.

Die Reihe derjenigen, die hiermit argumentierten, ist lang. Bereits Severino führte 1645 Asellis Entdeckung der Chylusgefäße am lebenden Hund als leuchtendes Beispiel für die Bedeutung der Tiervivisektion an und fügte voller Enthusiasmus hinzu: „Derart neue und stets notwendige Dinge bringt die Zootomie ans Licht.“[193] Der Pariser Arzt Pierre de Mercenne, wie Mentel ein Gratulant Pecquets, nannte 1651 die Vivisektion gar einen „lebendigen und untrüglichen Kodex“. Nach den Asellischen Gefäßen und dem Blutkreislauf habe dieser nun den Weg des Chylus zur Brust und zum Herzen gelehrt.[194] Jan van Horne, der im folgenden Jahr unabhängig von Pecquet ebenfalls den Ductus thoracicus während einer Vivisektion fand, lobte die gerade bei dieser Methode gegebene Möglichkeit von Zufallsentdeckungen. Die „höchstberühmte Entdeckung der Kreisbewegung des Blutes“, Johann Georg Wirsungs (1600–1643) Fund des Ductus pancreaticus und Asellis Chylusgefäße galten ihm als eindrucksvolle Belege für diese Auffassung.[195] Aus dem Lob der Tiervivisektion anhand der Erfolge entstand nur wenige Jahre später ein Plädoyer für ihre Notwendigkeit. So hielt Bartholin 1655 dem inzwischen vivisektionsmüden Riolan vor:

> „Ohne Hilfe dieser Sektion [d. h. der Vivisektion] hätte *Aselli* niemals die Chylusgefäße und *Harvey* nicht die Bewegung des Blutes und Herzens – die größten Entdeckungen dieses Jahrhunderts – ans Licht gebracht. Ganz zu schweigen vom Glück *Pecquets*, das Receptaculum [= Cisterna chyli] und die thorakalen Chylusgefäße zu finden, welches er einzig der Vivisektion zuschreibt.“[196]

192 In Klammern jeweils das Publikationsjahr. Siehe Aselli, *De lactibus*; Harvey, *Exercitatio anatomica de motu cordis et sanguinis*; Pecquet, *Experimenta nova anatomica*; Bartholin, *Vasa lymphatica ... in animantibus*; Rudbeck, *Nova exercitatio anatomcica*.

193 Severino, *Zootomia*, S. 152: „Adeo novas et necessarias semper res profert Zootome.“

194 Vgl. Pierre de Mercenne, ‚Clarissimo viro Ioanni Pecqueto‘, in: Pecquet, *Experimenta nova anatomica*, S. 101f.

195 Vgl. van Horne, *Novus ductus chyliferus*, S. [2f.]

196 Bartholin, *Defensio vasorum lacteorum*, S. 95f.: „Sine hujus sectionis beneficio nunquam *Asellius* venas lacteas, nec *Harvejus* sanguinis cordisque motum, maxima hujus seculi inventa, in lucem protraxissent. Taceo *Pecqueti* felicitatem in inveniendo Receptaculo lacteisque Thoracicis, quam vivorum sectioni unice adscribit.“

Derselben Argumentationsform bediente sich ein Jahr später Werner Rolfinck in seiner Verteidigung anatomischer und vivisektorischer Studien. Nicht nur Galen, sondern auch Aselli und Pecquet hätten seiner Meinung nach ihre Entdeckungen niemals machen können, hätten sie nicht viviseziert. Von der neuesten, damals gerade erst drei Jahre alten Entdeckung der Lymphgefäße machte Rolfinck sofort gleichen Gebrauch: Diese hätten niemals „das Tageslicht gesehen", wenn nicht Bartholin und Rudbeck „an lebendige Tiere Hand angelegt" hätten.[197]

Nach 1660 wurden die genannten Erfolgsbeispiele der Vivisektion geradezu formelhaft wiederholt. Robert Boyle verwendete sie in *Of the Usefulness of Natural Philosophy* (1663)[198], Bartholin erwähnte sie gleich zu Beginn seiner anatomischen Lehrbücher[199], Friedrich Hoffmann der Ältere (1626–1675) nutzte sie 1671 zu einer „Lobeshymne" auf die „Vivorum Anatomia". Letzterer nahm auch die in den 1650er bzw. 1660er Jahren an Tieren entwickelte intravenöse Injektion und Bluttransfusion in die Reihe seiner Musterbeispiele auf.[200]

Noch rund hundert Jahre später, in der Stockholmer Rede Johann Andreas Murrays von 1772 (siehe oben, S. 39–41), findet sich die gewohnte Erfolgsargumentation. Alte Beispiele wie Blutkreislauf und Lymphgefäße wurden von Murray, der Tierversuche in der *Physiologie* im Unterschied zu solchen in der *Materia medica* durchaus befürwortete, im gleichen Geiste zitiert wie von den Apologeten der Vivisektion im 17. Jahrhundert. Neue Beispiele hatte unterdessen Murrays Göttinger Vorgänger Albrecht von Haller geliefert: Seine Versuchsergebnisse zur Sensibilität und Irritabilität, zur Embryonalentwicklung und zur Osteogenese wurden hier nun öffentlich als herausragende Zeugnisse für den Nutzen der tierexperimentellen Methode gerühmt. Selbst Anton de Haens Einwand der mangelnden Übertragbarkeit gegen Haller wollte Murray in diesem Zusammenhang nicht gelten lassen.

197 Vgl. ROLFINCK, *Dissertationes anatomicae*, S. 31.

198 Siehe BOYLE, ‚Usefulness', S. 465.

199 Siehe BARTHOLIN, *Anatomia ... reformata*, Prooem., S. 1; ders., *Anatome ... renovata*, Prooem., S. 2.

200 Siehe Friedrich HOFFMANN d. Ä., *Cardianastrophe admiranda seu cordis inversio memorabilis tam physicis, quam theologis ac medicis scitu admodum jucunda et utilis*, Leipzig, Impensis Christiani Kirchneri, Typis Johannis Erici Hahnii, 1671, Praefatio, S. [3]. Zur Entwicklung der i.v. Injektion und Transfusion siehe Heinrich BUESS, *Die historischen Grundlagen der intravenösen Injektion*, Aarau, Sauerländer, 1946 (*Veröff. Schweiz. Ges. Gesch. Med. Naturwiss.*, Bd. 15); Heinz GOERKE, ‚Die Geschichte der intravenösen Injektion von Arzneimitteln', *Pharmazie* 5 (1950), S. 290–295; Geoffrey KEYNES, ‚The History of Blood Transfusion, 1628–1914', *Br. J. Surg.* 31 (1943), S. 38–50; N. S. R. MALUF, ‚History of Blood Transfusion', *J. Hist. Med.* 9 (1954), S. 59–107. Man beachte jedoch, daß Hoffmann die Anwendung der i.v. Injektion und Bluttransfusion am kranken Menschen als zu gefährlich ablehnte; siehe BUESS, a. a. O., S. 178, 183.

Murray wußte in seiner Rede bereits ein Dutzend Erfolgsbeispiele anzugeben und hätte, wie er ausdrücklich feststellte, noch weitere aufzählen können.[201] Zweifelsohne reflektierte diese gewachsene Bilanz auch eine Zunahme der tierexperimentellen Tätigkeit im 18. Jahrhundert. Besonders deutlich wurde dies weitere fünfzig Jahre später, als der Medizinstudent und spätere Naturforscher Peter Wilhelm Lund (1801–1880) seine von der Kopenhagener Universität gekrönte Preisschrift *Physiologische Resultate der Vivisectionen neuerer Zeit* (1825) veröffentlichte.[202] Die ausgesetzte Preisaufgabe „Stelle im Einzelnen dar, welchen Gewinn die menschliche Physiologie aus den Vivisektionen von Tieren, die in den letzten Jahrzehnten häufig durchgeführt wurden, zog"[203] löste Lund durch Vorlage einer 344 Seiten starken Monographie. Aus der wissenschaftlichen Literatur etwa der vorausgegangenen dreißig bis vierzig Jahre extrahierte er eine Fülle tierexperimenteller Ergebnisse, die, zusammengestellt nach den Teilgebieten Fortpflanzung, Verdauung, Kreislauf, Atmung, Nerven-, Sinnes- und Muskelfunktionen, nahezu ein Handbuch der Experimentalphysiologie ergaben. Es überrascht nicht, daß vor allem die Versuche François Magendies (1783–1855) hier immer wieder zitiert wurden. Die große Zahl der Erfolgsbeispiele bei Lund dokumentiert aber auch die Tatsache, daß sich bis zum Anfang des 19. Jahrhunderts zahlreiche Forscher von den spezifischen Vorzügen der Untersuchung des *lebenden* tierischen Organismus hatten überzeugen lassen. In der Tat bildete der Hinweis auf die *methodischen Vorzüge* und die medizinische *Nützlichkeit* von Tierversuchen neben dem Traditions- und Erfolgsargument die dritte und wohl stärkste Säule ihrer Legitimation.

1.3.3. Methodische Vorzüge und Erwartungen in Hinblick auf Physiologie, Pathophysiologie und Therapie

Die bereits von Galen vertretene Auffassung, die Vivisektion könne im Unterschied zur Leichensektion die *Funktionen* der einzelnen Körperteile lehren (siehe oben, S. 60), besaß auch für die Tierexperimentatoren der Neuzeit zentrale Bedeutung. Andreas Vesal und Realdo Colombo beriefen sich ausdrücklich hierauf, als sie Mitte des 16. Jahrhunderts Galens vivisektorische Tierversuche wiederholten.[204] Ebenso bediente sich der junge Riolan jener Argumentation, als er in seinen Lehrwerken *Schola anatomica* und *Anthropographia* Tiervivisektionen nach galenischem Muster empfahl. Bei-

201 Vgl. Murray, ‚De observationibus et experimentis', S. 238–240.

202 Peter Wilhelm Lund, *Physiologische Resultate der Vivisectionen neuerer Zeit*, Kopenhagen, Bey Friedrich Brummer, 1825.

203 Ebenda, S. IX: „Exponere sigillatim quos fructus ceperit physiologia humana ex vivisectionibus animalium his ultimis decenniis frequenter institutis".

204 Siehe Veasl, *De humani corporis fabrica*, S. 658; Colombo, *De re anatomica*, S. 256.

de Methoden, die Sektion der menschlichen Leiche *und* die Vivisektion von Tieren, seien notwendig, um eine vollständige Kenntnis des Körpers zu erlangen.[205] In der Folgezeit sprachen sich etliche führende Anatomen an prominenter Stelle im selben Sinne aus, zum Beispiel Michael Lyser in seinem *Culter anatomicus* (1653), Francis Glisson in der *Anatomia hepatis* (1654) und Ysbrand van Diemerbroeck und Philippe Verheyen in ihren verbreiteten anatomischen Lehrbüchern. Die Vorzüge vivisektorischer Versuche wurden von jenen Autoren allerdings mit recht allgemein gehaltenen Begriffen umschrieben. So glaubte etwa Lyser, daß die „Zerlegung der Thiere, fürnemlich wann dieselbe noch unter dem Messer leben, ... nicht wenig zur Erforschung der Theile beytragen" könne. Glisson sprach davon, daß die Vivisektion der Anatomie „an vielen Stellen dienstbar" sein könne. Ähnlich unbestimmt drückten sich auch van Diemerbroeck und Verheyen aus.[206] Der Grund für diese zwar positive, jedoch eher zurückhaltende Beurteilung, lag hier indessen in einer prinzipiellen Höherbewertung der Humananatomie im Vergleich zur Tiervivisektion. Für Glisson beispielsweise waren Untersuchungen an Tieren lediglich ein Randgebiet („extranea duntaxat") der Anatomie. Riolan versicherte 1652, daß jene „nicht von solch großer Bedeutung für eine Anwendung in der Medizin" seien, „wie die Zergliederung und Betrachtung menschlicher Leichen".[207]

Etwa um dieselbe Zeit jedoch machten andere Anatomen schon mit konkreten Beispielen auf die spezifischen Vorzüge der Vivisektion aufmerksam. Severino und Rolfinck nannten bereits eine Reihe von Teilbereichen der menschlichen *Physiologie*, die ihrer Meinung nach ohne Versuche an lebenden Tieren nicht zu erforschen waren: die Herztätigkeit und der Blutkreislauf, die Gehirn- und Nervenfunktionen, der Mechanismus der Atmung, die Magendarmperistaltik und die lymphatische Nahrungsresorption, die Ernährung und Entwicklung des Fetus.[208] Thomas Bartholin wies darauf hin, daß generell der Säftefluß im Körper nur mit Hilfe vivisektorischer Tierexperimente zu erfassen war. Die Kenntnis desselben erschien ihm so bedeutsam für das Verständnis der Organfunktionen und der gesamten Physiologie, daß sie seines Erachtens „kein Anatom, ohne Schaden an seinem Ruf zu nehmen oder der Natur Unrecht zu tun", entbehren konnte.[209] Bartholin blieb nicht allein mit einer solchen Auffassung: Robert Boyle bekräftigte 1663, daß die Blut- und Chylusbewegung nur durch Vivisektionen zu erkennen war. Ernst

205 Vgl. RIOLAN, *Schola anatomica*, S. 20; ders., *Anthropographia*, S. 69, 83.

206 Vgl. LYSER, ‚Culter anatomicus', S. 1f.; GLISSON, *Anatomia hepatis*, S. 4f.; van DIEMERBROECK, *Opera omnia*, S. 2; Philippe VERHEYEN, *Anatomie oder Zerlegung des menschlichen Leibes*, Leipzig, bey Thomas Fritschen, 1708 (Reprint Lindau, Antiqua-Verlag, 1977), S. 1f.

207 Vgl. GLISSON, *Anatomia hepatis*, S. 4f.; RIOLAN, *Responsio prima*, S. 29.

208 Vgl. SEVERINO, *Zootomia*, S. 151; ROLFINCK, *Dissertationes anatomicae*, S. 31.

209 Vgl. BARTHOLIN, *Defensio vasorum lacteorum*, S. 96.

Gottfried Heyse (ca. 1656–1692), ein Schüler des Leydener Anatomen Charles Drelincourt (1633–1697) und später selbst Medizinprofessor in Danzig, beteuerte 1681 mit Bezug auf den Lymph- und Chylusfluß dasselbe. Und Johann Heinrich von Heucher kam 1709 rückblickend zu der Überzeugung, daß Chylus-, Lymph- und Blutbewegung „nicht besser als aus der Vivisektion" erlernt werden konnten.[210]

Die den erwähnten Äußerungen zugrundeliegende Überlegung war letztlich stets ein und dieselbe: *Bewegungen* und damit *Funktionen* der einzelnen Organe können nur am lebenden Körper studiert werden. Die Leichensektion hilft hier nicht weiter, da sie nur Lage, Gestalt und Beschaffenheit der Teile lehrt. Folglich müssen *physiologische* Kenntnisse durch *Vivi*sektion erworben werden. Es war Albrecht von Haller, der schließlich im Jahr 1757 diesen Gedankengang im Vorwort zum ersten Band seiner *Elementa physiologiae corporis humani* in aller Deutlichkeit formulierte:

> „Keineswegs aber würde es ausreichen, [nur] die Leichen [der Tiere] seziert zu haben. Man muß sie lebendig aufgeschnitten haben. Der Leiche fehlt die Bewegung, folglich ist es notwendig, jegliche Bewegung am lebenden Tier zu beobachten. Aus der inneren und äußeren Bewegung des belebten Körpers besteht aber die ganze Physiologie. Also kann man, wenn man den Blutkreislauf und seine feineren Bewegungen durchschauen und die Atmung, das Wachstum des Körpers und der Knochen, die Peristaltik der Därme und den Weg des Chylus verstehen will, ohne das Hinmorden lebendiger Tiere überhaupt keine Fortschritte machen. Oftmals hat ein einziges Experiment die mühevollen theoretischen Überlegungen ganzer Jahre widerlegt. Diese Art von Grausamkeit hat zur wahren Physiologie mehr beigetragen als nahezu alle anderen Künste [d.h. Methoden], durch die unsere Wissenschaft erstarkte, zusammen genommen."[211]

Wie die angeführten Quellen zeigen, stellte die Aussicht auf *neue Erkenntnisse in der menschlichen Physiologie* spätestens seit Mitte des 17. Jahrhunderts eine wesentliche Legitimation für Tierversuche dar. Die Hoffnungen der Tierexperimentatoren reichten jedoch schon frühzeitig über die Erwartung physiologischen Erkenntnisgewinns hinaus. Einsichten in die Ent-

210 Vgl. BOYLE, ‚Usefulness', S. 465; Charles DRELINCOURT, ‚Experimenta anatomica, ex vivorum sectionibus petita', hrsg. v. Ernst Gottfried Heyse, in: Drelincourt, *Opuscula medica, quae reperiri potuere omnia, nunc primo simul edita*, Den Haag, Apud Alberts & van der Kloot, 1727, S. 677–708, S. 679f. [Widmung von Heyse]; HEUCHER, ‚Ars magna anatome', S. 611.

211 HALLER, *Elementa*, Bd. 1, Praefatio, S. IIIf.: „Verum minime sufficeret cadavera dissecuisse, viva incidisse necesse est. A cadavere motus abest, omnem ergo motum in vivo animale speculari oportet. Sed in motu animati corporis interno et externo tota physiologia versatur. Ergo ad sanguinis circuitum, ad ejus subtiliores motus perspiciendos, ad respirationem, ad incrementa corporis et ossium, ad intestinorum reptatum, et chyli iter intelligendum, absque vivorum animalium strage nihil omnino profici potest. Unicum saepe experimentum integrorum annorum laboriosa figmenta refutavit. Haec crudelitas ad veram physiologiam plus contulit, quam omnes fere aliae artes, quarum conspirante opera nostra scientia convaluit."

stehung von Krankheitserscheinungen, das heißt in die *Pathophysiologie*, sollte die tierexperimentelle Methode ebenfalls vermitteln.

So glaubte bereits Severino im Jahr 1645, daß das vivisektorische Studium der Asellischen Chylusgefäße Licht auf bislang unerforschte Krankheiten werfen würde, die mit dem Zustand dieser Gefäße zusammenhingen.[212] Adrian Auzot, ein Freund Pecquets, schlug 1651 – angeregt durch dessen Entdeckung des Ductus thoracicus – weitere Vivisektionen an „Tieren jeglicher Art“ vor, weil er sich hiervon sowohl Aufschluß über die Organfunktionen als auch die „Kenntnis mehrerer Krankheiten“ versprach. Insbesondere Respirationsstörungen sollten seiner Ansicht nach am vivisezierten Tier untersucht werden.[213] Was bei Severino und Auzot noch Spekulation oder theoretische Forderung war, wurde von Johann Jakob Wepfer – auf toxikologischem Gebiet – nicht nur propagiert, sondern auch in die Tat umgesetzt. In seiner Abhandlung über den Wasserschierling und dessen Schädlichkeit von 1679 beschrieb er seine zahlreichen Vergiftungsexperimente mit pflanzlichen und mineralischen Substanzen an verschiedenen Tierarten. Wepfer vivisezierte die vergifteten Versuchstiere, um auf diese Weise die äußere Symptomatik mit dem pathologisch-anatomischen Befund zu korrelieren. Tatsächlich entwickelte der Schaffhauser Arzt und Forscher auf dem Boden dieser Experimente ein eigenes pathophysiologisches Konzept der Giftwirkung.[214] Seinen Kollegen empfahl er dasselbe Vorgehen. Da es ohnehin üblich sei, vor allem Hunde zu vivisezieren, um die Bewegungen des Magens, der Därme, des Zwerchfells und des Herzens sowie die Lymph- und Chylusgefäße zu studieren, könne man dem Versuchstier auch vor der Vivisektion ein Gift verabreichen. Auf diese Weise könne sich der Forscher in nur einem Versuch „beide Wünsche zugleich erfüllen“, das heißt, anatomisch-physiologische und toxikologische Kenntnisse erwerben.[215] Auch der *therapeutische* Tierversuch wurde von Wepfer bereits konzipiert, allerdings aus Mangel an Zeit und Gelegenheit, wie er selbst schrieb, noch nicht realisiert. Den vergifteten Versuchstieren sollten mit einer Spritze peroral Öl und lauwarmes Wasser verabreicht werden, um die Wirksamkeit dieser – in der damaligen medizinischen Praxis üblichen – Behandlung zu überprüfen.[216]

In der Tat richteten sich die Hoffnungen der Experimentatoren des 17. und 18. Jahrhunderts nicht nur auf den reinen Erkenntnisgewinn. Letztendlich sollten Tierversuche zu *Verbesserungen in der Therapie* führen. In diesem Sinne versprach sich auch Wepfer von Vergiftungsexperimenten am Tier „nicht zu verachtende Nützlichkeiten in der medizinischen Praxis“, und er

212 Vgl. Severino, *Zootomia*, S. 152.
213 Vgl. Adrian Auzot, ‚Ioanni Pecqueto ingeniosissimo medico amico suo singulari‘, in: Pecquet, *Experimenta nova anatomica*, S. 103–108, S. 108.
214 Siehe Maehle, *Johann Jakob Wepfer*.
215 Vgl. Wepfer, *Cicutae aquaticae historia*, Praefatio, S. [4f.], 131.
216 Vgl. ebenda, S. [5f.]

versicherte, daß seine Versuche im Grunde auf die „Bewahrung und Wiederherstellung der Gesundheit des Menschen" abzielten.[217]

Mit Blick auf die Chirurgie war auf den therapeutischen Nutzen von Tierversuchen bereits seit dem 16. Jahrhundert in legitimierender Absicht hingewiesen worden. Schon Vesal betonte 1543 in *De humani corporis fabrica*, daß manche Vivisektionen besonders dafür geeignet seien, manuelles Geschick und Übung für chirurgische Eingriffe in den Bauchraum zu erwerben. Bisweilen habe er zudem die Behandlung von Frakturen und Luxationen wie auch die Wirkungen gewisser Heilmittel an Tieren erprobt.[218] Severino widmete rund hundert Jahre später diesem Thema bereits ein eigenes kurzes Kapitel. Als Eingriffe, die „ungestraft" und „unschuldig" an Tieren geübt werden könnten, um dann „sicher" am Menschen ausgeführt zu werden, nannte er unter anderem den Kaiserschnitt, Gastrorrhaphie, Laryngotomie und Parazentese, Infibulation und Kastration sowie Operationen von Hernien und des Anal- und Vaginalprolaps.[219] Entsprechend stellte auch Thomas Bartholin heraus, daß mit der Vivisektion von Tieren „ebenso anatomische wie chirurgische Übung" gewonnen werde.[220] Robert Boyle führte die Milzexstirpation am Hund als wichtiges chirurgisches Experiment an. Er selbst hatte zusammen mit dem Londoner Arzt George Joyliffe (1621–1658) einen solchen Versuch ausgeführt und sich davon überzeugt, daß das operierte Tier ohne Beeinträchtigung überlebte. Den Eingriff am Menschen zu wagen, hielt Boyle allerdings dennoch wegen der Lage des Organs und der Größe der Milzgefäße für sehr riskant.[221]

Bei den Experimentatoren des 18. Jahrhunderts erschien der Hinweis auf die nützlichen therapeutischen Konsequenzen aus Tierversuchen bereits als regelmäßig wiederkehrender Topos. Dies galt selbst für diejenigen Experimente, die unter primär physiologischen Fragestellungen unternommen wurden, wie die Hallerschen zur Sensibilität und Irritabilität oder diejenigen Stephen Hales' zur Hämodynamik. So betonte Haller, daß seine Versuchsergebnisse „einen Einfluß in die ganze Physiologie, Pathologie und Chirurgie haben" und „Nutzen für das menschliche Geschlecht" bringen würden.[222] Ähnlich äußerte sich auch der Londoner Arzt Richard Brocklesby (1722–1797), der 1755 einige der Hallerschen Sensibilitäts- und Irritabilitätsversuche an Lämmern und Schafen wiederholt und ihre Resultate bestätigt hatte: Die Kontrollexperimente seien wegen „der Wichtigkeit dieser Tatsachen in der täglichen Praxis der Medizin" erforderlich gewesen. Tatsächlich hatte Brocklesby auf dem Boden der Lehre von der Reizbarkeit der Muskelfasern eine

217 Vgl. ebenda, S. [4], 132.
218 Vgl. Vesal, *De humani corporis fabrica*, S. 660.
219 Vgl. Severino, *Zootomia*, S. 196f.
220 Vgl. Bartholin, *Anatomia ... reformata*, Prooemium, S. 1.
221 Vgl. Boyle, ‚Usefulness', S. 465.
222 Vgl. Haller, *Von den empfindlichen und reizbaren Teilen*, S. 12f.

neue Behandlungsart der „Rheumatismen" erprobt. Mit Salatöleinreibungen sollten die gereizten Teile entspannt werden, ein Konzept, das sich, wie er schrieb, bereits an „zwei armen Patienten" mit „hartnäckigen Rheumatismen" bewährt habe.[223] Selbst Hallers Kritiker Robert Whytt und Anton de Haen (siehe oben, S. 33f., 51) zweifelten nicht an der möglichen Relevanz seiner Tierexperimente für die Therapie. Sie befürchteten allerdings – wegen der ihrer Ansicht nach trügerischen und falsch interpretierten Versuchsergebnisse – schädliche Folgen für die Kranken.[224] Murray hingegen glaubte, die Sensibilitäts- und Irritabilitätslehre als „für die Ausübung der Heilkunst ebenso wie für die Kenntnis des gesunden Körpers höchst nützlich" loben zu dürfen.[225] Hales beteuerte ebenfalls, daß seine Tierversuche zum Blutkreislauf nützlich seien und zur „Wohlfahrt der Menschheit" beitragen würden.[226] Mit besonderem Nachdruck wurde auf die therapeutischen Konsequenzen indessen bei denjenigen Tierexperimenten hingewiesen, die Probleme der praktischen Medizin lösen sollten. Zum Beispiel hatte Hales noch vor Langrish Versuche zur chemischen Auflösung von Harnsteinen angestellt und das potentielle Solvens probeweise in die Harnblasen von Hunden injiziert.[227] „Ich bin nicht ohne Hoffnung", schrieb er 1733 im Vorwort zu seinen Versuchsbeschreibungen, „daß sich diese Forschungen in zahlreichen Fällen als eine ebenso beachtliche Wohltat für die Menschheit erweisen werden, wie sie mit ernster Absicht unternommen wurden".[228] Langrish bekundete 1746 nicht minder emphatisch seine Hoffnungen auf therapeutischen Erfolg. Aufgrund seiner Einsicht in die Übertragbarkeitsproblematik (siehe oben, S. 37) versprach er sich zwar keinen „unmittelbaren Gewinn", jedoch für später „vielleicht das größte Wohl für die Menschheit im Allgemeinen".[229] Ausgesprochen hohe Erwartungen setzte Langrish zudem in Arzneimittelexperimente. Er selbst hatte Versuche mit Kirschlorbeer an Hunden und Pferden durchgeführt[230] und nahm diese zum Anlaß, programmatisch die Bedeutung pharmakologischer Prüfungen aufzuzeigen:

> „Die Experimente mit dem *Kirschlorbeer* eröffnen unserem Blick ein weites Feld; es geht hier um nichts Geringeres als die natürlichen Kräfte einer jeden Pflanze, jeder

223 Vgl. Richard Brocklesby, ‚An Account of some Experiments on the Sensibility and Irritability of the several Parts of Animals', *Phil. Trans. R. Soc.* 49 (1755) [publ. 1756], S. 240–245.
224 Siehe Whytt, ‚Observations on the Sensibility and Irritability', S. 100f.; de Haen, *Difficultates*, S. 19f.
225 Vgl. Murray, ‚De observationibus et experimentis', S. 239.
226 Vgl. Hales, *Statical Essays*, S. VIIf., XIV, XVIIf.
227 Siehe ebenda, S. 187–252.
228 Ebenda, S. XX: „... I am not without hopes that these Researches, as they were sincerely intended, so they will prove of considerable Benefit to Mankind in many Cases ..."
229 Vgl. Langrish, *Physical Experiments*, Preface, S. VIII.
230 Siehe ebenda, S. 55–125.

Wurzel und jeden Baumes, mit deren Eigenschaften wir noch nicht vertraut sind, zu untersuchen und herauszufinden. Solchen Forschungen wie diesen können keine Grenzen gesetzt werden: Jede Versuchsserie wird etwas Höchstwichtiges aufdecken, bis spezifische Heilmittel für nahezu jede Krankheit gefunden sind."[231]

Im Kontext zeitgenössischer chirurgischer Tierversuche wurden ähnlich hochgesteckte Erwartungen formuliert. Henri-Louis Duhamel Dumonceau, der in den 1740iger Jahren an Tauben mit experimentellen Frakturen die Kallusbildung untersuchte[232], propagierte vor der Académie Royale des Sciences in Paris die Methodik pathologischer wie auch therapeutischer Tierversuche. Zum einen könne man an Tieren Krankheiten erzeugen und jene dann zergliedern, um den natürlichen Krankheitsverlauf zu studieren. Zum anderen aber könne man an den künstlich krank gemachten Tieren Behandlungsversuche unternehmen und die Wirkungen der angewandten Heilmittel, wiederum mit Hilfe anschließender Sektion, erforschen. Das Leben der Tiere, folgerte Duhamel, könne für kein nützlicheres Unterfangen geopfert werden als für solche Untersuchungen, die auf die „Bewahrung unserer Gesundheit und Behandlung von Krankheiten" abzielten.[233]

Obwohl die Experimentatoren des 17. und 18. Jahrhunderts einhellig ihre Hoffnung auf bedeutende therapeutische Erfolge bekundeten, lassen sich jedoch rückblickend keine wesentlichen, unmittelbaren Konsequenzen ihrer Tierversuche für die medizinische Therapie ihrer Zeit erkennen.[234] So sind bisher weder in den zeitgenössischen Methoden der Chirurgie noch in der Pharmakotherapie[235] des 18. Jahrhunderts direkte, einschneidende Veränderungen auf der Basis tierexperimenteller Arbeiten bekannt geworden. Selbst die intravenöse Injektion von Arzneimitteln und die Bluttransfusion, die in der zweiten Hälfte des 17. Jahrhunderts an Tieren entwickelt und auch am Menschen erprobt worden waren, wurden als Verfahren der Patientenbehandlung in der ersten Hälfte des 18. Jahrhunderts wieder weitgehend verlassen. Todesfälle und gefährliche Begleiterscheinungen hatten beide Methoden in Mißkredit gebracht. Erst im 19. Jahrhundert – vor dem Hintergrund erheblich

231 Ebenda, Preface, S. XIX: „The Experiments with the *Lauro-Cerasus* open a large Field to our View; it is no less than to enquire after, and find out the Physical Virtues of every Plant, Root and Tree, whose Properties we are as yet unacquainted with. There cannot be any Bounds set to such Researches as these; every Course of Experiments will discover something Capital, 'till specific Remedies are found out for almost every Disease." Entsprechende Äußerungen ebenda, S. XXf., 56–60, 120–125.

232 Siehe dazu Delaporte, ‚Theories of Osteogenesis', sowie Tröhler und Maehle, *Knochenbrüche*, S.14–21.

233 Vgl. Duhamel, ‚Observations sur la réunion des fractures', S. 97f.

234 Zu einem solchen Ergebnis gelangt auch Karl Eduard Rothschuh, *Physiologie – Der Wandel ihrer Konzepte, Probleme und Methoden vom 16. bis 19. Jahrhundert*, Freiburg i.Brsg./München, Karl Alber, 1968 (*Orbis Academicus*, Bd. II/15), S. 28.

235 Siehe auch Earles, ‚Experiments with Drugs and Poisons', S. 251.

gewachsener physiologischer und pharmakologischer Kenntnisse – fanden sie eigentlichen Eingang in die Therapie.[236]

Nichtsdestoweniger stellte offensichtlich die Hoffnung auf therapeutischen Gewinn für die tierexperimentell tätigen Ärzte und Naturforscher des 17. und 18. Jahrhunderts eine sehr bedeutende Motivation dar. Zugleich aber bildete der erwartete und angekündigte medizinische Nutzen ein Hauptargument in der *moralischen* Rechtfertigung des Tierversuchs. Diese *ethische Seite* der zeitgenössischen Auseinandersetzung mit der tierexperimentellen Methode soll in den folgenden Abschnitten umrissen werden.

236 Siehe BUESS, *Grundlagen der intravenösen Injektion*, S. 176–183; GOERKE, ‚Geschichte der intravenösen Injektion'; KEYNES, ‚History of Blood Transfusion'; MALUF, ‚History of Blood Transfusion'.

2. DIE ETHISCHE BEWERTUNG

2.1. Tierversuch oder Menschenversuch?

Seit dem 16. Jahrhundert stand das moralische Urteil über den Tierversuch in engem Zusammenhang mit der Bewertung des Menschenversuchs. Vor allem das Schreckensbild der angeblichen Verbrechervivisektionen durch Herophilos und Erasistratos im Alexandria des 3. vorchristlichen Jahrhunderts[237] beeinflußte zahlreiche Autoren (siehe auch oben, S. 45–47). *Vivisektorische* Versuche wurden immer wieder vor diesem Hintergrund diskutiert, so daß auf deren ethische Bewertung zunächst getrennt eingegangen werden soll. *Arznei- und Giftprüfungen* an Tieren wurden zwar ebenfalls in Relation zu entsprechenden Menschenversuchen beurteilt, doch kamen hier andere Traditionsstränge zur Geltung. Ihre Bewertung wird daher in einem anschließenden gesonderten Abschnitt aufgezeigt.

2.1.1. Vivisektorische Versuche

In einer Zeit, in der noch keine effizienten anästhesierenden Maßnahmen bekannt waren (siehe oben, S. 14), galt die Vivisektion vielfach als Inbegriff schlimmster Qual. Folter und Hinrichtung wurden mit ihr assoziiert (siehe unten, S. 143, 148f., 154f.). Andererseits war ihr Vorteil gegenüber der Leichensektion seit Galen bekannt. Im Unterschied zu dieser sollte sie Aufschluß über die *Funktionen* der einzelnen Körperteile und Organe geben können.[238] Aus diesem Zwiespalt heraus hatten bereits Ärzte des 16. Jahrhunderts eine grundsätzliche Entscheidung getroffen und unmißverständlich formuliert: Die Menschenvivisektion, von der man glaubte, daß sie Herophilos und Erasistratos tatsächlich ausgeübt hatten, wurde als grausames und gottloses Verbrechen verurteilt. Stattdessen wurde die Vivisektion von Tieren als erlaubter und nützlicher Ersatz empfohlen und auch betrieben. Diese Haltung und Praxis läßt sich bei etlichen Renaissance-Anatomen nachweisen, so bei Jacopo Berengario da Carpi (1470–1530), Giambattista Canano (1515–1579), Realdo Colombo und Volcher Coiter.[239] Die ausdrückliche Versicherung jener Autoren, neben der Sektion der menschlichen Leiche nur *Tier*vivisektionen vorzunehmen, hatte wohl in erster Linie den Zweck, der Verdächti-

237 Celsus, *De medicina*, Bd. 1, S. 12–15, 22–25, 40f. (Prooemium 23–26, 40–44, 74f.)

238 Galen, *De anatomicis administrationibus* IX.1 (Kühn II 707f.) Siehe auch oben, S. 60.

239 Siehe Colombo, *De re anatomica*, S. 256; Moritz Roth, *Andreas Vesalius Bruxellensis*, Berlin, Georg Reimer, 1892, S. 47, 209, 473f.; Robert Herrlinger, *Volcher Coiter 1534–1576*, Nürnberg, M. Edelmann, 1952 (*Beitr. Gesch. med. naturwiss. Abb.*, Bd. 1), S. 118f.; Änne Bäumer, ‚Der Nürnberger Arzt Volcher Coiter. Anatom und Zoologe', *Med. hist. J.* 23 (1988), S. 224–239.

gung der Menschenvivisektion vorzubeugen oder entgegenzutreten. In der Tat wurde bald ein solcher Vorwurf nicht mehr allein gegen die alten Alexandriner, sondern auch gegen Berengario da Carpi, Vesal und Gabriel Falloppio (1523–1562) erhoben.[240] Daneben aber bedeutete die strikte Ablehnung der Menschenvivisektion bei gleichzeitiger Befürwortung der Tiervivisektion den Beginn einer gewissen Rechtfertigung für letztere: Der Arzt benötigt dringend Kenntnisse über die Körperfunktionen. Der naheliegende Weg, diese Kenntnisse zu erlangen, nämlich die Menschenvivisektion, würde jedoch ein fürchterliches Verbrechen und eine Todsünde darstellen. Folglich muß der Arzt Tiere vivisezieren. Im 17. Jahrhundert sollte dieses, hier schon im Kern angelegte Argument, weitere Verbreitung finden.

Schon zu Beginn des Jahrhunderts, beim jungen Jean Riolan, wird eine entsprechende Argumentationsweise greifbar. In seiner *Schola anatomica* (1608) und *Anthropographia* (1626) ging er nicht nur auf die legendären Menschenvivisektionen von Herophilos und Erasistratos ein. Im Jahr 1474 sollten zudem Pariser Ärzte mit Erlaubnis König Ludwigs XI. (1423–1483) einen zum Tode verurteilten, am Blasenstein leidenden Soldaten „lebendig aufgeschnitten" haben, um so die Entstehungsweise des Steines und die Methode seiner Extraktion zu erforschen. Vesal und Berengario da Carpi sollten sich ebenfalls der Menschenvivisektion schuldig gemacht haben. An diese Beispiele knüpfte Riolan ein vernichtendes Urteil. Gottlos und unnütz sei jene „Neugier des mörderischen Arztes", welche Glaube und Frömmigkeit verböten. Er könne nicht anders, als diese „wilde Grausamkeit" verfluchen.[241] Riolan wußte sich in diesem Urteil mit seinen bewunderten Vorbildern Celsus und Galen einig: Beide hatten die Menschenvivisektion unmißverständlich abgelehnt, jener in *De medicina*, dieser im zweiten Buch seiner Schrift *De temperamentis*.[242] Zugleich aber machte Riolan deutlich, daß er bereit war, *Tier*vivisektionen zu akzeptieren: „Es ist besser, nach dem Beispiel Galens die Vivisektion an Tieren auszuführen, an denen man dasselbe wie am lebenden Menschen feststellen und beobachten kann."[243]

Zahlreiche weitere Ärzte und Naturforscher kamen in der Folgezeit – zum Teil in erkennbarer Abhängigkeit von Riolan und unter Anführung derselben Beispiele – zu einem entsprechenden Urteil. So läßt sich eine scharfe

240 Siehe Roth, *Andreas Vesalius Bruxellensis*, S. 274–276, 290f., 295, 301, 473–485; Jacopo Berengario da Carpi, *A Short Introduction to Anatomy (Isagogae Breves)*, übers. mit einer Einleitung und historischen Anm. v. L. R. Lind und mit anatomischen Anm. v. Paul G. Roofe, Chicago, University of Chicago Press, 1959, S. 10; O'Malley, *Andreas Vesalius*, S. 304f.

241 Vgl. Riolan, *Schola anatomica*, S. 20–23; ders., *Anthropographia*, S. 69–72.

242 Vgl. Celsus, *De medicina*, Bd. 1, S. 40f. (Prooemium 74f.); Galen, *De temperamentis* II. 6 (Kühn I 632).

243 Riolan, *Schola anatomica*, S. 22: „Praestat Galeni exemplo in brutis vivam Anatomen administrare, in quibus eadem quae in homine vivo notari et observari possunt." Ebenso, ders., *Anthropographia*, S. 71. Siehe auch oben, S. 26.

Absage an die Menschenvivisektion, verknüpft mit einer Verteidigung der Tiervivisektion, bei Gaspare Aselli, Marco Aurelio Severino, Jean Pecquet, Thomas Bartholin, Francis Glisson und Hermann Conring ebenso finden wie bei Robert Boyle, Ernst Gottfried Heyse, Ysbrand van Diemerbroeck, Philippe Verheyen, Johan Heinrich von Heucher und Johann Andreas Murray.[244] Lediglich Werner Rolfinck meinte, daß vivisektorische Versuche am Menschen „in bestimmten Fällen doch nicht ganz und gar abzulehnen" seien und nannte die Geschichte vom blasensteinkranken Todeskandidaten unter Ludwig XI. als Beispiel.[245] Aber auch er fuhr sogleich fort: „An *Tieren* jedoch kann sie [= die Vivisektion] mit Gewinn ausgeführt werden."[246]

Die Ablehnung der Menschenvivisektion war zugleich *indirekt* eine moralische Rechtfertigung der Tiervivisektion. Besonders deutlich wurde dies bei Caspar Bartholin, als dieser im ersten Kapitel seines *Specimen administrationum anatomicarum* (1670) schrieb:

> „Wir durchwühlen die Eingeweide der unvernünfftigen Thiere mit der grösten Dreistigkeit, und berauben sie gar des Lebens, bey Anstellung derjenigen Experimenten, so nur an lebendigen Thieren vorgenommen werden: An dem Menschen ist weit mehr gelegen: So daß wir billig aus der Zahl der Menschen geworffen würden, wenn wir durch eine verdammliche Neugierigkeit angetrieben, dessen annoch lebende Eingeweide betrachten wollten. *Alsdann ist es ums menschliche Geschlecht gethan*, spricht Quintilianus, *wann man den Krancken zu erhalten einen Menschen tödtet, und es verlieret die Gesundheit auch beynahe ihren Wehrt, wann zur Artzney-Kunst ein so vieles erfordert wird.* Mit weit bessern Gewissen und grössern Vortheil haben wir bisher die Anatomie an Thieren verrichtet, welches so viele anatomische Erfindungen, die da von Untersuchung unvernünfftiger Thiere ihren Ursprung genommen, sattsam beweisen ..."[247]

244 Vgl. Aselli, *De lactibus*, S. 20f.; Severino, *Zootomia*, S. 150–153; Pecquet, *Experimenta nova anatomica*, S. 18; Bartholin, *Vasa lymphatica ... in animantibus*, S. 23–25; ders., *Defensio vasorum lacteorum*, S. 97; Glisson, *Anatomia hepatis*, S. 4f.; Conring, *Introductio*, S. 90, 93f., 96f.; Boyle, ‚Usefulness', S. 465; Drelincourt, ‚Experimenta anatomica', S. 679f.; Diemerbroeck, *Opera omnia*, S. 2; Verheyen, *Anatomie oder Zerlegung*, S. 2; Heucher, ‚Ars magna anatome', S. 606–608, 611f.; Murray, ‚De observationibus et experimentis', S. 236f.

245 Vgl. Rolfinck, *Dissertationes anatomicae*, S. 30.

246 Ebenda, S. 31: „In brutis autem ea cum fructu administrari potest."

247 C. Bartholin, ‚Verhandlung', S. 3f. Das Quintilian Zitat gebrauchen im selben Kontext auch Thomas Bartholin, *Vasa lymphatica ... in animantibus*, S. 24, und Heucher, ‚Ars magna anatome', S. 606f. Die klassische Referenz ist Pseudo-Quintilian, *Declamationes maiores* VIII.16. Die *Declamationes* stammen nach heutigem Kenntnisstand nicht von dem römischen Rhetoriker Quintilian (ca. 30– ca. 96 n. Chr.) selbst. *Declamatio* VIII wurde wahrscheinlich im 2. nachchristlichen Jahrhundert oder später verfaßt. Es geht hier um einen fiktiven, der rhetorischen Übung dienenden Rechtsfall: Zwei Brüder, Zwillinge, erkranken an derselben, hoffnungslosen Krankheit. Als ein Arzt verspricht, er könne einen der Zwillinge heilen, wenn er den anderen vivisezieren dürfe, erteilt der Vater die Erlaubnis hierzu. Der eine Zwilling wird tatsächlich geheilt, nachdem der andere unter der Vivisektion gestorben ist. Der Vater wird daraufhin von seiner Frau des Mordes angeklagt. Vgl. Georg Lehnert (Hrsg.), *Quintiliani quae feruntur Declamatio-*

Wie die angeführten Quellen belegen, wurde dem Tier bei vivisektorischen Versuchen die Rolle eines *Stellvertreters* zugewiesen. Was beim Menschen als todeswürdiges Verbrechen verurteilt wurde, erschien bei „unvernünfftigen Thieren" zumindest als annehmbar. Die allgemeine Bewertung des Tieres und die Sicht der Mensch-Tier-Beziehung waren hier natürlich ausschlaggebend. Weiter unten wird daher im Einzelnen diesem Aspekt nachgegangen (siehe S. 103–137). Im Folgenden sollen zunächst noch die zeitgenössischen moralischen Urteile über pharmakologisch-toxikologische Experimente an Menschen und Tieren dargestellt werden.

2.1.2. Arznei- und Giftprüfungen

Wie bei der Vivisektion waren auch im Bereich der Arznei- und Giftprüfungen Berichte von früheren Menschenversuchen überliefert. So zitierte Jean Riolan aus Galens Schrift *Über die Gegengifte* als klassische Beispiele die antidotarischen Experimente der Könige Attalus III. von Pergamon (171–133 v. Chr.) und Mithridates VI. von Pontus (ca. 132–63 v. Chr.) an zum Tode verurteilten Verbrechern.[248] Aus dem 16. Jahrhundert waren ebenfalls toxikologische Menschenversuche bekannt. Riolan ebenso wie Johann Jakob Wepfer beriefen sich hier auf das Zeugnis des italienischen Mediziners und Botanikers Pierandrea Mattioli (1500–1577), Leibarzt Kaiser Ferdinands I. Seinem Bericht zufolge hatten 1524 in Rom die Ärzte Papst Klemens' VII. auf dessen Geheiß die Wirksamkeit eines neuen antidotarischen Öls, das der Bologneser Chirurg Gregorius Caravita zubereitet hatte, an einem mit Eisenhut vergifteten Verbrecher erprobt. Während dieser überlebte, starb ein anderer, der zum Zwecke der Kontrolle nur Eisenhut erhalten hatte. Zudem waren von Mattioli zwei eigene Menschenversuche beschrieben worden, die er 1561 unter Mithilfe weiterer kaiserlicher Ärzte in Prag durchgeführt hatte: Zwei „Räuber" wurden wiederum mit Eisenhut vergiftet. Der eine starb mit livide verfärbtem Gesicht, „als sei er mit dem Strang hingerichtet worden", obwohl ihm ein „Antidot" eingegeben worden war, der andere kam nach Verabreichung von Bezoarstein mit dem Leben davon.[249] In den *Observationes medi-*

nes XIX maiores, Leipzig, B. G. Teubner, 1905, S. 146–166. Siehe dazu Gary B. Ferngren, ‚A Roman Declamation on Vivisection', *Trans. Stud. Coll. Phys. Philadelphia*, 5th series, 4 (1982), S. 272–290, sowie ders., ‚Roman Lay Attitudes towards Medical Experimentation', *Bull. Hist. Med.* 59 (1985), S. 495–505.

248 Siehe Galen, *De antidotis* I.1 (Kühn XIV 2); Riolan, *Schola anatomica*, S. 20f.; ders., *Anthropographia*, S. 69.

249 Vgl. Pierandrea Mattioli, ‚Commentarii in VI. libros Pedacii Dioscoridis Anazarbei de Medica materia', in: ders., *Opera quae extant omnia*, Editio altera, Basel, Sumptibus Joannis König, 1674, S. 1–1027, S. 767f.; Riolan, *Schola anatomica*, S. 21; ders., *Anthropographia*, S. 69f.; Wepfer, *Cicutae aquaticae historia*, S. 49, 66, 132.

cae des Freiburger Stadtarztes Johann Schenck von Grafenberg (1530–1598) fand Wepfer noch einen weiteren Versuch dieser Art beschrieben, der 1564 ebenfalls in Prag stattgefunden hatte. Zunächst mit einer Drachme Eisenhutwurzel vergiftet und anschließend mit fünf Gran Bezoarstein behandelt, überlebte hier der Delinquent.[250]

Das moralische Urteil über diese toxikologischen Menschenversuche fiel bei Riolan wie auch bei Wepfer ungünstig aus. Riolan listete sie einfach zusammen mit den von ihm „verfluchten" Menschenvivisektionen auf.[251] Wepfer räumte zwar ein, er könne sich nicht erinnern, gehört oder gelesen zu haben, daß den „Kaiserlichen Leibärzten" ein Vorwurf gemacht worden sei, weil sie Verbrechern Gifte verabreichten (wie aus Mattioli und Schenck zu entnehmen sei); dennoch habe er selbst niemals den Wunsch gehabt, dergleichen zu versuchen, und dies, obwohl er einmal günstige Gelegenheit dazu gehabt habe. Wepfer erzählte anschließend von einem umherziehenden Giftschlucker, der ein Antidot verkaufte und ihn geradezu bedrängt hatte, einen Vergiftungsversuch an ihm zu machen. Als alle Bemühungen gescheitert waren, den Mann von seinem Ansinnen abzubringen, hatte sich Wepfer nach Rücksprache mit seinen Schaffhauser Kollegen zu einem öffentlichen Experiment bereit erklärt. Es sollte unter genau festgelegten Bedingungen ausgeführt werden, die eine Täuschung seitens des Giftschluckers ausschlossen. Dieser hatte zum Schein eingewilligt, war dann aber schleunigst aus der Gegend verschwunden.[252]

Wepfer schloß seine Anmerkungen zum Thema Menschenversuche mit dem Satz „Ich werde mich weniger schuldig machen, wenn ich die Wirkungsweise der Gifte an Tieren erforsche, um damit den Menschen zu nutzen" – und ließ die Berichte über seine toxikologischen Tierexperimente folgen.[253] Wie seine Zeitgenossen im Hinblick auf die Vivisektion, entschied sich also auch Wepfer bei seinen Giftprüfungen für den Tierversuch als die moralisch unbedenklichere Methode. Die Aussicht auf medizinisch nützliche Ergebnisse wirkte als wichtige zusätzliche Legitimation (siehe oben, S. 66f.)

Etwa Mitte des 18. Jahrhunderts machte sich jedoch der Einfluß der Übertragbarkeitsproblematik bemerkbar. Die Einsicht, daß die Ergebnisse tierexperimenteller Arznei- und Giftprüfungen nur in begrenztem Umfang auf den Menschen angewandt werden konnten, führte erneut zur Beschäftigung mit der Frage, ob, bzw. unter welchen Bedingungen, in diesem Bereich Menschenversuche vorgenommen werden sollten. So machte 1746 Browne

250 Vgl. Johann Schenck von Grafenberg, *Observationum medicarum rariorum, libri VII*, Frankfurt, Sumptibus Joannis Beyeri, Excudebat Hieronymus Polichius, 1665, S. 876f.; Wepfer, *Cicutae aquaticae historia*, S. 49f., 132.

251 Siehe Riolan, *Schola anatomica*, S. 20–23; ders., *Anthropographia*, S. 69–72.

252 Vgl. Wepfer, *Cicutae aquaticae historia*, S. 132–134.

253 Ebenda, S. 134: „Minus culpabor si venenorum agendi rationem in brutis explorem, ut hominibus prosim..."

Langrish erstmals konkrete Vorschläge für eine Institutionalisierung pharmakologisch-toxikologischer Experimente an verurteilten Verbrechern: Das Royal College of Physicians und die Royal Society sollten drei bis vier geeignete Persönlichkeiten zu Experimentatoren ernennen. Diese hätten dann die Aufgabe, an den Verbrechern diejenigen Versuche durchzuführen, von denen angenommen wurde, daß sie „mit größter Wahrscheinlichkeit die Heilkunst verbesserten". Zudem müßten sie jährlich Berichte darüber veröffentlichen. Eine ausreichende Zahl von Verurteilten für diese Experimente sollte durch gesetzliche Regelung sichergestellt werden. Die ethischen Anforderungen, die Langrish an solche Menschenversuche stellte, waren recht bescheiden. „Menschlich, wohltätig und gutmütig" müßten die Experimentatoren sein, damit unnötig schmerzhafte oder gefährliche Versuche vermieden würden. Langrish war sich sicher, daß jeder Verurteilte unter solchen Bedingungen das Experiment der Bestrafung mit Tod oder Deportation vorziehen würde.[254]

Nach Auffassung Langrishs sollten Tierversuche *zur Vorbereitung* auf die Menschenversuche dienen.[255] Es überrascht nicht, daß sich für ihn aus diesem Blickwinkel keine moralischen Bedenken gegen das *Tier*experiment ergaben.

Eine entsprechende Einstellung findet sich bei etlichen weiteren Autoren, die sich in der zweiten Hälfte des 18. Jahrhunderts mit der Frage experimenteller Arznei- und Giftprüfungen auseinandersetzten. Murray, Gmelin, Hildebrandt, Reil und Nolde sprachen sich durchweg für pharmakologisch-toxikologische Versuche am Menschen aus, wobei eine Einteilung in erste orientierende Experimente an zum Tode verurteilten Verbrechern, Selbstversuche des Forschers und schließlich klinisch-therapeutische Versuche an Patienten vorgenommen wurde.[256] Die Experimente Mattiolis (siehe oben, S. 74) wurden nun von Gmelin und Hildebrandt – anders als von Riolan und Wepfer – geradezu als vorbildlich zitiert.[257] Der Tierversuch war für die oben genannten Autoren nur eine beschränkt aussagefähige Vorprobe oder, wie Hildebrandt es 1786 formulierte:

> „Aerzte für Menschen ... stellen an Thieren nur darum Versuche an, um von dem Erfolge derselben analogisch auf den Erfolg im menschlichen Körper zu schliessen, und

254 Vgl. LANGRISH, *Physical Experiments*, S. IXf.

255 Vgl. ebenda, S. XVII, XXf.

256 Siehe MURRAY, *Apparatus medicaminum*, Bd. 1, Praefatio, S. [16–19]; GMELIN, *Allgemeine Geschichte der Gifte*, S. 34–41; HILDEBRANDT, *Versuch einer philosophischen Pharmakologie*, S. 69–90; REIL, ‚Prinzipien für jede künftige Pharmakologie', S. 33–41; NOLDE, ‚Erinnerung an einige zur kritischen Würdigung der Arzneymittel sehr nothwendige Bedingungen'. Siehe auch Rolf WINAU, ‚Vom kasuistischen Behandlungsversuch zum kontrollierten klinischen Versuch', in: Hanfried Helmchen und R. Winau (Hrsgg.), *Versuche mit Menschen in Medizin, Humanwissenschaft und Politik*, Berlin/New York, Walter de Gruyter, 1986, S. 83–107.

257 Siehe GMELIN, *Allgemeine Geschichte der Gifte*, S. 37; HILDEBRANDT, *Versuch einer philosophischen Pharmakologie*, S. 77.

durch den unglücklichen also von dem Versuche an Menschen abgeschreckt, durch den glücklichen dazu bewogen zu werden."[258]

Moralische Einwände gegen *Tier*versuche wurden unter diesen Umständen bei keinem jener Autoren des 18. Jahrhunderts laut.

So zeigt sich für den Bereich der Arznei- und Giftprüfungen, daß der Tierversuch zunächst als moralisch weniger bedenkliche *Alternative* zum Menschenversuch und später sogar als in ethischer Hinsicht unproblematische *Vorstufe* zu diesem aufgefaßt wurde. Die Zuweisung der *Stellvertreterrolle* an das Tier, im vivisektorischen wie im pharmakologisch-toxikologischen Versuch, setzte indessen eine bestimmte Bewertung des Tieres durch die Experimentatoren voraus. Deren Sichtweise – wie auch die hiergegen gerichtete zeitgenössische Kritik – soll im Folgenden beleuchtet werden.

2.2. Der radikal anthropozentrische Standpunkt

Für etliche Experimentatoren des 17. und 18. Jahrhunderts war mit der Verurteilung der Menschenvivisektion und der daraus resultierenden Entscheidung für Tierversuche die ethische Reflexion bereits abgeschlossen. Eine *radikal anthropozentrische Sichtweise*, die den vernunftbegabten Menschen als vollkommenstes Geschöpf Gottes hoch über die „unvernünfftigen Thiere" stellte[259], machte offensichtlich eine weitergehende Beschäftigung mit den moralischen Aspekten der tierexperimentellen Methode überflüssig. Bisweilen wurde eine solche Haltung geradezu demonstrativ vorgeführt. So ließ 1651 Jean Pecquet keinen Zweifel daran, daß er die Menschenvivisektion aufs tiefste verabscheute, um gleich hinzuzusetzen: „Die Tiere, welche vom Schöpfer zum Gebrauch der Menschen geschaffen wurden, habe ich nicht im geringsten geschont."[260] Caspar Bartholin sprach 1670 ganz offen von „der grösten Dreistigkeit", mit der er und seine Kollegen Tiere vivisezierten, denn am Menschen sei „weit mehr gelegen."[261] Charakteristisch für diese Einstellung war zudem das kurze und spöttische Abtun etwaiger moralischer Kritik. Johann Heinrich von Heucher etwa merkte 1709 nur knapp an, er wolle sich nicht weiter mit denen aufhalten, die die Vivisektion von Tieren für „wer weiß was für ein Verbrechen" hielten.[262] Und Johann August Unzer leitete 1746 den Bericht über einen seiner vivisektorischen Tierversuche mit einem ironischen Bekenntnis ein:

258 Ebenda, S. 70.
259 Siehe Thomas, *Man and the Natural World*, S. 17–50, sowie unten, S. 104.
260 Pecquet, *Experimenta nova antomica*, S. 18: „Brutis minime peperci in Hominum usum a Conditore creatis."
261 Vgl. C. Bartholin, ‚Verhandlung', S. 3f. Siehe auch oben, S. 73.
262 Vgl. Heucher, ‚Ars magna anatome', S. 608.

„Lassen Sie sich was erzählen. Ich habe neulich einen Hund lebendig aufgeschnitten, welche Mordthat ich Ihnen aus Liebe zur Verschwiegenheit gewiß nicht anvertraue. Verklagen Sie mich bey wem Sie wollen: hören Sie nur was ich dabey bemercket."[263]

Zahlreiche andere Experimentatoren des 17. und 18. Jahrhunderts ließen indessen erkennen, daß sie sich mit dem Tierversuch als ethischem Problem auseinandersetzten. Die anthropozentrische Grundhaltung wurde dabei keinesfalls aufgegeben. Doch die moralische Kritik Dritter, das eigene Mitleid mit den Versuchstieren und „Gewissensbisse" bei und als Folge der tierexperimentellen Tätigkeit brachten nicht wenige Autoren dazu, neben der wissenschaftlichen auch eine, wenngleich knappe, ethische Rechtfertigung zu formulieren.

2.3. Die Verteidigung des Tierversuchs gegen moralische Kritik

Bereits in der *Zootomia Democritaea* Marco Aurelio Severinos aus dem Jahr 1645 findet sich eine erste explizite Verteidigung der Tiervivisektion gegen den Vorwurf der Amoralität. Severino sah sich hier zwei Arten von Kritik gegenübergestellt: Erstens war es nach den Lehren des Pythagoras (6. Jh. v. Chr.) und des Neuplatonikers Porphyrios (ca. 232–304) „ein Frevel, irgendwelche Tiere lebendig zu zerschneiden", und die Berührung von Leichen galt als Verunreinigung. Grundlage hierfür waren die Seelenwanderungslehren jener Philosophen und ihre daran geknüpften Forderungen nach Tierschonung und einer asketisch-reinen, vegetarischen Lebensweise. Zweitens führten andere Kritiker ein christliches Argument gegen die Vivisektion von Tieren an: Es sei gottlos, dasjenige, was Gott erschaffen habe, zu zerstören.[264] Severino entgegnete beiden Einwänden, indem er sich auf die Autorität Aristoteles' stützte und auf dessen zweites Buch der *Physica* verwies. Aristoteles hatte hier in der Tat festgestellt, der Mensch benutze alles, *als ob* es um seinetwillen geschaffen wäre.[265] Severino ging jedoch in seiner Interpretation und Argumentation weit darüber hinaus:

„Mit Aristoteles ... treten wir entgegen, indem wir sagen, alles, was in der Welt ist, sei um der Menschen willen gemacht und bereitet, und weit entfernt davon, daß dies um der Tiere willen bereitet sei, haben die unsterblichen Götter auch die wilden Tiere selbst offenbar zu nichts anderem als zum Gebrauch der Menschen geschaffen."[266]

263 UNZER, ‚Sendschreiben an Herrn N. N.', S. 69.

264 Vgl. SEVERINO, *Zootomia*, S. 152. Zu den antiken Seelenwanderungslehren siehe Urs DIERAUER, *Tier und Mensch im Denken der Antike. Studien zur Tierpsychologie, Anthropologie und Ethik*, Amsterdam, Verlag B. R. Grüner B. V., 1977 (*Studien zur antiken Philosophie*, Bd. 6), S. 18–24, 80–89.

265 Vgl. ARISTOTELES, *Physik. Vorlesung über Natur*, übers., mit einer Einl. u. mit Anm. hrsg. v. Hans Günter Zekl, Hamburg, Felix Meiner Verlag, 1987 (*Philos. Bibl.*, Bd. 380), S. 60f. (Physica 194 a 34–36).

266 SEVERINO, *Zootomia*, S. 152f.: „Sed occurimus cum Arist. lib. 2. Phys. text. 23. Dicentes,

Die Antwort Severinos bestand somit aus einer klaren Bekräftigung der anthropozentrischen Sicht des Mensch-Tier-Verhältnisses. Zusätzlich führte er den wissenschaftlichen Zweck der Zootomie an, wobei ihm Demokrit als Gewährsmann diente. Sollte doch dieser Hippokrates geantwortet haben, nicht aus Haß auf die Werke Gottes seziere er die Tiere, sondern um Sitz und Wesen der Galle zu erforschen.[267] „Mit Nutzen und ehrenhaft zugleich verrichten wir daher unser Werk“, folgerte Severino hieraus und schloß damit selbstbewußt seine Verteidigung.[268] Zehn Jahre später sah sich auch Thomas Bartholin moralischer Kritik an seinen Tierversuchen ausgesetzt, die jedoch anders geartet war als die gegen Severino gerichtete und in sich selbst deutlich anthropozentrische Züge trug. Die Kritik stammte von Jean Riolan, der 1653 Anstoß an einem Passus in Bartholins Vorrede zur dritten Ausgabe der *Anatomia ... reformata* (1651) genommen hatte. Im historischen Rückblick hatte hier Bartholin den Übergang von der Tiersektion zur Sektion des Menschen als wichtigen Fortschritt gerühmt.[269] Von Riolan waren Bartholins Worte jedoch so interpretiert worden, als ob dieser den Schritt von der Tier*vivi*sektion zur Menschen*vivi*sektion gelobt hätte. Mit dem Ausruf „Grande nefas, et saeva morte piandum“ bekundete Riolan sein Entsetzen[270] und brachte darauf in polemischer Form seine schlimmsten Befürchtungen gegenüber vivisektorischen Tierversuchen vor:

> „Glaube mir, diese Anatomie lebender Tiere gleicht dem Abschlachten lebender Tiere, wie es die Metzger betreiben; durch solche Tätigkeit ermutigt, zögern sie nicht, aus einem belanglosen Grund lebenden Menschen die Kehle durchzuschneiden; ebenso werden Anatomen, die durch die Sektionen lebender Tiere daran gewöhnt sind, leicht dazu neigen, noch lebende, todkranke Menschen heimlich zu eröffnen, als ob sie tot seien, um das, was sie in lebenden Tieren suchen, in Menschen zu finden. Deshalb hasse ich diese allzu neugierige Anatomie und ihre Erforscher und Anhänger.“[271]

Riolan wandte hier den allgemeinen, in seiner Zeit verbreiteten Gedanken, daß Roheit gegen Tiere zu Roheit gegen Menschen führen würde (ver-

omnia, quae sunt in mundo, hominum causa facta esse, et parata, tantumque abesse, ut haec bestiarum causa parata sint, ut ipsas etiam belluas Dii immortales non ad aliud, quam ad usum hominum fabricati videantur.“

267 Vgl. ebenda, S. 153; *Pseudoepigrapha* 17 (Littré IX 354f.). Siehe auch oben, S. 57.

268 Severino, *Zootomia*, S. 153: „Itaque et utiliter et honeste simul hac nos opera defungemur.“

269 Siehe Bartholin, *Anatomia ... reformata*, Lectori ad tertiam ... editionem, S. [1].

270 „Ein großer Frevel, der mit einem grausamen Tod zu sühnen ist!“; Riolan, ‚Animadversiones secundae ad Anatomiam Reformatam‘, Praefatio, S. [5].

271 Ebenda, S. [5f.]: „Crede mihi, haec Anatome viventium Animalium similis est Lanienae viventium animalium, qualem exercent Lanij; Istis operationibus audaciores facti, non dubitant Viventes homines levi de causa iugulare; sic Anatomici viventium animalium dissectionibus assuefacti facile viventes adhuc Homines moribundos clanculum, tanquam mortuos aperirent, ut ea, quae in animalibus viventibus quaerunt, in hominibus inveniant. Propterea istam Anatomem nimis curiosam odi, et eius scrutatores et sectatores.“

körpert im Beispiel des Metzgers)[272], auf den vivisezierenden Forscher an: Tierversuche würden letztlich mit Menschenversuchen enden.[273] Riolans Kritik war also, anders als diejenige, mit der sich Severino auseinandergesetzt hatte, eine essentiell anthropozentrische. Hier ging es nicht um das Schicksal des Versuchstieres selbst, sondern um die moralischen Auswirkungen tierexperimenteller Tätigkeit auf den ärztlichen Forscher und die möglichen Konsequenzen für die Kranken.

Bartholin antwortete auf Riolans schweren Vorwurf, indem er zunächst Tradition, Erfolge und methodische Vorzüge der Tiervivisektionen herausstellte (siehe auch oben, S. 58f., 61, 64).[274] Dann aber appellierte er an Riolans Berufsethos als Anatom. Die zahlreichen Feinde der Anatomie würden sich derselben Argumentation bedienen wie dieser, wenn sie die Präparation menschlicher Leichen mit der verruchten Arbeit des Schinders verglichen. Riolan solle sich darum hüten, in seinem Übereifer derartige Diffamierungen gegen die Anatomen vorzubringen.[275] Bartholin betonte zudem, daß er selbst „rasch zum Mitleid geneigt" sei und „nur bei dringender Notwendigkeit" viviseziere, sonst aber zumeist an strangulierten Tieren arbeite. Der Menschenvivisektion jedoch werde ein jeder entsagen, „in dessen Brust auch nur ein Funke von Frömmigkeit und Treue zu Gott und zum Menschen" glühe.[276]

Bartholin beließ es nicht bei dieser ernsthaften Rechtfertigung und Verteidigung. Wie sein Kritiker Riolan glitt auch er in Polemik ab. Riolan rühme sich, Hunderte von Leichen seziert zu haben, aber vor etwas Hundegebell fürchte er sich. In jungen Jahren habe Riolan in seiner *Schola anatomica* noch zur Tiervivisektion nach galenischem Muster aufgefordert, stellte Bartholin fest[277], um mit beißendem Spott fortzufahren:

> „Doch mit dem Alter scheint er ein Anhänger der Sekte des *Pythagoras* und *Porphyrios* geworden zu sein und sich der Tötung von Tieren zu enthalten, auf dem Weg zu den enthaltsamen Mönchen, auf daß er in später Reue Buße tue für seine Tiersektionen."[278]

272 Siehe hierzu Lloyd G. STEVENSON, ‚On the Supposed Exclusion of Butchers and Surgeons from Jury Duty', *J. Hist. Med.* 9 (1954), S. 235–238, sowie unten, S. 107–109.

273 Siehe auch MANI, ‚Jean Riolan', S. 140

274 Siehe BARTHOLIN, *Defensio vasorum lacteorum*, S. 95f.

275 Vgl. ebenda, S. 96. Zur zeitgenössischen Anatomiekritik siehe Christel HECKHAUSEN, *Anatomen und Anatomie im Urteil der Öffentlichkeit seit 1500*, Med. Diss. Berlin, 1966; Andreas-Holger MAEHLE, ‚Einstellungen zur Sektion der menschlichen Leiche im 17. und 18. Jahrhundert', *Niedersächs. Ärztebl.* 64 (1991), H. 17, S. 24–27.

276 Vgl. BARTHOLIN, *Defensio vasorum lacteorum*, S. 96f.; siehe auch MANI, ‚Darmresorption und Blutbildung', S. 125f.

277 Vgl. BARTHOLIN, *Defensio vasorum lacteorum*, S. 96; RIOLAN, *Schola anatomica*, S. 22. Siehe auch oben, S. 26.

278 BARTHOLIN, *Defensio vasorum lacteorum*, S. 96f: „Jam cum aetate, *Pythagorae* et *Porphyrii* videtur sectae addictus, ab animalium nece abstinere, iturus ad Monachos abstemios, ut navatam in animalium sectione operam sera poenitentia luat."

Wie die Entgegnung Bartholins zeigt, war dieser von der methodischen Notwendigkeit des Tierversuchs und der Ehrenhaftigkeit der Anatomen viel zu überzeugt, um auf Riolans Warnung vor Verrohung und vor der Gefahr ausufernden Experimentierens wirklich einzugehen. Zudem ließ die anthropozentrische Grundeinstellung, die auch bei Bartholin deutlich wird, letztenendes keine über das Mitleid mit dem Versuchstier hinausgehende moralische Reflexion zu. Die pythagoreische bzw. neuplatonische Kritik – von Severino offenbar noch ernstgenommen – wurde von Bartholin, wie aus obigem Zitat hervorgeht, entsprechend als obskur und lächerlich dargestellt.

Ähnlich überzeugt von der moralischen Berechtigung ihrer tierexperimentellen Arbeit gaben sich in den folgenden Jahren auch Thomas Willis (1621–1675) und Johann Jakob Wepfer. Willis, Arzt und Sedleian Professor für Naturphilosophie in Oxford, hatte für sein Werk *Cerebri anatome* (1664) mehrere „Hekatomben fast sämtlicher Tiere“ getötet, wie er in der Widmung an seinen Gönner Gilbert Sheldon (1598–1677), den Erzbischof von Canterbury, schrieb. Seinem Adressaten entsprechend rechtfertigte Willis seine Tiersektionen mit ihrem theologischen Wert. Beim Studium der Gesetzmäßigkeiten der Natur lese er Gottes Wort „gleichsam von einer anderen Tafel und aus größeren Bibeln“. Keine Seite gebe es hier, die nicht Macht, Güte, Weisheit und Treue ihres Autors, d. h. des Schöpfers, verkünde. In diesem Sinne versicherte Willis Sheldon gegenüber, es gebe für ihn keine andere Hoffnung, so viele Tiere „mit Recht geopfert zu haben“, als daß sie „vor den Heiligsten Altar“ seiner „Sanftmut“ geführt würden.[279] Willis gebrauchte hiermit – wenngleich in Floskeln der Höflichkeit etwas verborgen – ein Argument, das als *physikotheologisches* bezeichnet werden kann.[280] Severino hatte es schon nahezu zwanzig Jahre zuvor zur Verteidigung seiner zootomischen Studien in unmißverständlicher Weise formuliert:

> „Der allergrößte Wert der Zootomie liegt aber darin, daß wir durch sie die wunderbaren Taten Gottes, die im Körperbau der meisten Tiere noch unentdeckt verborgen liegen, aufdecken und den Ruhm seiner Vorsehung, Weisheit und unerschöpflichen Macht umso lauter preisen können…“[281]

279 Vgl. Thomas Willis, *Cerebri anatome: cui accessit nervorum descriptio et usus*, London, Typis Tho. Roycroft, Impensis Jo. Martyn & Ja. Allestry, 1664, Epistola dedicatoria.

280 Zur Wechselbeziehung zwischen Physikotheologie und anatomischer Methodik bei Willis siehe William F. Bynum, ‚The Anatomical Method, Natural Theology, and the Functions of the Brain‘, *Isis* 64 (1973), S. 445–468. Über Physikotheologie als Rechtfertigung für die Anatomie siehe Andreas-Holger Maehle, ‚„Est Deus ossa probant“ – Human Anatomy and Physicotheology in 17th and 18th Century Germany‘, in: Änne Bäumer und Manfred Büttner (Hrsgg.), *Science and Religion / Wissenschaft und Religion*, Bochum, Universitätsverlag Brockmeyer, 1989 (*Abh. Gesch. Geowiss. Religion / Umwelt-Forsch.*, Bd. 3), S. 60–66.

281 Severino, *Zootomia*, S. 262: „Sed omnium maxima virtus est Zootomiae, quod et Dei mirabilia facta in plerisque animantium fabricis incomperta atque adhuc obscura pate-

Wepfers moralische Rechtfertigung des Tierversuchs stützte sich dagegen auf überwiegend „weltliche“ Argumente. Sie basierte zum einen auf dem ärztlichen Ethos, zum anderen auf dem zeitgenössischen Standard des Umgangs mit Tieren im Alltagsleben.[282] Weder schändlich noch eines Arztes unwürdig seien die Tierexperimente, schrieb Wepfer 1679, weil sie auf die Bewahrung und Wiederherstellung der Gesundheit des Menschen abzielten, über die zu wachen sich für den Arzt doch besonders zieme. Nichts sei hier der Ehre der Ärzte abträglich, solange sich diese nur darum bemühten, daß „kein Makel ihr gutes Gewissen beflecke“.[283] Wepfer bediente sich somit des Hinweises auf erwartete *therapeutische Konsequenzen* nicht nur zur wissenschaftlichen[284], sondern auch zur ethischen Legitimierung seiner Tierversuche.

Dem Vorwurf der Grausamkeit im Experiment trat Wepfer energisch mit einem moralischen Gegenvorwurf entgegen:

„Die Grausamkeit führen hier gewisse Leute ins Feld, die sich selbst dennoch nicht scheuen, in ihren Eingeweiden *die Vierfüßer der Erde und die wilden Tiere, und die Kriechtiere und die Vögel des Himmels* zu bergen; und die sich fast täglich den Magen mit Rindfleisch, Kalbfleisch, Lammbraten, Fisch und ähnlichem vollstopfen, was der übelmeinende Hunger oder die Unmäßigkeit des Schlundes befiehlt.“[285]

Er gebrauchte hiermit ein sogenanntes *„Du auch“-Argument*: Wenn die Kritiker bereit waren, für sich selbst das Schlachten und Verspeisen von Tieren als moralisch zulässige Handlung in Anspruch zu nehmen, mußten sie auch dem Forscher den Gebrauch des Tieres für wissenschaftliche Versuche zugestehen. Dieser, hier von Wepfer offenbar erstmals verwendete Argumentationstypus sollte in der Tierversuchsdiskussion bis ins späte 19. Jahrhundert hinein zentrale Bedeutung beibehalten.[286] Es ist ferner bemerkenswert, daß Wepfer an dieser Stelle seine Tierbezeichnungen („Vierfüßer der Erde“ etc.) der biblischen Schöpfungsgeschichte entlehnte. Gerade hier aber, in *Genesis* 1, 26–28, findet sich auch der Auftrag Gottes an den Menschen, über die Tierwelt zu herrschen.

facere per eam possumus et gloriam providentiae, sapientiae, potestatis inexhaustae plenius celebrare…“

282 Siehe auch MAEHLE, *Johann Jakob Wepfer*, S. 121–126.

283 Vgl. WEPFER, *Cicutae aquaticae historia*, S. 132.

284 Siehe oben, S. 66f.

285 WEPFER, *Cicutae aquaticae historia*, S. 132: „Crudelitatem quidam hic causantur, qui tamen non verentur intra viscera condere *ta tetrapoda tes ges, kai ta theria, kai ta herpeta, kai ta peteina tou ouranou*; ac tantum non quotidie ventriculum infarciunt bubula, vitulina, ovilla, piscibus similibusque, quae malesuada fames, aut gulae intemperies imperat.“

286 Siehe BRETSCHNEIDER, *Streit um die Vivisektion*, S. 116f.; Ulrich TRÖHLER und Andreas-Holger MAEHLE, ‚Anti-vivisection in Nineteenth-century Germany and Switzerland: Motives and Methods‘, in: RUPKE, *Vivisection in Historical Perspective*, S. 149–187.

Alle drei aus dem 17. Jahrhundert stammenden Hauptargumente für die moralische Berechtigung des Tierversuchs – medizinischer Nutzen, (physiko-)theologischer Wert und das „Du auch"-Argument – gebrauchte Lorenz Heister (1683–1758), Professor der Anatomie, Physiologie und Chirurgie in Helmstedt, als er 1728 durch seinen Schüler Johann Karl Hahn die Disputation *De anatomes subtilioris utilitate* verteidigen ließ.[287] Im wesentlichen handelte es sich hierbei um eine Apologie der Leichenpräparation gegen die sogenannten Iatrochemiker und gegen die animistische Schule Georg Ernst Stahls (1660–1734), doch Heister ging in diesem Zusammenhang auch auf den (vivisektorischen) Tierversuch ein.

Manche Kritiker, so mußte Heister feststellen, hielten die Vivisektion von Tieren für ebenso „gottlos und grausam" wie die Sektion menschlicher Leichen und beriefen sich dabei auf *Proverbia* 12, 10, „Der Gerechte erbarmet sich auch seines Viehs". Tiere für medizinische Zwecke zu zergliedern sähen sie deshalb als „untaugliches Opfer", und sie versuchten, junge Menschen davon abzubringen.[288] Obwohl Heister keinen jener Tierversuchsgegner mit Namen nannte, war ihm deren Kritik eine immerhin zweiseitige Rechtfertigung wert.[289] An erster Stelle führte er den medizinisch-therapeutischen Nutzen vivisektorischer Tierexperimente an. Sie hätten ein „gutes und lobenswertes Ziel", nämlich das Leben und die Gesundheit der Menschen zu bewahren und diese von oftmals schwersten Krankheiten zu befreien. Ähnlich polemisch wie Bartholin argwöhnte auch Heister, die „falschen Ankläger" – d. h. die, die hier den Grausamkeitsvorwurf erhoben – entstammten wohl der pythagoreischen Schule und fürchteten vielleicht wegen irgendeiner Art von Seelenwanderung, die Seele eines verstorbenen Verwandten oder eines „ebenso ungewöhnlich klugen" Freundes zu quälen. An zweiter Stelle machte Heister von dem „Du auch"-Argument Gebrauch. Wer die zitierte Bibelstelle heranziehe, um die Vivisektion zu anatomischen und medizinischen Zwecken für unzulässig zu erklären, müsse dasselbe im Hinblick auf die „Tierzergliederung zu ökonomischen Zwecken", d. h. in Bezug auf das Schlachten, tun. Jene, die die Vivisektion aus einer „unpassenden Frömmigkeit" heraus für unerlaubt hielten, müßten dann auch ihrem eigenen Körper die Fleischnahrung versagen. Es komme letzlich auf dasselbe hinaus, ob ein Tier für einen „kulinarischen" oder für einen „medizinischen" Zweck getötet werde. Nach Heister war der Nutzen der vivisektorischen Tierversuche zudem wesentlich höher zu bewerten als der des Schlachtens. Hier machte er nun als drittes das physikotheologische Argument geltend. Neben der menschlichen Gesundheit diene die Vivisektion von Tieren auch „unseren frommen Gedanken, nämlich der Erkenntnis und Bewunderung der Weisheit und All-

287 Lorenz Heister, *De anatomes subtilioris utilitate ... pro gradu doctoris disputabit Ioh. Carolus Hahn*, Helmstedt, Ex Officina Pauli Dieterici Schnorrii, 1728.

288 Vgl. ebenda, S. 8.

289 Vgl. ebenda, S. 12–14. Die Disputation umfaßt insgesamt 88 Seiten.

macht des göttlichen Willens, und somit der vernünftigen Seele". Das Schlachten dagegen diene lediglich dazu, den Körper zu ernähren oder gar übermäßig vollzufüllen. Um so viel wie die Seele bedeutender sei als der Körper, sei folglich die Vivisektion „vornehmer, nützlicher und berechtigter" als das Schlachten.

Zusätzlich zu diesen drei Argumenten führte Heister den Umstand an, daß die Tiervivisektion „nach göttlichem und menschlichem Recht" keineswegs als verboten galt. Weder war in der Heiligen Schrift irgendein Sektionsverbot zu finden, noch gab es ein Land mit einem entsprechenden Gesetz. Im Gegenteil, wie Heister betonte, wurde die Vivisektion von Tieren in den „meisten gebildeten Ländern und Provinzen mit höchster Autorität und auf Befehl der Könige und Fürsten" unterstützt. Entsprechend folgerte er: *„Was nirgends verboten ist, das ist erlaubt."*[290] Darüber hinaus verwandte er in diesem Zusammenhang eine juristische Beweisführung. Nach dem Grundsatz, daß dasjenige, was als Ganzes Rechtens ist, auch Teil für Teil Rechtens sein muß, war für Heister die Anatomie einschließlich der hierher gehörigen vivisektorischen Tierversuche als Teil der Medizin rechtmäßig. Die Berechtigung der Medizin als Ganzes stand außer Frage: War doch Christus selbst als Arzt in Erscheinung getreten und hatte sich als solchen bezeichnet. Heister orientierte sich mit dieser letzten Argumentation an dem Leipziger Rechtsprofessor Georg Tobias Schwendendörffer (1597–vor 1681): Bereits 1663 hatte dieser in seiner Disputation *De medicorum anatomia jure divino et humano licita* das Recht der Ärzte zur Ausübung der Anatomie im Allgemeinen verteidigt.[291]

Wie die bis hierhin angeführten Quellen belegen, sahen sich tierexperimentell tätige Ärzte des 17. und frühen 18. Jahrhunderts im wesentlichen drei Formen moralischer Kritik ausgesetzt. Zunächst wurden sie offensichtlich auf dem Boden der *pythagoreischen und neuplatonischen Seelenwanderungslehren* angegriffen. Die hier eher abschätzigen Reaktionen kritisierter Experimentatoren zeigen jedoch, daß Einwänden aus dieser Richtung kein hoher Stellenwert beigemessen wurde. Zweifelsohne reflektierten sie auch nur eine Minderheitenauffassung. Deutlich schwerer wogen anscheinend die wiederholten Grausamkeitsvorwürfe, die sich auf das *biblische Gebot der Tierschonung* berufen konnten. Zu dieser theologisch begründeten Kritik trat ferner die Warnung vor *Verrohung des Arztes* durch Tierversuche.

Die Rechtfertigung der Experimentatoren mit den Argumenten der *medizinisch-therapeutischen Nützlichkeit* und des *theologischen Wertes* von Tierversuchen, ebenso wie mit dem *„Du auch"-Argument*, stellten im Grunde eine Bekräftigung des anthropozentrischen Mensch-Tier-Verhältnisses dar. Auch dieses aber war durch den Herrschaftsauftrag Gottes an den Menschen gemäß *Genesis* sanktioniert.

290 Ebenda, S. 13: *„Quicquid enim nusquam prohibetur, id licet."*
291 Zitiert ebenda, S. 13f.

Die Identität der Tierversuchsgegner wurde – mit Ausnahme derjenigen Jean Riolans – von den Experimentatoren im Dunkeln gelassen, was vielleicht als Hinweis auf eine zu jener Zeit noch nicht weiter dokumentierte Laienkritik zu werten ist. Möglicherweise heißt dies aber auch, daß moralische Kritik von außen, in Abwesenheit jeglicher gesetzlichen Regelung des Tierversuchs, als ziemlich unbedeutend eingestuft wurde. So entsteht auch der Eindruck, als ob die Rechtfertigungen der Tierexperimentatoren zu einem großen Teil als Resultat ihrer Selbstkritik formuliert wurden. In der Tat bildete das *Mitleid* mit den eigenen Versuchstieren in Verknüpfung mit mehr oder weniger ausformulierten Ansätzen zur *Selbstrechtfertigung* ein nahezu konstantes Element in der tierexperimentellen Literatur des 17. und 18. Jahrhunderts. Auf diesen Aspekt soll daher in den folgenden Abschnitten näher eingegangen werden.

2.4. Mitgefühl mit den Versuchstieren und Wege der Rechtfertigung vor sich selbst

2.4.1. Frühe Hemmungen

Die Zeugnisse für gefühlsmäßige Widerstände des Forschers bei der Sektion oder Vivisektion von Tieren lassen sich bis in die Antike zurückverfolgen. Anfänglich handelte es sich eher um *ästhetische* als um moralische Probleme. Bereits Aristoteles setzte sich in *De partibus animalium* mit dem Gefühl des Ekels als Hindernis für tieranatomische Untersuchungen auseinander. Seiner Auffassung nach war dieser zu überwinden, indem der Forscher das zweckvolle Ganze des Körpers als Schönes im Auge behielt. Zudem mahnte Aristoteles, die Körper der Tiere nicht zu verachten, weil sich sonst dieselbe Geringschätzung auf den menschlichen Körper übertragen müsse. Schließlich bestehe auch dieser nur aus „Blut, Fleisch, Knochen, Adern und dergleichen“.[292]

Auf die Vivisektion von Affen bezogen sich gewisse Hemmungen Galens. So empfahl dieser in seiner Präparierlehre *De anatomicis administrationibus*, für die Freilegung des Gehirns und für die experimentelle Durchtrennung des Nervus recurrens Schweine oder Ziegen anstelle von Affen zu verwenden. Auf diese Weise vermeide man den „unangenehmen Gesichtsausdruck des vivisezierten Affen“. Die „Ekelhaftigkeit des Ausdrucks während der Vivisektion“ sei eben nicht bei allen Tierarten gleich groß, stellte er weiterhin fest.[293] Offensichtlich spielte hier die Menschenähnlichkeit der Affen und damit der Gedanke an Menschenvivisektionen die ausschlaggebende Rolle. Entsprechend lehnte es Galen auch ausdrücklich ab, die Ge-

292 Vgl. Aristoteles, *Parts of Animals*, S. 98–101 (PA 645 a 6–36).
293 Vgl. Lyons u. Towers, *Galen on Anatomical Procedures*, S. 15, 85.

schlechtsorgane am lebendigen, aufrecht gestellten Ziegenbock zu sezieren, wie dies der römische Anatom Quintus (fl. Anfang 2. Jh. n. Chr.) getan haben sollte, um auf diese Weise möglichst große Ähnlichkeit mit dem Menschen zu erzielen. Die Vivisektion sei in diesem Fall nicht nur überflüssig, sondern mache auch „die Sache härter, schwieriger und mühevoller", betonte Galen.[294]

In der Tat wurden die angeblichen Menschenvivisektionen im alten Alexandria (siehe oben, S. 45f.) von dem Kirchenvater Tertullian (nach 150 – ca. 225), einem Zeitgenossen Galens, aufs neue schärfstens verurteilt.[295] Galens Vorbehalte gegen die Affenvivisektion scheinen somit auch mit der Sorge um seinen guten Ruf als Arzt und Experimentator zusammengehangen zu haben. Daß das Leiden der Versuchstiere als solches für ihn jedoch noch kein Problem darstellte, zeigt gerade seine oben erwähnte Sektionsanweisung zur Freilegung des Gehirns am lebenden Tier. Wohl aus einer stoischen Haltung heraus mahnte Galen hier, „ohne Erbarmen und Mitleid" tief durch die Gewebe zu schneiden und sich durch das hervorquellende Blut nicht entmutigen und davon abbringen zu lassen, den Eingriff zu Ende zu führen oder zu wiederholen.[296]

2.4.2. Mitleid in Abwägung gegen Hoffnung auf Erkenntnisgewinn und medizinischen Nutzen

Erste Hinweise auf Mitleid mit dem Versuchstier finden sich im Rahmen der Wiederaufnahme der galenischen Experimente im 16. Jahrhundert. In den Beschreibungen seiner Vivisektionen sprach Realdo Colombo wiederholt von dem „armen Hund" oder dem „unglücklichen Hund", um jedoch im selben Atemzug hinzuzufügen, „oder vielmehr der glückliche Hund, weil er ein Schauspiel zur Erkenntnis der schönsten Dinge bot".[297] Colombos Anflug von Mitgefühl machte offensichtlich sofort seinem wissenschaftlichen Enthusiasmus Platz, welcher insbesondere dann noch zunahm, wenn es ihm mit eigenen Tierversuchen gelang, Lehrmeinungen Aristoteles' oder Galens zu widerlegen.[298]

Während Colombos Mitleidsregungen somit noch keinerlei Hindernis für seine tierexperimentelle Arbeit darstellten, erwies sich der Anblick des lei-

294 Vgl. ebenda, S. 124.

295 Siehe TERTULLIAN, *De anima*, hrsg. v. J. H. Wasznik, Amsterdam, J. M. Meulenhoff, 1947, S. 13.

296 Vgl. LYONS u. TOWERS, *Galen on Anatomical Procedures*, S. 15f. Siehe auch G.E.R. LLOYD, *Science and morality in Greco-Roman antiquity. An Inaugural Lecture*, Cambridge/London/New York, Cambridge University Press, 1985, S. 6f.

297 Vgl. COLOMBO, *De re anatomica*, S. 259–261.

298 Vgl. ebenda, S. 256–261.

denden Versuchstieres für mehrere Experimentatoren des 17. Jahrhunderts bereits als Belastung. Hatte Thomas Bartholin schon 1655 sein natürliches Mitleid mit dem vivisezierten Tier bekannt[299], so setzte sich sechs Jahre danach sein Schüler Niels Stensen (1638–1686), zunächst Anatom und später Titularbischof, mit seinen entsprechenden Empfindungen vor dem Hintergrund der zeitgenössischen cartesianischen Philosophie auseinander. In einem Brief an Bartholin vom 12. September 1661 teilte Stensen mit, daß er an einem Hund das – seinerzeit berühmte – Bilsische Experiment zum Studium der Chylusbewegung wiederholt hatte.[300] Drei Stunden lang hatte er das vivisezierte Versuchstier hierfür am Leben erhalten. Obwohl Stensen, vom Resultat seines Experiments nicht überzeugt, einen Wiederholungsversuch bei nächster Gelegenheit ankündigte, drückte er zugleich sein Mitgefühl aus:

> „… allerdings gestehe ich, daß ich jene [Versuchstiere] nicht ohne Schrecken mit so langen Martern quäle. Die Cartesianer rühmen sich sehr der Gewißheit ihrer Philosophie; ich wünschte, sie würden mich ebenso sehr überzeugen, wie sie selbst davon überzeugt sind, daß die Tiere keine Seele haben und daß es keinen Unterschied macht, ob man die Nerven eines lebendigen Tieres oder die Schnüre eines beweglichen Automaten berührt, zerschneidet oder anbrennt; dann würde ich die Eingeweide und Gefäße des lebenden Tieres noch um etliche Stunden länger, häufiger und lieber durchforschen, weil ich einsehe, daß vieles so untersucht werden muß, was auf andere Weise nicht zu erschauen ist."[301]

In der Tat hatten Anhänger René Descartes' (1596–1650) auf der Grundlage seines *Discours de la Méthode* (1637) die radikale Vorstellung entwikkelt, Tiere seien seelen- und gefühllose, schmerzunempfindliche Maschi-

299 Siehe oben, S. 80.

300 Vgl. Gustav SCHERZ (Hrsg.), *Nicolai Stenonis epistolae et epistolae ad eum datae*, 2 Bde., Kopenhagen/Freiburg i. Brsg., Nyt Nordisk Forlag/Verlag Herder, 1952, Bd. 1, S. 140–144, S. 142. Der belgische Leichenkonservierer Louis de Bils (1624–1671) hatte an einem lebenden, gut genährten Hund die Mesenterialarterien durchschnitten und unterbunden. Nach Verschluß des Bauchraumes für 4–5 Stunden fand er bei Wiedereröffnung des Abdomens die Mesenterialarterien unterhalb der Ligatur leer, die Mesenterialvenen jedoch mit einer dunkelgrauen Flüssigkeit gefüllt. Bils hielt diese Flüssigkeit für blutbildenden Saft oder Chylus, der über die Pfortader zur Leber transportiert würde, um in frisches Blut verwandelt zu werden. Seine zusätzliche Beobachtung dunklen Pfortaderblutes im Unterschied zu hellrotem Lebervenenblut stützte seine aus dem Experiment abgeleitete These von der *venösen* Nahrungsresorption. Bils' Experiment bestätigte die traditionelle, galenische Lehre und widersprach der zeitgenössischen, „modernen" Auffassung von der *lymphatischen* Resorption *aller* Nahrungsbestandteile. Vgl. MANI, *Grundlagen der Leberforschung*, S. 99–101.

301 SCHERZ, *Nicolai Stenonis epistolae*, S. 142: „… licet fatear me tam longis cruciatibus non sine horrore illos torquere. De philosophiae certitudine multum gloriantur Cartesiani; vellem, ita certo mihi persuaderent, ac ipsi sunt persuasi, nullam esse brutis animam nec differre, utrum bruti vivi nervos an automati, quod actu movetur, chordas tangas, disseces, uras; vivi enim animalis viscera et vasa aliquot horis saepius et libentius rimarer, cum multa videam inquirenda, quae alia ratione non licet exspectare."

nen.[302] Manche überzeugte Cartesianer waren sogar für ihren demonstrativ rohen Umgang mit Tieren bekannt (siehe unten, S. 115f.) [303] Stensens Worte zeigen jedoch, daß seine praktischen Erfahrungen bei Vivisektionen einer solchen Auffassung eindeutig widersprachen. Sein Mitgefühl mit dem leidenden Tier einerseits und seine Einsicht in die methodische Notwendigkeit des vivisektorischen Versuchs andererseits traten entsprechend miteinander in Konflikt.[304]

Im gleichen Zwiespalt befand sich fast zur selben Zeit der englische Naturforscher Robert Hooke. Bei einem seiner Experimente zum Studium der Respiration hatte er einen vivisezierten Hund über eine Stunde lang mit einem Blasebalg künstlich beatmet und auf diese Weise am Leben erhalten. Obwohl er in diesem Versuch nach eigener Einschätzung „einige beachtliche Entdeckungen" gemacht hatte, schrieb er 1664 an Robert Boyle, er werde wegen der „Marter der Kreatur" wohl kaum weitere Experimente dieser Art anstellen. Der Versuch würde zwar „sehr nobel" sein, wenn man einen Weg fände, das Tier so zu betäuben, daß es während der Vivisektion keine Schmerzen verspürte; doch Hooke bezweifelte, daß irgendein Opiumpräparat imstande wäre, dies zu leisten.[305]

Mitgefühl mit dem Leiden seiner Versuchstiere legte auch Boyle selbst an den Tag, als er im Rahmen seiner eigenen Experimente zur Physiologie der Atmung deren Verhalten in luftleer gepumpten Glasbehältern studierte.[306]

302 Die relevanten Textstellen finden sich in René DESCARTES, *Discours de la Méthode pour bien conduire sa raison, et chercher la verité dans les sciences*, hrsg. v. Lüder Gäbe, Hamburg, Felix Meiner, 1960, S. 90–97. Zur Vorstellung vom Tier als Maschine siehe Leonora Cohen ROSENFIELD, *From Beast-Machine to Man-Machine. The Theme of Animal Soul in French Letters from Descartes to La Mettrie*, New York, Oxford University Press, 1940.

303 Siehe auch MAEHLE u. TRÖHLER, ‚Animal Experimentation', S. 24–28.

304 Siehe auch Adolf FALLER, ‚Niels Stensen und der Cartesianismus', in: Gustav Scherz (Hrsg.), *Nicolaus Steno and His Indice*, Kopenhagen, Munksgaard, 1958 (*Acta Historica Scient. Natural. Med.*, Bd. 15), S. 140–166; FALLER, ‚Zur Diskussion um das Stensen-Experiment', *Gesnerus* 42 (1985), S. 19–34.

305 Vgl. Robert HOOKE, ‚Letter from Hooke to Boyle, Gresham College, Nov. 10, 1664', in: R. T. Gunther, *The Life and Work of Robert Hooke (Part I)*, Oxford, For the Author, 1930 (*Early Science in Oxford*, Bd. 6), S. 216–218; Thomas BIRCH, *The History of the Royal Society of London for Improving of Natural Knowledge*, 4 Bde., London, A. Millar, 1756–57 (Reprint Hildesheim, Olms, 1968), Bd. 1, S. 485f., Bd. 2, S. 198; Robert HOOKE, ‚An Account of an Experiment ... of Preserving Animals alive by Blowing through their Lungs with Bellows', *Phil. Trans. R. Soc.* 2 (1667), S. 539–540; ders., ‚An Account of a Dog dissected', in. Thomas Sprat, *The History of the Royal-Society of London, For The Improving of Natural Knowledge*, London, J. Martyn, 1667, S. 232.

306 Eine Analyse dieser Experimente liefert Robert G. FRANK Jr., *Harvey and the Oxford Physiologists*, Berkeley/Los Angeles/London, University of California Press, 1980, S. 142–155.

So berichtete Boyle, er habe ein neugeborenes Kätzchen, das einen solchen Vakuumversuch überlebt hatte, wieder laufenlassen, um es „die Gunst seines glücklichen Schicksals genießen zu lassen“, und ein zweites überlebendes Kätzchen ließ er nach dem Experiment ebenfalls frei, mit der Begründung, es wäre „hart, es noch einmal der Maßnahme zu unterziehen“.[307] Einen Vogel, den er über Nacht in einen engen Behälter gesperrt hatte, um die Auswirkungen des Luftmangels zu studieren, ließ er am nächsten Morgen „als Ausgleich für seine Leiden“ wieder fliegen. Entsprechend zeigte er sich auch bereit, seine Vakuumexperimente an Tieren abzubrechen, wenn ihn ein mitleidsvoller Zuschauer – wie einmal eine „Fair Lady“ – darum bat.[308]

Schon in jungen Jahren hatte sich Boyle intensiv mit den Problemen des Tierleidens und des menschlichen Umgangs mit Tieren auseinandergesetzt. In einem diesbezüglichen Manuskript, das etwa auf die Jahre 1647–48 datiert wird, trat er gestützt auf alt- wie neutestamentliche Textbelege für eine tierschonende Haltung ein. Die Frage des wissenschaftlichen Tierversuchs berührte er hier allerdings nicht. Wie Malcolm R. Oster kürzlich gezeigt hat, entsprach Boyle in den Ausführungen seines Manuskripts zum Teil zeitgenössischen protestantischen Forderungen nach „universellem Wohlwollen“ und „Wohltätigkeit“, die nach der Restauration in der Latitudinarian Church große Bedeutung gewinnen sollten. Die tierexperimentelle Tätigkeit galt Boyle indessen auf dem Boden seines physikotheologischen Denkens als moralisch sanktioniert. *Mutwillige* Grausamkeiten an Tieren verurteilte er. Das Leiden von Tieren *in Experimenten* erschien ihm jedoch gerechtfertigt, weil von diesen ein Beitrag zur Erkenntnis der Schöpfung und damit zur Bewunderung Gottes zu erwarten war.[309] Seine generell tierfreundliche Haltung wirkte hier allenfalls als gelegentliches Korrektiv. So fällt auf, daß Boyle bei zahlreichen anderen Experimenten keinerlei Rücksichtnahme auf das Leiden seiner Versuchstiere an den Tag legte. Dies gilt insbesondere für seine – teilweise vivisektorischen – Experimente zur Respiration des dem Uterus entnommenen Hundefetus und für seine vergleichenden Ertränkungsversuche an Land- und Wasservögeln.[310] Seine hier offenkundige Bedenkenlosigkeit wiegt umso schwerer, als er in dem erwähnten Jugendmanuskript die Auffassung von der Schmerzempfindlichkeit der Tiere nachdrücklich verteidigt hatte.[311] Die cartesianische Lehre vom Tier als Maschine akzeptier-

307 Vgl. Robert Boyle, ‚New Pneumatical Experiments about Respiration‘, *Phil. Trans. R. Soc.* 5 (1670), S. 2011–2031, S. 2018. Siehe auch Shugg, ‚Humanitarian Attitudes‘, S. 228–231.

308 Vgl. Robert Boyle, *New Experiments Physico-Mechanical, Touching the Spring of the Air, and its Effects, (Made, for the most part, in a New Pneumatical Engine)*, Oxford, H. Hall, Tho. Robinson, 1662, S. 187f.

309 Vgl. Oster, „‚The Beame of Diuinity‘“.

310 Siehe Boyle, *New Experiments Physico-Mechanical*, S. 191f.; ders., ‚New Pneumatical Experiments‘, S. 2028–2031.

311 Siehe Oster, „‚The Beame of Diuinity‘“, S. 173f.

te er lediglich als heuristisches Prinzip für eine mechanistische Erklärung mancher physiologischer Körperprozesse.[312]

Anders als Stensen und Hooke muß Boyle wohl zur Gruppe derjenigen Experimentatoren des 17. Jahrhunderts gerechnet werden, die zwar das Leiden ihrer Versuchstiere perzipierten, aber aus ihrer anthropozentrischen Perspektive heraus den wissenschaftlichen Erkenntnisgewinn so hoch bewerteten, daß jenes Tierleiden zu keinem ernsthaften Hindernis für ihre Arbeit werden konnte.[313] Boyles Royal Society-Kollege Richard Lower, Johann Jakob Wepfer und dessen Schüler und Schwiegersohn Johann Conrad Brunner (1653–1727) sowie der Leipziger Arzt Michael Ettmüller (1644–1683) zeigten eine ganz ähnliche Einstellung. Wenn Lower 1666 anläßlich eines seiner Bluttransfusionsversuche von Hund zu Hund den Tod des Spendertieres als „Tragödie" bezeichnete – ebenso wie dies Boyle vier Jahre zuvor beim Tod einer Lerche in der evakuierten Glasglocke getan hatte –, so bedeutete das nicht, daß sein Mitgefühl seine experimentelle Tätigkeit in irgendeiner Form einschränkte.[314] Im Gegenteil, überzeugt davon, daß die Bluttransfusion einmal von „großem Nutzen für das Menschengeschlecht" sein würde, vorausgesetzt man praktiziere sie „mit Umsicht und Sorgfalt", wagte Lower bereits im folgenden Jahr einen ersten Transfusionsversuch am Menschen.[315] Ettmüller nannte in seiner Abhandlung *De chirurgia infusoria* (1668) die Hunde, an denen die ersten Versuche mit der intravenösen Injektion von Arzneimitteln und Giften gemacht worden waren, „die gewöhnlichen Märtyrer der Anatomen", was ihn aber nicht daran hinderte, einige eigene Injektionsexperimente (an Hunden) durchzuführen.[316] Entsprechend gebrauchten auch Wepfer und Brunner die Bezeichnung „Märtyrer" für ihre Versuchshunde.[317] Zweifellos implizierte dieser Terminus nicht nur eine mitfühlende Haltung, sondern auch die Überzeugung, daß die Tiere für ein hochstehendes Ziel getötet wurden und gleichsam als gerechtfertigte Opfer für die Wissenschaft zu betrachten waren. Besonders augenfällig trat diese Einstellung bei Brunner zutage, als dieser in seinen *Experimenta nova circa pancreas* über

312 Vgl. BOYLE, ‚Usefulness', S. 471; ders., *New Experiments Physico-Mechanical*, S. 174, 197.

313 Siehe auch GUERRINI, ‚The Ethics of Animal Experimentation'.

314 Vgl. BOYLE, *New Experiments Physico-Mechanical*, S. 170; Richard LOWER, *Tractatus de corde*, mit Einl. u. Übers. v. K. J. Franklin, hrsg. v. R. T. Gunther, Oxford, For the Subscribers, 1932 (*Early Science in Oxford*, Bd. 9), S. 183.

315 Siehe ebenda, S. 189–192; Edmund KING, ‚An Account of the Experiment of Transfusion, practised upon a Man in London, *Phil. Trans. R. Soc.* 2 (1667), S. 557–559.

316 Vgl. Michael ETTMÜLLER, ‚Dissertatio XVI. de chirurgia infusoria', in: ders., *Opera omnia*, Frankfurt a. M., Sumptibus Johannis Davidis Zunneri, 1688, S. 233–255, S. 235f. Zu seinen Versuchen siehe BUESS, *Grundlagen der intravenösen Injektion*, S. 98f.

317 Siehe WEPFER, *Cicutae aquaticae historia*, Praefatio, S. [4]; Johann Conrad BRUNNER, *Experimenta nova circa pancreas. Accedit diatribe de lympha et genuino pancreatis usu*, Leyden, Apud Theodorum Haak, 1709, S. 10, 14, 30, 54, 57, 118.

einen Hund berichtete, an dem er nacheinander drei Operationen zur chirurgischen Übung (Darmnaht, Parazentese des Thorax, Aneurysmaoperation) und zwei experimentelle Eingriffe (Splenektomie, Pankreasexstirpation) vorgenommen hatte, und an dem er schließlich noch die Symptome einer Opiumvergiftung zur Befriedigung seiner „Neugier in der Pharmazie" studierte. Brunner nannte diesen Hund nicht nur einen „wahren Märtyrer der Anatomie", der all diese „Schläge" unerschüttert ertragen habe, als ob sie „von Apoll selbst geschickt" worden seien, sondern bezeichnete ihn zugleich stolz als „lebendes Beispiel der Experimentalphilosophie".[318]

Das Mitleid mit den Versuchstieren auf der einen Seite und die Überzeugung vom wissenschaftlichen und medizinischen Wert der tierexperimentellen Methode auf der anderen Seite führte im 18. Jahrhundert bei Experimentatoren wie Duhamel, Haller und Brocklesby zu explizit geäußerten Selbstrechtfertigungen. Deutlich vorgezeichnet war eine solche Entwicklung allerdings schon Mitte des 17. Jahrhunderts, wie einer Rede Isaac Barrows (1630–1677), des späteren Geistlichen und Mathematikers, an der Universität Cambridge aus dem Jahr 1654 zu entnehmen ist: Barrow sprach von der auch in Cambridge lebhaften Vivisektionstätigkeit mit Blick auf ihre wissenschaftlichen Ziele als „höchst unschuldige Grausamkeit und leicht entschuldbare Roheit".[319] Einem derartigen Grundmuster folgten rund hundert Jahre später die besagten Rechtfertigungen. Duhamel hielt es – in der Sprache der Aufklärung – schlichtweg für „unvernünftig", bei seinen Experimenten zur Knochenbruchheilung das Leben von Tieren zu schonen. Dieses könne niemals nutzbringender verwandt werden als zu solchen Versuchen, die die menschliche Gesundheit und die Heilung von Krankheiten zum Ziel hätten. Duhamel gebrauchte zugleich das seit Wepfer bekannte „Du auch"-Argument, indem er hinzufügte, der Appetit der Menschen fordere Tag für Tag mehr Tierleben als jemals das Skalpell der Anatomen zum Zwecke nützlicher Untersuchungen opfern werde.[320] Unverkennbare Gewissensbisse klangen indessen in einer entsprechenden Rechtfertigung Hallers an, als dieser 1752 der Königlichen Gesellschaft der Wissenschaften zu Göttingen erstmals seine tierexperimentellen Ergebnisse zur Sensibilität und Irritabilität der Körperteile (siehe oben, S. 33–36, 51) vortrug:

> „Ich habe … vom Anfange des 1751. Jahres an, auf hundertundneunzig lebendige Tiere auf mancherlei Weise untersucht. Ich habe in der Tat hierbei mir selbst verhaßte Grausamkeiten ausgeübet, die aber doch der Nutzen für das menschliche Geschlecht und die

318 Vgl. ebenda, S. 5–13.

319 Vgl. Isaac Barrow, ‚Oratio ad academicos in comitiis', in: ders., *The Theological Works*, 9 Bde., hrsg. v. Alexander Napier, Cambridge, University Press, 1859, Bd. 9, S. 35–47, S. 46. Siehe auch Percy H. Osmond, *Isaac Barrow. His Life and Times*, London, Society for Promoting Christian Knowledge, 1944, S. 40.

320 Vgl. Duhamel, ‚Observations sur la réunion des fractures', S. 98; siehe auch oben, S. 32f., 69.

Notwendigkeit entschuldigen werden, da dabei sich gleichwohl der mitleidigste Mensch des Fleisches der Tiere ohne Vorwurf, und ohne sich ein Gewissen darüber zu machen, zu seiner Speise bedienet."[321]

Haller bezeichnete wiederholt seine eigenen Tierversuche als „Grausamkeiten" oder „Marter" und sprach – wie fast zweihundert Jahre zuvor Colombo (siehe oben, S. 86) – vom „armen Tier".[322] Zweifellos war der erwartete medizinische Nutzen der Tierexperimente das maßgebliche Gut, das gegen die damals unvermeidliche Schmerzzufügung am Versuchstier abgewogen werden mußte. Doch gerade im Falle der physiologischen Versuche Hallers scheint diese Nützlichkeitsargumentation nicht ganz überzeugend gewirkt zu haben.

Beispielsweise schrieb zurückblickend ein Hallerschüler, der Kopenhagener Botanikprofessor Georg Christian von Oeder (1728–1791), an Johann Georg Zimmermann, er habe an den Experimenten Hallers über die Wirkung der Intercostalmuskeln und zur Frage des Luftgehaltes des Pleuraspalts nur „mit vielem Widerwillen wider die Grausamkeit gegen die Thiere" teilgenommen. Oeder wußte sehr wohl, daß jene Tierversuche wegen eines akademischen Streits Hallers mit dem Jenaer Professor der Medizin Georg Erhard Hamberger (1697–1755) über die Mechanismen der Atmung unternommen wurden. Mehr noch, er vermutete schon damals, daß der eigentliche Grund für diesen Streit nicht in physiologischen Sachfragen, sondern in der „Rivalität zwischen der alten Universität Jena und der neuen Universität Göttingen" lag.[323] Fernerhin fällt auf, daß der französische Mathematiker Antoine Marquis de Condorcet (1743–1784) in seinen *Éloges* zwar Hallers wissenschaftliche Verdienste ausgiebig würdigte, dessen moralische Rechtfertigung der Tierversuche jedoch nicht akzeptierte.[324] Condorcet vermutete sogar, daß

321 Haller, *Von den empfindlichen und reizbaren Teilen*, S. 12.

322 Siehe ebenda, S. 12f., 22, 28, 44; ders., *Elementa*, Bd. 1, Praefatio, S. III.

323 Vgl. Eduard Bodemann (Hrsg.), *Von und über Albrecht von Haller. Ungedruckte Briefe und Gedichte Hallers sowie ungedruckte Briefe und Notizen über denselben*, Hannover, Verlag von Carl Meyer, 1885, S. 198–205, S. 201. Bodemann machte keine Angaben zur Identität des Briefschreibers, da im Originalbrief Unterschrift und Datum fehlen und auch das Couvert nicht erhalten ist. Aufgrund von Aussagen zur eigenen Person im Brieftext läßt sich jedoch Oeder als Autor identifizieren. Über Oeder als Hallerschüler siehe Renato G. Mazzolini, *Le dissertazioni degli allievi di Albrecht von Haller a Göttingen (1736–1753): una indagine Bio – Bibliographica*, Florenz, Leo S. Olschki Editore, 1987 (*Nuncius*, Anno II, 1987, Fasc. 1), S. 168f. Eine Zusammenfassung der Hamberger-Haller-Kontroverse mit Parteinahme für Haller gab Johann Georg Zimmermann, *Das Leben des Herrn von Haller*, Zürich, bey Heidegger und Compagnie, 1755, S. 196–216. Eine entsprechende Darstellung zugunsten seines Schwiegervaters Hamberger lieferte Johann Christian Blasche, *Das Leben des Herrn Hofraths und Professors Georg Erhard Hambergers, nebst einer Nachricht von seinen Schriften und gelehrten Streitigkeiten*, Jena, bey Theodor Wilhelm Ernst Güth, 1758, S. 91–190.

324 Siehe A. Condorcet O'Connor und M. F. Arago (Hrsgg.), *Oeuvres de Condorcet*, 12 Bde., Paris, Firmin Didot Frères, 1847, Bd. 2, S. 282–320.

Haller selbst von seinen eigenen Rechtfertigungen nicht wirklich überzeugt war. So schrieb er über die Hallerschen Versuche zur Sensibilität und Irritabilität:

„Ohne eine große Zahl von Tieren grausamen Schmerzen auszusetzen, konnten seine Versuche nicht durchgeführt werden; und das hieß, daß eine nutzlose Wahrheit ziemlich teuer erkauft wurde: Herr von Haller spürte das. Sein Mitleid mit den Opfern seiner Forschungen zeigt sich häufig in seinen Berichten darüber. Man sieht, daß er – angetrieben durch eine Art von Gewissensbissen – keine Gelegenheit ausläßt, auf dem Nutzen zu bestehen, den das Menschengeschlecht aus seinen Versuchen ziehen könne; gleichermaßen sieht man, daß er glauben wollte, die Tiere litten gar nicht, und daß er den Wunsch hatte, der Auffassung Descartes' nicht abschwören zu müssen. Er dachte, daß das Verlangen, eine unfruchtbare Wahrheit zu erkennen, oder die Liebe zum Ruhm nicht das Recht geben könnten, schmerzempfindliche Wesen unter jenen Martern zu töten; und daß es vielleicht hochmütig sei zu glauben, diese [Wesen] seien für unsere Bedürfnisse geschaffen, daß es absurd und grausam zugleich sei, sich vorzustellen, sie seien zum Spielball unserer Neugier oder unserer Eitelkeit bestimmt."[325]

Zweifelsohne spielte Condorcets eigene Empfindlichkeit für tierisches Leiden in dieser Beurteilung eine nicht zu unterschätzende Rolle. Denn auch in seiner *Éloge de M. Duhamel* enthielt er sich nicht, dessen Amputationsversuche am Bein eines lebenden Huhnes als „erfindungsreich, aber grausam" zu kennzeichnen.[326] Dennoch war Condorcets Einschätzung der Hallerschen Rechtfertigungen wohl im Ganzen zutreffend, berücksichtigt man die Überlieferungen von Hallers Lebensende. So soll sich dieser, wegen seiner zahlreichen Tierversuche von Schuldgefühlen gepeinigt, unaufhörlich gefragt haben: „Wird mir Gott verzeihen, daß ich Seine Kreaturen so gequält habe? ich habe Gottes Geschöpfe so mißhandelt, wie wird mich Gott behandeln?"[327]

Deutlich greifbar wird der Konflikt zwischen Schuldgefühlen aufgrund der Schmerzzufügung am Tier und der Einsicht in die wissenschaftliche

325 Ebenda, S. 301f.: „Ses expériences n'avaient pu être faites sans assujettir un grand nombre d'animaux à des douleurs cruelles; et c'eût été acheter bien cher une vérité inutile: M. de Haller le sentait. Sa pitié pour les victimes de ses recherches se montre souvent dans le compte qu'il en rend. On voit que, poussé par une sorte de remords, il ne manque aucune occasion d'insister sur l'utilité que le genre humain peut retirer de ces expériences; on voit même qu'il eût voulu croire que ces animaux ne souffraient point, et qu'il eût désiré n'être pas obligé de renoncer à l'opinion de Descartes. Il pensait que le désir de connaître une vérité stérile, ou l'amour de la gloire, ne pouvait donner le droit de faire périr dans les tourments des êtres sensibles; et que s'il y a peut-être de l'orgueil à les croire formés pour nos besoins, il est absurde et cruel à la fois d'imaginer qu'ils sont destinés à être le jouet de notre curiosité ou de notre vanité."

326 Vgl. ebenda, S. 610–643, S. 628.

327 Vgl. Karl Eynard, *Des großen Arztes August Tissot's Leben. Mit bisher ungedruckten Briefen vieler bedeutender Männer seiner Zeit*, aus dem Französischen, Stuttgart, J. F. Steinkopf, 1843, S. 189f; Carl Becker (Hrsg.), *A. G. Kaestners Epigramme. Chronologie und Kommentar*, Halle, Verlag von Max Niemeyer, 1911 (*Bausteine z. Gesch. d. neueren dtsch. Lit.*, Bd. 4), S. 204. Siehe auch Franz Heinemann, ‚Albrecht von Haller als Vivisektor', *Wissen und Leben* 1/2 (1908), S. 323–330, 362–370.

Notwendigkeit von Tierexperimenten auch bei Richard Brocklesby. Nachdem 1755 Hallers berühmter Vortrag über die „empfindlichen und reizbaren Teile" erstmals auch in englischer Sprache veröffentlicht worden war[328], wiederholte Brocklesby etliche der hier beschriebenen Reizversuche an mehreren Lämmern und Schafen (siehe oben, S. 67f.) Ganz wie Haller sprach er von seinen eigenen Experimenten als „Grausamkeiten" und betonte, daß diese ihm große Überwindung abverlangt hätten. Mit entsprechendem Nachdruck versicherte Brocklesby, die Versuchsergebnisse besäßen große Bedeutung für die tägliche medizinische Praxis. Zusätzlich beruhigte er sein Gewissen und wohl auch das der *Fellows* der Royal Society, vor denen sein Bericht am 19. Juni 1755 verlesen wurde, mit dem bekannten „Du auch"-Argument. Zugeschnitten auf die Londoner Verhältnisse beteuerte er, die Schmerzen und Leiden seiner Versuchstiere seien weitaus geringer einzustufen als das, was Tag für Tag „zwanzig Rindern und Schafen" auf dem Viehmarkt von Smithfield widerfahre, wenn ihnen die Schwänze und Teile der Haut abgeschnitten und sie danach noch meilenweit getrieben würden. Zudem wies Brocklesby darauf hin, daß er die meisten seiner Experimente an Schlachtvieh ausgeführt hatte, das unmittelbar anschließend ohnehin getötet wurde.[329]

Bereits acht Jahre zuvor hatte sich Brocklesby anläßlich einer anderen Versuchsreihe mit der gleichen moralischen Problematik auseinandergesetzt. Nach Einnahme von Zubereitungen aus Enzianwurzel, die zum festen Arzneischatz jener Zeit gehörte, war es bei mehreren Personen zu schwersten Vergiftungen mit zum Teil tödlichem Ausgang gekommen. Als Brocklesby daraufhin die Enzianbestände einiger Apotheker kontrollierte, fand er in den handelsüblichen Wurzelpäckchen eine unbekannte Wurzelsorte beigemischt, gegen die sich sogleich sein Verdacht richtete. An insgesamt drei Hunden prüfte er die fremden Wurzeln und in einem Kontrollversuch auch den Enzian. Auf diese Weise konnte er tatsächlich die Giftigkeit der unbekannten Wurzelsorte nachweisen.[330] Obwohl der praktische Wert dieser Tierversuche evident sein mußte, lieferte Brocklesby in seinem Bericht an die Royal Society folgende, bemerkenswert eindringliche Rechtfertigung:

> „Ich hielt es darum [d. h. wegen der Vergiftungsfälle] für notwendig zu prüfen, welche Wirkungen diese Wurzel auf Hunde haben würde, um dadurch besser auf diejenigen am Menschen schließen zu können. Zwar hat kein Mensch irgendein Recht dazu, selbst das geringste Tier mutwillig zu quälen oder auf grausame Weise zu töten; doch wenn im Ganzen gute Zwecke erfüllt werden, indem niedere Wesen höheren zu Gebote stehen, darf ein Mensch, ohne einen entsprechenden Makel auf seine Moral kommen zu lassen, ein untergeordnetes Interesse zugunsten eines höheren opfern."[331]

328 Albrecht von Haller, *A Dissertation on the Sensible and Irritable Parts of Animals*, London, J. Nourse, 1755.

329 Vgl. Brocklesby, ‚An Account of some Experiments on the Sensibility and Irritability'.

330 Vgl. ders., ‚An Account of the poisonous Root lately found mixed among the Gentian', *Phil. Trans. R. Soc.* 45 (1748), S. 240–243.

331 Ebenda, S. 242: „I judg'd it therefore necessary to try what Effects this Root might have

Es ist anzunehmen, daß Brocklesby hier ein ethisches Prinzip formulierte, dem sich – mehr oder weniger klar erkennbar – auch viele andere tierexperimentell tätige Ärzte und Naturforscher seiner Zeit verpflichtet fühlten. Tierquälereien und der rohe Umgang mit Tieren im Alltagsleben wurden in der Tat zu dieser Zeit von etlichen Schriftstellern angeprangert (siehe unten, S. 103–137, 165–170).[332] Im Unterschied zu diesen Fällen durch Menschen verursachten Tierleidens konnten bei Tierexperimenten jedoch die medizinischen Ziele als berechtigtes menschliches Interesse geltend gemacht werden. Daß berechtigte Interessen des Menschen aber höher zu bewerten waren als die (vermutlichen) von Tieren, bedurfte in der anthropozentrischen Weltsicht des 18. Jahrhunderts keiner weiteren Begründung.

Zudem muß berücksichtigt werden, daß in einer Zeit, in der noch keine wirksamen Anästhetika bekannt waren, das Zufügen von Schmerzen in bester Absicht – nämlich während der Behandlung von Krankheiten – zu den täglichen Erfahrungen der Ärzte gehörte. So ist es sicherlich kein Zufall, daß 1756 die medizinische Fakultät Leipzig, unter dem Dekanat Johann Ernst Hebenstreits (1703–1757), in einer Einladungsschrift zur Trauerfeier für einen verstorbenen Kollegen das Thema „Die Grenzen des Mitleids in der Ausübung der [ärztlichen] Kunst" erörterte. Mitgefühl und Zaghaftigkeit dürften den Arzt nicht daran hindern, erfolgversprechende, wenngleich schmerzhafte Therapiemaßnahmen, vor allem chirurgischer Art, durchzuführen, lautete die zentrale Aussage der Schrift. Insofern sei es nicht nur erlaubt, sondern sogar notwendig, daß der Arzt, und insbesondere der Chirurg, mitleidslos sei. Unter diesem Blickwinkel wurde auch der Wissens- und Erfahrungszuwachs durch frühere Menschenversuche positiv bewertet. Die legendären Verbrechervivisektionen im alten Alexandria durch Herophilos und Erasistratos und die tradierten Vergiftungsexperimente des Mithridates von Pontus und Attalus von Pergamon wurden hier ebenso angeführt wie die Nachrichten von der Probeoperation am blasensteinkranken Todeskandidaten unter Ludwig XI. oder den angeblichen Menschenvivisektionen des Berengario da Carpi (siehe oben, S. 71f.) [333] Obwohl in der betreffenden Einladungsschrift die Schmerzzufügung bei Tierversuchen nicht angesprochen wurde, darf man wohl davon ausgehen, daß eine entsprechende Argumentation auf diesen Bereich übertragen werden konnte und gerade Ärzten einsichtig erscheinen mußte. Tatsächlich war bereits elf Jahre zuvor – ebenfalls in Leipzig

on Dogs, that I might thereby the better conjecture concerning them on the human Species; and though no Man has any Right wantonly to torture or destroy in a cruel manner the least Animal; yet when good Purposes are answer'd in the Whole of Things by inferior Natures yielding to superior ones, a Man may, without just Imputation to his moral Character, sacrifice the Interest of a baser Order to the Happiness of one superior."

332 Siehe auch Thomas, *Man and the Natural World*. S. 143–191.

333 Vgl. Facultas Medica Lipsiensis, *Misericordiae limites in exercenda arte*, Leipzig, Ex Officina Langenhemiana, 1756.

– die Frage nach der moralischen Berechtigung von Tierversuchen im direkten Vergleich zu der von Menschenversuchen diskutiert worden, wie weiter unten noch dargestellt werden wird.[334]

2.4.3. Selbstbeschränkung

Aus den bis hierhin untersuchten Quellen zur ethischen Beurteilung von Tierexperimenten geht hervor, daß die betreffenden Ärzte und Naturforscher des 17. und 18. Jahrhunderts nach Überwindung mehr oder weniger starker innerer Widerstände bereit waren, das Leiden ihrer Versuchstiere zugunsten des medizinisch-wissenschaftlichen Erkenntnisgewinns in Kauf zu nehmen. Von zwei Forschern – bemerkenswerterweise Nicht-Ärzten – sind jedoch Hemmungen bekannt, die so ausgeprägt waren, daß sie eine tierexperimentelle Tätigkeit für längere Zeit verhinderten bzw. von vornherein unmöglich machten: Stephen Hales und Pierre Lyonet.

Hales, Pfarrer in Teddington bei London, schrieb 1733 in seinen *Statical Essays: Containing Haemastaticks*, er habe schon vor rund fünfundzwanzig Jahren erste Versuche zur Blutdruckmessung an den Schenkelarterien von Hunden vorgenommen und etwa sechs Jahre später – d.h. um 1714 – ebensolche Experimente an zwei Pferden und einem Damhirsch wiederholt. Die „Unannehmlichkeit anatomischer Sektionen" habe ihn aber dann entmutigt, weitere Studien dieser Art zu betreiben. Erst in den letzten Jahren, nachdem er sich in seinen chemischen und pflanzenphysiologischen Arbeiten von dem Wert der experimentellen, messenden Methode überzeugt hätte, habe er wieder den Mut gefunden, diese auch an Tieren anzuwenden.[335] Hales langjähriger Verzicht auf den Tierversuch aufgrund emotionaler Widerstände ist vor allem deshalb bemerkenswert, weil er – wie viele seiner Zeitgenossen – seine physiologischen Forschungen letztlich physikotheologisch begründete. So sah auch er im tierischen Körper eine Illustration der „Weisheit des göttlichen Architekten", die zu studieren Auftrag des Menschen sei. Mit der vermehrten Einsicht in die Natur mache sich der Mensch diese dienstbar und vergrößere somit seine ihm ursprünglich verliehene Herrschaft über die Geschöpfe.[336] Offensichtlich reichte für Hales aber – anders als noch für Boyle und Willis[337] – diese anthropozentrische, theologische Begründung für die Legitimation von vivisektorischen Experimenten allein nicht mehr aus: Die Aussicht auf konkreten wissenschaftlichen Erkenntnisgewinn mußte hinzutreten.

334 Siehe Maehle, ‚Der Literat Christlob Mylius', sowie unten, S. 144f.
335 Vgl. Hales, *Statical Essays*, Preface, S. XVIII, Introduction, S. [2f.]
336 Vgl. ebenda, Dedication, S. VIf., Preface, S. XIXf. Zum Verhältnis von Sektion und Physikotheologie im 18. Jahrhundert siehe Maehle, „‚Est Deus ossa probant'".
337 Siehe oben, S. 81, 89.

Im Falle des Den Haager Naturforschers und Advokaten Pierre Lyonet war indessen die Sensibilität für tierisches Leiden so ausgeprägt, daß selbst die Verknüpfung von physikotheologischer Motivation und wissenschaftlichem Erkenntnisstreben – die auch bei diesem deutlich zutage trat – nicht genügte, um den inneren Widerstand gegen vivisektorische Tierexperimente zu brechen. Wie Lyonet in seinem bekannten *Traité anatomique de la chenille* (1. Ausg. 1760) einräumte, hatte ihn sein Widerwille, Tieren Leid zuzufügen, davon abgehalten, seine Untersuchungen über die Weidenbohrerraupe über den anatomischen Teil hinaus auf den physiologischen auszudehnen. Die hierfür erforderliche größere Zahl von Experimenten an lebenden Raupen erschien ihm unannehmbar. Jener Widerwille sei so weit gegangen, schrieb Lyonet, daß er für seinen gesamten *Traité* nicht mehr als acht oder neun Raupen verbraucht habe, die er zudem vor der Sektion erst in Wasser ertränkt hätte.[338] Lyonets Verhalten wurde in der Tat von Zeitgenossen, darunter dem Genfer Gelehrten Charles Bonnet (1720–1793), als Musterbeispiel für einen mitleidsvollen Naturforscher zitiert.[339] Gerade dieser Umstand bezeugt aber, wie ungewöhnlich eine derart tierschonende Einstellung war. Hatte doch Lyonet selbst in jungen Jahren, den Konventionen der Zeit entsprechend, in seiner Leydener juristischen Dissertation *De justo quaestionis usu* (1731) noch die Folter von Angeklagten als erlaubt, nützlich und notwendig verteidigt.[340]

Dennoch gingen aus den individuellen Mitleidsbekundungen und Rechtfertigungen der Tierexperimentatoren des 17. und 18. Jahrhunderts nach 1800 erste generelle Mahnungen zu einem verantwortungsbewußten Gebrauch von Versuchstieren hervor. Ein frühes Beispiel hierfür gab der Göttinger Professor der Medizin Johann Friedrich Blumenbach (1752–1840). Arthur Schopenhauer (1788–1860), der zu Beginn des 19. Jahrhunderts dessen Vorlesungen beigewohnt hatte[341], erinnerte sich in seinen *Parerga und Paralipomena* (1851) daran, daß dieser „sehr ernstlich ... über das Schreckliche der Vivi-

338 Vgl. Lyonet, *Traité anatomique de la chenille*, Preface, S. XIIIf. Siehe auch oben, S. 55.
339 Siehe Charles Bonnet, ‚La palingénésie philosophique', in: ders., *Oeuvres d'histoire naturelle et de philosophie*, 8 Bde., Neuchâtel, Samuel Fauche, 1779–83, Bd. 7, S. 411; [Alexander Adam von Sinclair], ‚Ob es auch anatomische Belustigungen gäbe?', in: [ders.], *Vermischte Abhandlungen und Anmerkungen aus den Geschichten, dem Staatsrechte, der Sittenlehre und den schönen Wissenschaften*, Frankfurt/Leipzig, in der Knoch- und Eßlingerschen Buchhandlung, 1751, S. 291–428 [328], S. 420f. [320f.]; Lauritz Smith, *Forsøg til en Fuldstaendig Laerebygning om Dyrenes Natur og Bestemmelse og Menneskets Pligter mod Dyrene*, Kopenhagen, Forlagt af Johan Frederik Schultz, 1791, S. 389f. Zum Kontext dieser Zitierungen siehe unten, S. 140f., 146–151.
340 Vgl. Hublard, *Pierre Lyonet*, S. 9–11.
341 Schopenhauer immatrikulierte sich am 9. Oktober 1809 in Göttingen für Medizin. Siehe Götz von Selle (Hrsg.), *Die Matrikel der Georg-August-Universität zu Göttingen 1734–1837*, Hildesheim/Leipzig, A. Lax Verlagsbuchhandlung, 1937 (Reprint Nendeln/Liechtenstein, Kraus, 1980), S. 490, Nr. 22299.

sektionen" gesprochen hatte. Blumenbach habe deshalb die Forderung erhoben, vivisektorische Tierversuche nur bei sehr wichtigen und unmittelbar nutzbringenden Untersuchungen vorzunehmen. Zudem sollten sie nach Blumenbachs Vorstellungen in größter Öffentlichkeit, „im großen Hörsaal, nach an alle Mediciner erlassener Einladung" ausgeführt werden, um „größtmöglichen Nutzen" zu stiften.[342]

Die gleichen Grundgedanken finden sich etwas später bei dem englischen Physiologen Marshall Hall (1790–1857), der in seinem *Essay on the Circulation of the Blood* (1831) erstmals einen Kodex ethischer Prinzipien für tierexperimentelle Forschungen aufstellte. Hall ging von der Voraussetzung aus, daß praktisch jedes physiologische Experiment „Schmerzen oder Leiden körperlicher oder seelischer Art" für die Versuchstiere bedeutete. Um sich nicht dem Vorwurf der Grausamkeit auszusetzen, sollte darum nach Halls Auffassung jeder Physiologe sieben Grundsätze berücksichtigen: Erstens sollten keine Experimente an lebenden Tieren vorgenommen werden, wenn dieselbe Information auch durch reine Beobachtung, etwa in der vergleichenden Anatomie oder beim Studium angeborener Mißbildungen, zu gewinnen sei. Zweitens sollten nur Tierversuche mit genau bestimmtem und erreichbarem Ziel zur Ausführung gelangen. Drittens seien Experimente, die bereits von renommierten Physiologen durchgeführt wurden, lediglich dann zu wiederholen, wenn begründete Zweifel an ihrer Genauigkeit geltend gemacht werden könnten. Dieses Prinzip schließe die Pflicht eines jeden Tierexperimentators ein, sich umfassend über die betreffenden Vorarbeiten zu unterrichten. Viertens forderte Hall, daß das Leiden der Versuchstiere so gering wie möglich gehalten werden müsse. Darum sollten möglichst niedrige Tierarten verwendet werden, z.B. Lurche, da deren Schmerzempfindlichkeit weniger ausgeprägt sei. Am günstigsten sei es in dieser Hinsicht, wenn der Versuch sogar am frisch getöteten Tier – statt am lebendigen – vorgenommen werden könne. Fünftens sollten die Versuchsergebnisse unter Anwesenheit kompetenter Zeugen sorgfältig protokolliert werden, um unnötige Wiederholungen der Experimente zu vermeiden. In dieselbe Richtung zielten auch Halls sechste und siebte Forderung. Die experimentell gewonnenen Fakten seien in einfachen und klaren Worten zu publizieren. Die Auffassungen anderer Forscher, insbesondere solche abweichender Art, müßten hier möglichst wörtlich zitiert werden.[343]

342 Vgl. Arthur SCHOPENHAUER, *Sämtliche Werke*, hrsg. v. Arthur Hübscher, 7 Bde., 2. Aufl., Wiesbaden, Brockhaus Verlag, 1947–50, Bd. 6, S. 396f. Über Schopenhauers eigene Kritik des Tierversuchs siehe TRÖHLER u. MAEHLE, ‚Anti-vivisection in Nineteenth-century Germany and Switzerland', S. 150f.

343 Vgl. Marshall HALL, *A Critical and Experimental Essay on the Circulation of the Blood; Especially as Observed in the Minute and Capillary Vessels of the Batrachia and of Fishes*, London, R. B. Seeley and W. Burnside, 1831, S. 1–11.

Zur Realisation seiner Forderungen wünschte sich Hall die Gründung einer Gesellschaft für physiologische Forschung. Die Mitglieder sollten sich gegenseitig unterstützen, vorgeschlagene Versuche diskutieren, konzeptionell verbessern und schließlich über die Erlaubnis zur praktischen Durchführung entscheiden.[344]

Ohne daß darauf Bezug genommen wurde, ähnelten Halls Forderungen in zentralen Aspekten den Vorschlägen Browne Langrishs zur kontrollierten Durchführung des Menschenversuchs, die dieser schon 85 Jahre zuvor formuliert hatte.[345] Halls physiologische Forschungsgesellschaft wurde jedoch in der nächsten Zeit ebensowenig Wirklichkeit wie Langrishs Wissenschaftlergremium für Experimente am Menschen. Auch schützten die sieben Prinzipien Halls weder ihn selbst noch andere vor dem Vorwurf der Grausamkeit.[346] Als diese veröffentlicht wurden, war der britische *Martin's Act* von 1822, das weltweit erste allgemeine Tierschutzgesetz, schon neun Jahre in Kraft. Zwar regelte das Gesetz nur den Umgang mit Nutztieren in Landwirtschaft und Transportwesen und enthielt keine Vorschriften zum Gebrauch von Tieren in wissenschaftlichen Versuchen, doch dokumentierte es zweifellos die inzwischen stark gewachsene Sensibilität für Tierleiden und Tierquälerei, zumindest in der gebildeten Öffentlichkeit.[347]

So sind die beschriebenen Mitleidsregungen der Tierexperimentatoren und ihre Ansätze zur moralischen Rechtfertigung bzw. zur Selbstbeschränkung zugleich als *Ausdruck* jener generellen Sensibilität und als *Reaktionen* darauf zu interpretieren. Die ethischen Bewertungen des Tierversuchs sind somit in den weiteren Kontext der zeitgenössischen theologischen, philosophischen und rechtlichen Beurteilungen des Mensch-Tier-Verhältnisses zu stellen. Der folgende Teil (B) der vorliegenden Studie ist daher dieser Aufgabe gewidmet.

344 Vgl. ebenda, S. 7.

345 Vgl. oben, S. 75f.

346 Siehe Diana MANUEL, ‚Marshall Hall (1790–1857): Vivisection and the Development of Experimental Physiology', in: RUPKE, *Vivisection in Historical Perspective*, S. 78–104.

347 Siehe HARRISON, *Peaceable Kingdom*, S. 82–122.

ZUSAMMENFASSUNG: PROBLEME UND ARGUMENTE IM ÜBERBLICK

Ärzte und Naturforscher des 17. und 18. Jahrhunderts setzten sich sowohl unter wissenschaftlichen als auch unter ethischen Gesichtspunkten mit der Methode des Tierversuchs auseinander. Ihre wissenschaftliche Bewertung konzentrierte sich auf die zwei grundlegenden Fragen der Übertragbarkeit an Tieren erhobener Befunde auf den Menschen sowie der Artefaktanfälligkeit tierexperimenteller Untersuchungen. Beide Kernprobleme waren in der Antike in anderem Kontext „vorformuliert" worden: Die Übertragbarkeitsfrage hatte sich schon bei der Tieranatomie Aristoteles' und Galens gestellt; der Artefakteinwand wurde nach dem Bericht des Celsus bereits gegen die angeblichen Menschenvivisektionen der Alexandriner Herophilos und Erasistratos vorgebracht.

Im 17. Jahrhundert griffen traditionsverhaftete, galenistische Ärzte beide Probleme auf und machten sie gegen die Tierexperimentatoren ihrer Zeit geltend. Insbesondere die auf Tierversuchen gründenden Entdeckungen des Blutkreislaufs und der lymphatischen Nahrungsresorption erfuhren unter diesen Aspekten scharfe Kritik. Mit dem Aufblühen der vergleichenden Anatomie nach 1650 wurde zwar die Auffassung von der prinzipiellen Übereinstimmung menschlicher und tierischer Körperstrukturen und -prozesse gestützt, doch der Einwand mangelnder Übertragbarkeit verschwand dadurch nicht. Er spielte auch in der experimentellen Physiologie des 18. Jahrhunderts eine zentrale Rolle und wurde namentlich im Rahmen der Hallerschen Sensibilitäts- und Irritabilitätslehre diskutiert. In der zweiten Hälfte des 18. Jahrhunderts wurde ferner in zunehmendem Maße die Aussagekraft an Tieren angestellter Arznei- und Giftprüfungen in Zweifel gezogen. Forderungen nach reglementierten Experimenten an Verbrechern, nach Selbstversuchen und begrenzten Prüfungen an Patienten waren hier die Konsequenz. Auch im frühen 19. Jahrhundert blieb die Übertragbarkeitsfrage in diesem Bereich essentiell. Der Artefaktproblematik begegneten die Experimentatoren des 18. Jahrhunderts dagegen recht erfolgreich mit sorgfältiger Versuchsdurchführung und -auswertung und vor allem mit steigenden Zahlen von Wiederholungsversuchen.

Die Kritik an ihrer Forschungsmethode veranlaßte zahlreiche Tierexperimentatoren, auf die Legitimation ihrer Arbeit hinzuweisen. Im 17. Jahrhundert führten sie vorzugsweise die Autorität Demokrits, Hippokrates', Aristoteles' und Galens ins Feld, von denen eine tieranatomische oder -vivisektorische Tätigkeit überliefert war. Neben diesem Traditionsargument gewann nach 1650 die Argumentation mit den bisherigen Erfolgen tierexperimenteller Forschung an Bedeutung. Die Blutzirkulation und das Lymphgefäßsystem – später ergänzt durch Sensibilität und Irritabilität – wurden zu geradezu stereotyp zitierten Musterbeispielen hierfür. Entsprechend häufig erfolgte der Verweis auf den spezifischen Vorzug des Experiments am lebendigen Tier, im Unterschied zur Leichensektion, Aufschluß nicht nur über den Bau, sondern auch über die Funktionen des Körpers geben zu können. Dieses Argument gipfelte in Hallers Definition der Physiologie als Studium der inneren und äußeren Bewegungen des belebten Körpers. Hinzu trat die demonstrativ geäußerte Erwartung tierexperimentell tätiger Forscher, wichtige Einsichten in die Entstehung von Krankheiten zu gewinnen. Hierauf gründete im wesentlichen ihr Versprechen, letztlich zu Verbesserungen in der Therapie beitragen zu können. Darüber hinaus machten sie immer wieder auf die Möglichkeit aufmerksam, neue medikamentöse und chirurgische Behandlungsweisen an Tieren erproben bzw. einüben zu können. Obwohl sich tatsächliche, unmittelbare therapeutische Erfolge als Konsequenz tierexperimenteller Forschung im 17. und 18. Jahrhundert noch nicht nachweisen lassen, scheint das „in-Aussicht-Stellen" therapeutischen Gewinns eine bedeutende Legitimationsstrategie gewesen zu sein.

Die ethische Bewertung des Tierexperiments durch zeitgenössische Ärzte und Naturforscher stand in engem Zusammenhang mit ihrem Urteil über Menschenversuche. Seit dem 16. Jahrhundert verwarfen sie die Menschenvivisektion nahezu einhellig als „grausames" und „gottloses" Verbrechen, deuteten jedoch zugleich auf die Möglichkeit entsprechender Tierversuche als erlaubten Ausweg hin. Dem Tier wurde eine in ethischer Hinsicht vergleichsweise unproblematische Stellvertreterrolle zugewiesen. Entsprechendes galt für pharmakologisch-toxikologische Untersuchungen. Tierexperimente sollten hier als Ersatz für den Menschenversuch bzw. als Vorstufe dazu dienen.

Die offenkundige Grausamkeit vieler ihrer Tierversuche trug den Experimentatoren jedoch seit dem 17. Jahrhundert moralische Kritik ein. Als Basis dieser Kritik lassen sich drei Grundelemente unterscheiden: Erstens der in jener Zeit noch lebendige Glaube an die pythagoreischen und neuplatonischen Seelenwanderungslehren, denen zufolge jede Verletzung eines Tieres zugleich eine Verletzung einer reinkarnierten Menschenseele bedeuten konnte; zweitens die jüdisch-christlich geprägte Überzeugung, Gottes Werke nicht zerstören zu dürfen, akzentuiert durch das alttestamentliche Gebot der Tierschonung in *Proverbia* 12, 10; und drittens die gängige Auffassung der zeitgenössischen Moralphilosophie, Grausamkeit gegen Tiere führe zu Grausamkeit gegen Menschen. Die kritisierten Forscher verteidigten sich dagegen mit drei Hauptargumenten: Tierversuche erbrächten medizinisch wichtige Kenntnisse (Nützlichkeitsargument); sie offenbarten die Wunder der Schöpfung und trügen so zum Lob Gottes bei (physikotheologisches Argument); und sie seien nicht verwerflicher als das Schlachten der Tiere zum Fleischgenuß, der weithin akzeptiert sei („Du auch"-Argument). Den Verteidigungen lag stets eine prinzipiell anthropozentrische Sicht des Mensch-Tier-Verhältnisses zugrunde, die sich theologisch auf den Herrschaftsauftrag Gottes an den Menschen gemäß *Genesis* 1, 26–28 stützte.

Seit dem 17. Jahrhundert gingen die Experimentatoren zudem auf ihr eigenes Mitleid mit ihren Versuchstieren ein. In Rechtfertigungen vor sich selbst ließen sie sich von denselben Argumenten leiten, die sie gegen die Kritik von außen vorbrachten. Zu Beginn des 19. Jahrhunderts gingen aus solchen individuellen moralischen Erwägungen erste konkrete Forderungen nach einer Selbstbeschränkung der tierexperimentellen Forschung hervor.

B. DER TIERVERSUCH UND DIE MENSCH-TIER-BEZIEHUNG AUS THEOLOGISCHER, PHILOSOPHISCHER UND RECHTLICHER PERSPEKTIVE

1. SICHTWEISEN DES MENSCH-TIER-VERHÄLTNISSES

Die Bewertungen des Tieres in seinem Verhältnis zum Menschen wurden während des 17. und 18. Jahrhunderts durch sehr unterschiedliche, religiöse und weltanschauliche Faktoren beeinflußt. Die biblischen Vorschriften für den Umgang mit Tieren und das christliche Gebot der Nächstenliebe kamen hier ebenso zum Tragen wie die Diskussionen um die Existenz von Tierseelen oder die Lehren des Naturrechts. Im Folgenden wird die Wirksamkeit dieser Faktoren innerhalb des zeitgenössischen Diskurses über die Ethik der Tiernutzung aufgezeigt. Die moralischen Urteile über Schlachten und Fleischgenuß, Haltung und Pflege domestizierter Tiere, über die Jagd und die populären Tierkämpfe bildeten häufig den konkreten Kontext, in dem entsprechende Urteile auch über den wissenschaftlichen Tierversuch abgegeben wurden. Hier wie dort gelangten dieselben grundsätzlichen Kriterien zur Anwendung.[1] Hinzu trat die Auseinandersetzung mit der Moralität der Sklaverei. Das Statuieren von Menschenrechten im 18. Jahrhundert zog die Frage nach möglichen Rechten der Tierwelt nach sich.

1.1. Die Vorschriften der Heiligen Schrift und der christlichen Moral

Als zentraler Beweis für die moralische Berechtigung der Tiernutzung galt im 17. wie im 18. Jahrhundert der Herrschaftsauftrag Gottes an den Menschen nach *Genesis* 1, 26–28 sowie *Genesis* 9, 2–3. Die Mehrzahl der untersuchten philosophischen und theologischen Autoren berief sich hierauf, wenn es darum ging, die Beschaffenheit des Mensch-Tier-Verhältnisses im Grundsätzlichen zu bestimmen. Das göttliche Gebot, sich alle Arten von Tieren zu unterwerfen, beherrschte dabei nicht nur die im engeren Sinne theologische Diskussion des Themas, sondern wurde auch von der Naturrechtslehre als verbindliche Basis anerkannt. Dieselbe Grundposition läßt sich beispielsweise in so unterschiedlichen Quellen nachweisen wie in den *Unerkannten Sünden der Welt* (1690) des lutherischen Pfarrers und Pietisten Christian Gerber (1660–1731) und dem Hauptwerk des deutschen Natur- und Völkerrechts *De jure naturae et gentium* (1672) von Samuel Freiherr von Pufendorf

1 Siehe auch THOMAS, *Man and the Natural World*, S. 153f.

(1632–1694).[2] Im 18. Jahrhundert tritt die Überzeugung von einem gottgegebenen Recht auf Tiernutzung bei Philosophen der Aufklärung[3] ebenso zutage wie bei protestantischen Geistlichen.[4] Auffällig wäre allenfalls das Schweigen der katholischen Kirche. Hier aber wurde im Gefolge der Lehren von Augustinus (354–430) und Thomas von Aquin (ca. 1225–1274) eine so tiefe Kluft zwischen dem mit einer vernünftigen, unsterblichen Seele begabten Menschen und dem vernunftlosen Tier angenommen, daß ein weitergehendes Reflektieren über die prinzipielle Berechtigung des Tiergebrauchs wohl als überflüssig gelten mußte.[5]

Nur von einigen wenigen, durch die pythagoreische bzw. brahmanische Metempsychoselehre beeinflußten Denkern, wie etwa den Vegetariern Thomas Tryon (1634–1703) und John Oswald (gest. 1793), wurde die biblische Erlaubnis zur Tiernutzung nicht in vollem Umfange anerkannt.[6] Allerdings unterschieden gelegentlich auch orthodoxe Autoren mit Blick auf den Vegetarismus zwischen dem Umfang des ersten Herrschaftsauftrages an Adam

2 Christian GERBER, *Unerkannte Sünden der Welt*, 3 Bde., Dresden/Frankfurt, In Verlag Christoph Hekels/bey Johann Jacob Wincklern, 1705–12, Bd. 1, S. 266–274; Samuel Freiherr von PUFENDORF, *De jure naturae et gentium, libri octo*, 2 Bde., hrsg. v. Gottfried Mascovius, Frankfurt/Leipzig, Ex Officina Knochiana, 1744, Bd. 1, S. 503–512. *Genesis* 2: 4b–25, eine archaischere und weniger anthropozentrische Version der Schöpfungsgeschichte, wurde in diesem Zusammenhang meist vernachlässigt. Nach dieser Version hatte Gott die Tiere als Helfer des Menschen geschaffen, und der Mensch war nur ermächtigt worden, den Tieren Namen zu geben – nicht, sie zu beherrschen. Siehe auch John PASSMORE, *Man's Responsibility for Nature. Ecological Problems and Western Traditions*, London, Duckworth, 1974, S. 8, 13.

3 Siehe z. B. Johann Heinrich WINKLER, *Institutiones philosophiae universae usibus academicis accomodatae*, 3 Bde., 3. Ausg., Leipzig, In Officina Fritschia, 1762, Bd. 3, S. 128–139; Wilhelm DIETLER, *Gerechtigkeit gegen Thiere*, Mainz, Im Schillerschen Verlage, 1787.

4 Siehe z. B. Christian Gottlieb JÖCHER, [Predigt über Lukas 14, 5], zit. in WINKLER, *Institutiones philosophiae*, Bd. 3, S. 134–136; Franz Volkmar REINHARD, *System der Christlichen Moral*, 5 Bde., Wien, bei Cath. Grässer und Härter, 1816, Bd. 5, S. 122–134; John HILDROP, ‚Free Thoughts upon the Brute-Creation', in: ders., *The Miscellaneous Works*, 2 Bde., London, For John and James Rivington, 1754, Bd. 1, S. 159–294; James GRANGER, *An Apology for the Brute Creation or Abuse of Animals censured*, London, Printed for T. Davies, 1772; Humphrey PRIMATT, *Ueber Barmherzigkeit und Grausamkeit gegen die thierische Schöpfung*, aus dem Englischen, Halle, bey Johann Jacob Gebauer, 1778 (Die englische Originalausgabe erschien 1776 in London unter dem Titel *A Dissertation on the Duty of Mercy and Sin of Cruelty to Brute Animals*).

5 Vgl. John PASSMORE, ‚The Treatment of Animals', *J. Hist. Ideas* 36 (1975), S. 195–218.

6 Vgl. Narhar Kashinath GHARPURE, *Tierschutz, Vegetarismus und Konfession (eine religions-soziologische Untersuchung zum englischen 17. und 18. Jahrhundert)*, München, E. Hohenhaus, 1935, S. 37–47, 65–67, 102–106, 110; John OSWALD, *The Cry of Nature; or an Appeal to Mercy and Justice, on behalf of the Persecuted Animals*, London, For J. Johnson, 1791. Siehe auch unten, S. 112.

und dem des erneuerten im Bund mit Noah. Nur letzterer (*Genesis* 9, 2–3) umfaßte das Recht zum Schlachten und Fleischgenuß. Dieser zweite Auftrag war aber eine Folge des Sündenfalls, und das hier verliehene Recht gegen die Tiere „post lapsum“ war nur eines „in statu corrupto“, wie es 1722 Siegmund Jakob Apin (1693–1732), Professor der Logik und Metaphysik am Nürnberger Gymnasium, in seiner naturrechtlichen Dissertation formulierte.[7] John Hildrop (gest. 1756), Doktor der Theologie und Rektor von Wath-juxta-Ripon in Yorkshire, beschrieb 1742 das Gewähren der Fleischnahrung noch genauer als notwendige Konsequenz der Sintflut. Nach dem Sündenfall habe Gott die Tiere zwar zusammen mit dem Menschen „der Nichtigkeit, dem Elend und dem Tod“ unterworfen, doch der Mensch sei noch nicht ermächtigt worden, die Tiere „zu ermorden und zu mißbrauchen, zu töten und zu essen“. Erst als nach der Sintflut die Natur so verdorben und geschwächt gewesen sei, daß die Pflanzen allein den Menschen nicht mehr hätten ernähren können, habe Gott die Erlaubnis zum Fleischgenuß erteilt.[8]

Daß seitdem Tiere zum Gewinn von Nahrung wie auch von Kleidung getötet werden dürften, war – von den vegetarischen Kritikern abgesehen – einhellige Meinung aller Autoren, die sich mit den Beziehungen des Menschen zur Tierwelt auseinandersetzten. Gott könne unmöglich wollen, daß sich der Mensch durch Unrecht und in Sünde sein Leben erhalte, argumentierte darüber hinaus Pufendorf zugunsten der Berechtigung zur Tiertötung.[9] Der Mensch habe sogar die Pflicht, durch Fleischnahrung seine Gesundheit zu bewahren, betonte der Leipziger Philosoph Johann Heinrich Winkler (1703–1770).[10] Auch über das Recht zum Töten schädlicher und gefährlicher Tiere bestand Einigkeit. „Es muß aber das Leben der Thiere der Erhaltung der Menschen, oder diese müßte jenem aufgeopfert werden; nicht nur in denjenigen Fällen, wo Thiere, einzeln wegen ihrer Art, oder wegen ihrer Menge dem Menschen unmittelbar gefährlich sind; sondern auch da, wo sie die andern unentbehrlichen Nahrungsmittel dem Menschen wegzehren oder verwüsten würden, wenn er sich ihrer Ausbreitung nicht widersetzte“, lautete 1786 die typische Begründung des Göttinger Professors der Philosophie, Johann Georg Heinrich Feder (1740–1821).[11] Daß das Leben von Tieren einen geringeren Wert hatte als das des Menschen, war unbestritten und mit der Bibel belegbar. Franz Volkmar Reinhard (1753–1812), Sächsischer Oberhofpredi-

7 Siegmund Jakob Apin, *Dissertatio ex iure naturae an liceat brutorum corpora mutilare et speciatim Ob es recht sey daß man den Hunden die Ohren abschneide variis observationibus aucta et a nonnullorum obiectionibus vindicata*, Altdorf, Literis Iod. Gvil. Kohlesii, 1722, S. 5–9.

8 Hildrop, ‚Free Thoughts upon the Brute-Creation‘, S. 229.

9 Pufendorf, *De jure naturae et gentium*, Bd. 1, S. 505f.

10 Winkler, *Institutiones philosophiae universae*, Bd. 3, S. 98f.

11 Johann Georg Heinrich Feder, *Untersuchungen über den menschlichen Willen*, 4 Bde., Lemgo, Meyersche Buchhandlung, 1779–93, Bd. 3, S. 309.

ger und Kirchenrat in Dresden, ließ in seinem *System der Christlichen Moral* keinen Zweifel daran, indem er in diesem Zusammenhang auf *Matthäus* 6, 26 und 10, 31 hinwies: Christus selbst hatte versichert, die Menschen seien mehr wert als die „Vögel“ oder „Spatzen“.[12]

Wenngleich also gegen das *Töten* von Tieren zur Ernährung und Kleidung sowie zum Selbstschutz in theologischer Hinsicht keine Einwände bestanden, wurden jedoch das *mutwillige* und *grausame* Töten harmloser Tiere und jede Art von *Tierquälerei* scharf verurteilt.[13] Im wesentlichen wurden hierfür drei Begründungen gegeben. Die erste und einfachste bestand darin, auf Bibelstellen hinzuweisen, die als Gebote der Tierschonung ausgelegt werden konnten. Pufendorf, Gerber und Winkler in Deutschland argumentierten ebenso auf diese Art wie etwa John Hildrop und sein Amtsbruder Reverend Humphrey Primatt in England. *Proverbia* 12, 10 („Der Gerechte erbarmet sich auch seines Viehs, aber das Herz des Gottlosen ist unbarmherzig“) wurde von all jenen Exegeten zitiert. Regelmäßig erfolgten zudem Verweise auf das Ruhegebot des Sabbats auch für das Vieh gemäß *Exodus* 20, 10 und 23, 12 sowie *Deuteronomium* 5, 14, auf die Vorschrift, dem dreschenden Ochsen keinen Maulkorb anzulegen nach *Deuteronomium* 25, 4 bzw. 1. *Korinther* 9, 9 und auf die Mahnung, beim Ausnehmen eines Vogelnestes das Muttertier fliegen zu lassen in *Deuteronomium* 22, 6–7. Aus sämtlichen dieser Stellen wurde die Verpflichtung zu einem rücksichtsvollen Umgang mit Tieren abgeleitet. Der Tadel an Bileam, weil dieser seinen Esel geschlagen hatte, in *Numeri* 22, 28–30, galt geradezu als untrüglicher Beweis göttlicher Sorge um die Tiere. Gottes Mitleid mit Mensch *und* Tier wurde stets aufs neue mit der Verschonung der Stadt Ninive nach *Jona* 4, 11 belegt.[14] Tierfreundliche Bibelstellen kamen gelegentlich sogar als Grundlage ganzer Predigten in Frage: In der Leipziger Paulinerkirche mahnte 1752 der Philosophieprofessor und Doktor der Theologie Christian Gottlieb Jöcher (1694–1758) zur Schonung der Tiere, indem er über *Lukas* 14, 5 sprach[15], und in der Kirche von Shiplake, Oxfordshire, predigte 1772 der Vikar James Granger (1723–1776) in derselben Absicht über *Proverbia* 12, 10.[16]

Als zweite Begründung für die Verurteilung von Tierquälerei wurde Gottes Güte und Barmherzigkeit gegenüber allen seinen Geschöpfen angeführt. Da die Tiere wie der Mensch mit der Fähigkeit begabt seien, Lust und

12 REINHARD, *System der Christlichen Moral*, Bd. 5, S. 127f.

13 Siehe auch THOMAS, *Man and the Natural World*, S. 143–190.

14 Vgl. PUFENDORF, *De jure naturae et gentium*, Bd. 1, S. 511; GERBER, *Unerkannte Sünden*, Bd. 1, S. 268f., 272f.; WINKLER, *Institutiones philosophiae universae*, Bd. 3, S. 133; HILDROP, ‚Free Thoughts upon the Brute-Creation‘, S. 230–232; PRIMATT, *Ueber Barmherzigkeit und Grausamkeit*, S. 54–152; Thomas YOUNG, *An Essay on Humanity to Animals*, London, Printed for T. Cadwell, Jun. and W. Davies, 1798, S. 9–33.

15 „Wer von euch wird seinen Sohn oder seinen Ochsen, der in den Brunnen fällt, nicht sofort herausziehen, auch am Sabbat?“ Vgl. JÖCHER, [Predigt über Lukas 14, 5].

16 GRANGER, *Apology for the Brute Creation*.

Schmerz zu empfinden, sei klar, daß auch die Tiere ein gottgegebenes „Recht auf Glückseligkeit" besäßen (siehe auch unten, S. 129f.) Mit Freundlichkeit gegen Tiere ahme man also die Liebe Gottes zu seinen Geschöpfen nach. Grausamkeit gegen die Tiere stehe jedoch in krassem Gegensatz zum göttlichen Willen[17] oder, wie Primatt es 1776 ausdrückte:

> „Wir mögen uns zu einer Religion bekennen, zu welcher wir wollen, so bleibt Grausamkeit [gegen Tiere] immer *Gottesverleugnung*. Wir mögen auf das Christenthum stolz thun; aber Grausamkeit ist *Unglauben*. Wir können in unsre Rechtgläubigkeit Vertrauen setzen; aber Grausamkeit bleibt die schlimmste unter allen Ketzereien."[18]

Der dritte Grund, warum Tierquälerei zu verwerfen sei, war nach Meinung vieler Autoren die Gefahr der Verrohung. Grausamkeit gegen Tiere führe zu Unbarmherzigkeit gegenüber den Mitmenschen. Tierquälerei galt daher als indirekter Verstoß gegen das christliche Gebot der Nächstenliebe.[19] Der Mensch sollte sich vielmehr „in der Freundlichkeit oder Gütigkeit an dem Vieh gleichsam üben", um diese umso leichter auf den Nächsten zu übertragen. Schon der Kirchenvater Tertullian hatte diese Forderung erhoben, wie Gerber in seinen *Unerkannten Sünden der Welt* feststellte.[20] Derselbe Gedanke war allerdings zuvor bereits von Plutarch (ca. 50 – ca. 125) in seiner tierfreundlichen, den Vegetarismus befürwortenden Schrift *De esu carnium* formuliert worden. Nach Tertullian hatte ihn etwa auch der Neuplatoniker Porphyrios in seinem Werk gegen die Fleischnahrung, *De abstinentia*, vertreten.[21] Im 17. Jahrhundert zitierte Pufendorf beide Klassiker in diesem Kontext.[22]

Für James Granger war das Argument der Verrohungsgefahr so wichtig, daß er bei der Publikation seiner obenerwähnten Predigt ein entsprechendes

17 Vgl. Winkler, *Institutiones philosophiae universae*, Bd. 3, S. 134, 137–139; Granger, *Apology for the Brute Creation*, S. 6–10; Dietler, *Gerechtigkeit gegen Thiere*, S. 33f.; Young, *Essay on Humanity*, S. 8; Reinhard, *System der christlichen Moral*, Bd. 5, S. 123–127; Primatt, *Ueber Barmherzigkeit und Grausamkeit*, S. 4f., 11–14, 17f., 39f., 150f.

18 Ebenda, S. 178.

19 Vgl. Winkler, *Institutiones philosophiae universae*, Bd. 3, S. 133; Jöcher, [Predigt über Lukas 14, 5], S. 135f.; Bonnet, ‚La palingénésie philosophique', S. 412; Primatt, *Ueber Barmherzigkeit und Grausamkeit*, S. 157–161; Dietler, *Gerechtigkeit gegen Thiere*, S. 63; Oswald, *Cry of Nature*, S. 16f., 25–28; Lauritz Smith, *Versuch eines vollständigen Lehrgebäudes der Natur und Bestimmung der Thiere und der Pflichten des Menschen gegen die Thiere*, Kopenhagen, bey Christ. Gottlob Proft, 1793, S. 473–485; Young, *Essay on Humanity*, S. 3–7; Reinhard, *System der Christlichen Moral*, Bd. 5, S. 126f.

20 Gerber, *Unerkannte Sünden*, Bd. 1, S. 269f.

21 Siehe Porphyrios, *Traité ... Touchant l'Abstinence de la chair des Animaux*, Paris, Chez De Bure, 1747, S. 129f. (II, 31), 241–246 (III, 26), 254–259 (IV, 2). Dierauer, *Tier und Mensch im Denken der Antike*, S. 292f.

22 Siehe Pufendorf, *De jure naturae et gentium*, Bd. 1, S. 508, 511.

Motto auf das Titelblatt setzte: „Saevitia in Bruta est Tirocinium Crudelitatis in Homines" („Roheit gegen Tiere ist eine Übung für Grausamkeit gegen Menschen"). Die Erziehung der Kinder zu einem rücksichtsvollen Umgang mit Tieren erschien ihm demgemäß als besonders dringliche Aufgabe.[23] Die Richtigkeit einer solchen Meinung untermauerten andere Theologen, wie Gerber, Primatt und der dänische Kirchenprobst Lauritz Smith (1754–1794), mit einem Beispiel des römischen Rhetorikers Quintilian (ca. 30 – ca. 96): In seiner *Institutio oratoria* hatte dieser zum Thema Indizienbeweise den Fall eines Knaben angeführt, der von den Richtern des Areopag verurteilt worden war, weil er Wachteln die Augen ausgerissen hatte. Nach Quintilian faßten die Richter die Tat als „Anzeichen einer höchst verderblichen Denkweise" auf, der zufolge der Herangewachsene vielen Menschen Unheil bringen würde.[24]

Beispiele tyrannischer Herrscher in der Weltgeschichte, die zuvor grausames Verhalten gegen Tiere gezeigt hatten, wurden als zusätzliche Belege für die Verrohungstheorie beigebracht. Granger, Primatt und Smith zitierten den Fliegen quälenden jungen Domitian, Winkler – wie auch Smith – den jagdwütigen Karl IX. von Frankreich, der „mit Lust seine Hände im Blut des erlegten Wildes wusch".[25] Während der Bartholomäusnacht von 1572 habe dieser dann aus den Schloßfenstern auf die flüchtenden Hugenotten wie auf Wildbret geschossen, ergänzte 1799 der Arnstädter Hofadvokat Johann Friedrich Ludwig Volckmann (1757–1815) in seiner Schrift *Menschenstolz und Thierqualen*. Ludwig XI. von Frankreich war nach Volckmann „durch unablässiges Peinigen der Hirsche und Einkerkern der Vögel" so grausam geworden, daß er schließlich „auch die Menschen zum Zeitvertreib hinrichten oder

23 Vgl. GRANGER, *Apology for the Brute Creation*, Titelbl., S. 17–20. Ebenso auch Johann Friedrich Ludwig VOLCKMANN, *Menschenstolz und Thierqualen – eine Vertheidigung der seufzenden Creatur vor dem Richterstuhle der Menschlichkeit*, Helmstedt, bey C. G. Fleckeisen, 1799, S. 31–35.

24 Vgl. QUINTILIAN, *Institutionis oratoriae libri XII*, 2 Bde., hrsg. u. ins Deutsche übers. v. Helmut Rahn, Darmstadt, Wiss. Buchgesellschaft, 1972–75, Bd. 1, S. 544–547. Im Grunde genommen sprach Quintilian hier von einer unheilvollen Veranlagung, nicht von Verrohung durch Tierquälerei. Von den Autoren des 17. und 18. Jahrhunderts wurde eine solche differenzierende Interpretation der Quintilian-Stelle jedoch im allgemeinen nicht vorgenommen; vgl. GERBER, *Unerkannte Sünden*, Bd. 1, S.270f.; PRIMATT, *Ueber Barmherzigkeit und Grausamkeit*, S. 161; SMITH, *Versuch eines vollständigen Lehrgebäudes*, S. 474.

25 GRANGER, *Apology for the Brute Creation*, S. 18; PRIMATT, *Ueber Barmherzigkeit und Grausamkeit*, S. 160; SMITH, *Versuch eines vollständigen Lehrgebäudes*, S. 474; WINKLER, *Institutiones philosophiae universae*, Bd. 3, S. 133. Zu Domitian siehe SUETON, *Kaiserbiographien – De Vita Caesarum*, 2 Bde., hrsg. v. Adolf Stahr und Martin Vosseler, München, W. Goldmann, 1961, S. 143–150; zu Karl IX. siehe Jakob August THUANUS, *Historische Beschreibung deren Namhafftigsten, Geistlichen und Weltlichen Geschichten*, 2 Bde., Frankfurt a. M., In Verlegung Peter Kopffen, 1621, Bd. 1, S. 1623.

in eiserne Käfige lebenslang einsperren ließ".[26] Als entgegengesetztes Beispiel für den guten Monarchen, der zugleich Milde gegen Tiere an den Tag legt, führte Winkler Kaiserin Maria Theresia an: Im strengen Winter 1755 habe sie aus Mitleid mit dem frierenden Wild als Lagerstätten Stroh in den Wäldern ausstreuen lassen.[27]

In der Tat hatte das Bild des wohlmeinenden Monarchen im Unterschied zum grausamen Tyrannen Symbolkraft für die von christlichen Denkern angestrebte Mensch-Tier-Beziehung. Die auf *Genesis* 1, 26–28 zurückgehende Vorstellung vom Menschen als Statthalter Gottes auf Erden, als verantwortungsvoller Herrscher über die ihm anvertraute Schöpfung, bildete bei den Autoren des 17. und 18. Jahrhunderts häufig die Quintessenz ihrer Auseinandersetzung mit dem Verhältnis des Menschen zur Tierwelt.[28] Robert Boyle und Sir Matthew Hale (1609–1676) zum Beispiel gelten als typische Vertreter eines solchen Statthalterschaftskonzeptes vor 1700.[29] Von Siegmund Jakob Apin wurde 1722 Gott als Lehnsherr beschrieben, der dem Menschen das Recht zum Gebrauch, aber nicht zum Mißbrauch der anderen Geschöpfe übertragen habe.[30] Die Statthalterschaft verpflichte zugleich, Beschützer und Wohltäter der Tiere zu sein, mahnte 1749 der Philosoph und Arzt David Hartley (1705–1757).[31] Als Schutzbefohlene des Menschen galten die Tiere dem englischen Pfarrer Richard Dean (ca. 1727–1778) in seinem *Essay on the Future Life of Brute Creatures* (1. Ausg. 1767).[32] Humphrey Primatt warnte, daß Gott am Tage des Jüngsten Gerichts vom Menschen „strenge Rechenschafft von seinem Betragen gegen jedes Geschöpf fordern" werde.[33] Noch am Vorabend der Französischen Revolution sprach der Mainzer Philosoph Wilhelm Dietler (gest. 1797) vom Menschen als Statthalter Gottes, wobei sich allerdings das Ideal der Brüderlichkeit hier schon deutlich bemerkbar machte:

> „Der Mensch ist der klügere Bruder auf Erden, daher setzte ihn Gott zu seinem Statthalter hienieden, dass er herrsche über die andern Thiere nicht wie ein Tirann, der alles für sich gemacht glaubt; sondern wie ein brüderlicher Vormund, der seine unweisern Brüder führt, dass sie ihn lieben, und glücklich werden mit ihm."[34]

26 VOLCKMANN, *Menschenstolz und Thierqualen*, S. 220f.

27 WINKLER, *Institutiones philosophiae universae*, Bd. 3, S. 133.

28 Siehe auch THOMAS, *Man and the Natural World*, S. 154–157; PASSMORE, *Man's Responsibility for Nature*, S. 28–40; Robin ATTFIELD, ‚Christian Attitudes to Nature', *J. Hist. Ideas* 44 (1983), S. 369–386.

29 Siehe OSTER, „‚Beame of Diuinity"', S. 169; GUERRINI, ‚Ethics of Animal Experimentation', S. 396; PASSMORE, *Man's Responsibility*, S. 30f.

30 APIN, *Dissertatio ... an liceat brutorum corpora mutilare*, S. 11f.

31 David HARTLEY, *Observations on Man, his Frame, his Duty, and his Expectations*, 2 Bde., London, Printed by S. Richardson, 1749, Bd. 1, S. 415.

32 Richard DEAN, *An Essay on the Future Life of Brute Creatures*, 2 Bde., London, G. Kearsly, 1768, Bd. 2, S. 109.

33 PRIMATT, *Ueber Barmherzigkeit und Grausamkeit*, S. 5.

34 DIETLER, *Gerechtigkeit gegen Thiere*, S. 36f.

Schonender, rücksichtsvoller und verantwortungsbewußter Umgang mit den Tieren war also die allgemeine Forderung, die sich aus dem christlichen Konzept der Statthalterschaft ergab.[35] Die meisten Autoren deduzierten hieraus Kataloge von Pflichten des Menschen gegenüber den Tieren. Das rasche und möglichst schmerzlose Schlachten gehörte ebenso hierhin wie die angemessene Fütterung des Viehs, das Sorgen für Unterkunft und Pflege domestizierter Tiere oder das Gewähren von Ruhepausen für Zug- und Lasttiere, die – außer im Notfall – nicht überanstrengt oder auf grausame Weise angetrieben werden sollten. Nicht nutzbare, harmlose Tiere sollten ihr Leben ungestört genießen dürfen.[36]

Dem gegenüber stand die alltägliche Praxis des rohen Umgangs mit Nutztieren sowie mit Tierquälereien verbundener Vergnügungen. Es überrascht nicht, daß tierfreundliche christliche Denker des 17. und 18. Jahrhunderts sich in dieser Hinsicht zu scharfer Kritik aufgerufen fühlten. Mißhandlungen von Pferden, Vieh und Haustieren, Grausamkeiten beim Schlachten und die Parforcejagd wurden am häufigsten angeprangert. Hinzu kamen die vor allem in England beliebten „blood sports“, wie die Bullen- und Bärenhatz, die Hahnen- und Hundekämpfe und das „Hahnenprügeln“ oder „cock-throwing“.[37] An diesen populären Vergnügungen wurde nicht nur das Tierleiden kritisiert, sondern auch der Umstand, daß sich zu solchen Ereignissen „müßiggängerische und liederliche Personen“ zusammenfänden, und daß sich die zur Grausamkeit angestachelten Zuschauer dem Fluchen und Trinken hingäben.[38] Das Problem der sozialen Unordnung durch Tierquälerei spielte hier offensichtlich eine wichtige Rolle.[39]

35 Entsprechend auch bei BONNET, ‚La palingénésie philosophique‘, S. 408; GRANGER, *Apology for the Brute Creation*, S. 7f.

36 Vgl. GERBER, *Unerkannte Sünden*, Bd. 1, S. 267–269, 273f.; APIN, *Dissertatio … an liceat brutorum corpora mutilare*, S. 9f; DEAN, *Future Life of Brute Creatures*, Bd. 2, S. 110f.; PRIMATT, *Ueber Barmherzigkeit und Grausamkeit*, S. 87–141; DIETLER, *Gerechtigkeit gegen Thiere*, S. 22–27, 30–32; REINHARD, *System der Christlichen Moral*, Bd. 5, S. 131–133; VOLCKMANN, *Menschenstolz und Thierqualen*, S. 224–226.

37 Vgl. GERBER, *Unerkannte Sünden*, Bd. 1, S. 266f., 273f.; APIN, *Dissertatio … an liceat brutorum corpora mutilare*, S. 9f.; JÖCHER, [Predigt über Lukas 14, 5], S. 134f.; DEAN, *Future Life of Brute Creatures*, Bd. 2, S. 108; GRANGER, *Apology for the Brute Creation*, Dedication, S. 10–15; PRIMATT, *Ueber Barmherzigkeit und Grausamkeit*, S. 51f., 158f.; DIETLER, *Gerechtigkeit gegen Thiere*, S. 42–70; REINHARD, *System der Christlichen Moral*, Bd. 5, S. 133f.; VOLCKMANN, *Menschenstolz und Thierqualen*, S. 29f., 33, 220. Beim „cock-throwing“, das in der Fastnachtszeit üblich war, wurde ein Hahn an einem Pfahl festgebunden und mit Stöcken beworfen; vgl. PRIMATT, a. a. O., S. 159.

38 Vgl. YOUNG, *Essay on Humanity*, S. 61f.

39 Siehe auch Robert W. MALCOLMSON, *Popular Recreations in English Society 1700–1850*, Cambridge, University Press, 1973, S. 89–100, 137f.; TURNER, *Reckoning with the Beast*, S. 25–29.

Schon Anfang des 18. Jahrhunderts wurde das Kupieren der Ohren und Schwänze bei Hunden verurteilt.[40] Auch die Tierquälereien durch Kinder fanden strenge Kritiker, die insbesondere vor der Verrohungsgefahr warnten.[41] Der Umfang der kritisierten Tätigkeiten nahm gegen Ende des 18. Jahrhunderts hin merklich zu. Thomas Young (1772–1835), Fellow des Trinity College in Cambridge, behandelte 1798 in einem *Essay on Humanity to Animals* bereits nicht weniger als fünfzehn Arten tierquälerischen Verhaltens, wobei er etwa auch das Angeln, das Ausräuchern von Bienenstöcken, das Rupfen lebendiger Gänse, die Käfighaltung von Vögeln, Eichhörnchen und Hasen und die Dressur von tanzenden Bären und Hunden miteinbezog.[42] Zugleich wußte er seine Forderung nach einem humanen Umgang mit den Tieren durch zehn, zum größten Teil ausführlich interpretierte, tierfreundliche Bibelstellen zu untermauern.[43]

Etliche der Autoren, die mit der Heiligen Schrift oder den Grundsätzen der christlichen Moral argumentierten, versäumten es allerdings nicht, wenigstens kurz auf das Gebot der Tierschonung auch in anderen Religionen hinzuweisen. Der Brahmanismus, der Zoroastrismus und der Islam wurden wiederholt wegen ihrer Tierfreundlichkeit genannt. Pufendorf etwa verwies auf die indische Sekte der Benjanen, die – bedingt durch ihren Glauben an die Seelenwanderungslehre – Vegetarier seien und Hospitäler für kranke und verletzte Vögel hätten.[44] Granger warnte in der Widmung seiner Predigt, daß „nach der Lehre eines sehr klugen Mannes" zum Beispiel die Seele eines Kutschers in einem Pferd reinkarniert werden könne, um für frühere Brutalitäten zu büßen.[45] Reinhard lehnte zwar die indische Seelenwanderungslehre als Aberglauben ab und bemängelte, daß sie die Vermehrung schädlicher Tiere begünstige, erwähnte jedoch die Pflicht zur Tierschonung im Islam und glaubte den „wohltätigen Eifer für Daseyn, Leben und Genuß in der ganzen sichtbaren Schöpfung", wie er im Zoroastrismus geherrscht habe, durch das Christentum beleben zu können.[46] Schon Gerber hatte betont, „die Türcken" würden denjenigen hart bestrafen, der „ein Thier unbarmhertziger Weise umbringet"[47], und Primatt wagte es sogar, die Tierfreundlichkeit der Moham-

40 Apin, *Dissertatio ... an liceat brutorum corpora mutilare*. Siehe auch unten, S. 126.
41 Siehe z. B. Granger, *Apology for the Brute Creation*, S. 17–20; Primatt, *Ueber Barmherzigkeit und Grausamkeit*, S. 157f.; Dietler, *Gerechtigkeit gegen Thiere*, S. 67–70.
42 Siehe Young, *Essay on Humanity*, S. 40–186.
43 Ebenda, S. 9–33.
44 Pufendorf, *De jure naturae et gentium*, Bd. 1, S. 509. Siehe auch Adam Olearius (Hrsg.), *Des HochEdelgebornen Johan Albrechts von Mandelslo Morgenländische Reisebeschreibung*, Schleswig, Johan Holwein, 1658, S. 26, 112f.
45 Granger, *Apology for the Brute Creation*, Dedication. Hier könnte allerdings auch Pythagoras gemeint sein.
46 Reinhard, *System der Christlichen Moral*, Bd. 5, S. 125f., 128, 133.
47 Gerber, *Unerkannte Sünden*, Bd. 1, S. 271.

medaner als beschämendes Vorbild für die Christen zu zitieren:

> „Ich habe ... irgendwo gelesen, daß die frommen Muselmans es für eine Pflicht der Religion halten, gefangene Vögel aus den Käfichten der Christen loszukaufen, um sie in Freiheit zu setzen. Diese Zeichen der Barmherzigkeiten bey heidnischen und ungläubigen Nationen sollten gewiß die Christen erröthen machen, wenn wir ihr mitleidiges Wesen und ihre Zärtlichkeit mit der unsrigen vergleichen."[48]

Bei solchen Verweisen auf die tierschonende Haltung anderer Religionen handelte es sich indessen eher um Randnotizen zum Thema der Mensch-Tier-Beziehung. Die große Mehrzahl der Argumentationen zugunsten einer humaneren Einstellung zum Tier basierte eindeutig auf biblisch-christlichen Grundsätzen. Autoren wie John Oswald, der sich als schottischer Offizier in Ostindien vor Ort mit dem Brahmanismus vertraut gemacht hatte und zu einem Verfechter des Vegetarismus geworden war, müssen als Ausnahmeerscheinungen gelten.[49] Erst Mitte des 19. Jahrhunderts, mit Arthur Schopenhauers *Parerga und Paralipomena* (siehe auch oben, S. 97f.), erreichte die Kritik an der jüdisch-christlichen Sicht des Mensch-Tier-Verhältnisses auf der Basis des Brahmanismus und Buddhismus eine breitere Öffentlichkeit.[50]

Größeren Stellenwert für die moralischen Urteile über die Behandlung der Tiere besaß hingegen die im 17. und 18. Jahrhundert intensiv geführte Diskussion über die Existenz und Natur von Tierseelen. Im folgenden Abschnitt soll darum hierauf eingegangen werden.

1.2. Die Auseinandersetzung mit dem Problem der Tierseelen und ihre ethischen Konsequenzen

1.2.1. Die cartesianische „Tier-Maschine"

In seinem außerordentlich einflußreichen *Discours de la Méthode* hatte René Descartes 1637 festgestellt, daß sowohl tierische als auch menschliche Körper treffend mit Maschinen oder Automaten verglichen werden könnten. Die Körperfunktionen sollten bei beiden nach den Gesetzen der Mechanik erklärbar sein. Allerdings unterschied Descartes zwei wichtige Merkmale des Menschen, die diesen eindeutig von der Tierwelt abgrenzten: seine Fähigkeit zu echter Sprache und sein Besitz einer vernünftigen, immateriellen und unsterblichen Seele. Anders als der menschliche Körper sollten Tierkörper bei ihren Verrichtungen ohne ein übergeordnetes geistiges Prinzip auskommen. Eine höchst kunstvoll gefertigte Maschine, die ein Tier nachbilde,

48 PRIMATT, *Ueber Barmherzigkeit und Grausamkeit*, S. 161f.

49 Vgl. OSWALD, *Cry of Nature*, S. 5–9; GHARPURE, *Tierschutz, Vegetarismus und Konfession*, S. 65–67.

50 Siehe SCHOPENHAUER, *Sämtliche Werke*, Bd. 6, S. 393–396; THIERY u. TRÖHLER, ‚Zweifel am Fortschrittsglauben', S. 17.

würde deshalb vom wirklichen Tier nicht unterscheidbar sein. Nach Descartes' Auffassung waren Tiere lediglich aufgrund ihres höheren Komplexitätsgrades von Maschinen aus Menschenhand verschieden. Als Werke Gottes seien sie zwar unendlich vollkommener, aber eben doch nichts prinzipiell anderes als die künstlichen Automaten.[51] Die Geschicklichkeit, die die Tiere in manchen ihrer Handlungen an den Tag legten, werde, argumentierte Descartes, nicht durch Vernunft bewirkt, sondern allein durch die passende Organisation der tierischen Körperteile, „ebenso wie ... eine Uhr, die nur aus Rädern und Federn gebaut ist, genauer die Stunden zählen und die Zeit messen kann als wir mit all unserer Klugheit".[52]

Die Vorstellung vom Tier als Maschine war im 17. Jahrhundert nicht gänzlich neu. Schon Thomas von Aquin hatte in der *Summa theologica* die scheinbare Klugheit der Tiere auf ihren gottgegebenen Instinkt zurückgeführt und den Vergleich mit den durch menschliche Kunstfertigkeit geschaffenen Uhren gezogen.[53] Da der junge Descartes in La Flèche unter Anleitung seiner jesuitischen Lehrer die *Summa* studiert hatte, ist anzunehmen, daß er hier auch das Uhrengleichnis kennenlernte.[54] Nicht bekannt bei Abfassung des *Discours* war ihm hingegen – nach eigenem Bekunden – die Schrift *Antoniana Margarita* (1554) des spanischen Arztes Gómez Pereira, in der die Tiere ebenfalls als Maschinen interpretiert worden waren.[55] Descartes' Konzept einer „Tier-Maschine" war wahrscheinlich zum großen Teil eine philosophische Ausdehnung der Galileischen und Keplerschen Mechanik auf die Physiologie.[56] In mancher Hinsicht scheint es aber auch ein literarischer Kontrapunkt zu einer Sichtweise von Tieren gewesen zu sein, die der Skeptiker Michel Eyquem de Montaigne (1533–1592) und dessen Schüler Pierre Charron (1541–1603) bekannt gemacht hatten. Im Gegensatz zu Descartes hatten diese die Vollkommenheit gewisser Leistungen der Tiere, wie den Bau des Schwalbennestes oder die Organisation des Bienenstaates, als Wirkungen tierischer Verstandestätigkeit dargestellt, die sogar die des Menschen über-

51 Vgl. Descartes, *Discours de la Méthode*, S. 90–97. Siehe auch ders., *Meditationes de prima philosophia – Meditationen über die erste Philosophie*, hrsg. v. Erich Chr. Schröder, Hamburg, Felix Meiner Verlag, 1956, S. 146–149.

52 Ders., *Discours de la Méthode*, S. 97.

53 Zit. in Rosenfield, *Beast-Machine*, S. 213; Zum Instinktbegriff der Kirchenlehre siehe Heinrich Ernst Ziegler, *Der Begriff des Instinktes einst und jetzt. Eine Studie über die Geschichte und die Grundlagen der Tierpsychologie*, 3. Aufl., Jena, Gustav Fischer, 1920, S. 27–36.

54 Vgl. Rosenfield, *Beast-Machine*, S. 19.

55 Siehe Gómez Pereira, *Antoniana Margarita, opus nempe physicis, medicis ac theologicis, non minus utile, quam necessarium*, 2 Bde., 2. Ausg., Madrid, Ex Typographia Antonii Marin, 1749, Bd. 1, S. 1–25; Bayle, *Historisches und Critisches Wörterbuch*, Bd. 3, S. 664–670 (Art. ‚Pereira'); Rosenfield, *Beast-Machine*, S. 19.

56 Vgl. Karl Eduard Rothschuh, ‚René Descartes und die Theorie der Lebenserscheinungen', *Sudhoffs Arch.* 50 (1966), S. 25–48.

treffen könne. Entsprechend waren diese „Theriophilen“ – wie sie George Boas genannt hat – bereit, den Tieren eine rationale, wenngleich sterbliche, Seele zuzuschreiben.[57] Montaignes „Theriophilie“, die insbesondere in seiner *Apologie de Raimond Sebond* zutage trat, gehört in ein Genre paradoxer Literatur, die überwiegend satirische Absichten verfolgte: Indem die (vermeintliche) Überlegenheit der Tiere demonstriert wurde, sollte der menschliche Stolz getroffen werden.[58] Auch die von Wepfer zitierte Schrift des päpstlichen Nuntius Hieronymus Rorarius, *Quod animalia bruta ratione utantur melius homine* (siehe oben, S. 28), folgte diesem Schema, das im wesentlichen auf Plutarchs Dialogen *De sollertia animalium* und *Bruta ratione uti* fußte.[59] Pierre Charron jedoch brachte seine „theriophilen“ Gedanken mit voller Ernsthaftigkeit vor, und in diesem Sinne wurden sie auch von seinem wichtigsten Gegner, René Descartes, verstanden.[60]

Obwohl Descartes' Lehre von der „Tier-Maschine“ zweifellos überwiegend spekulativ war, konnte sie auf eine empirische Grundlage in der experimentellen Physiologie der Zeit verweisen. Harveys Nachweis des Blutkreislaufs galt Descartes offensichtlich als Musterbeispiel für die Richtigkeit einer mechanistischen Erklärung der Körperfunktionen. Es ist sicher kein Zufall, daß er im *Discours* vor seinem Abriß über die grundsätzliche Beschaffenheit des menschlichen und tierischen Körpers seine eigene, nach Harvey modifizierte Kreislauflehre darlegte.[61] Tatsächlich führte Descartes selbst Tiersektionen und -vivisektionen zum Studium der Herz- und Blutbewegung durch.[62]

Nicht zuletzt hatte Descartes' Maschinentheorie einen großen theologischen Vorteil. Solange die Tiere als seelenlose Automaten aufgefaßt wurden, blieb die kirchlich-dogmatische Kluft zwischen Mensch und Tier gewahrt: Nur der Mensch besaß aufgrund seiner vernünftigen und immateriellen Seele das Privileg der Unsterblichkeit.[63] Dieser Gesichtspunkt mußte für das 17. Jahrhundert umso bedeutender werden, je weiter Zootomie und Humananatomie die prinzipielle Gleichartigkeit der tierischen und menschlichen Körperstrukturen aufdeckten.

57 Vgl. George BOAS, *The Happy Beast in French Thought of the Seventeenth Century*, Baltimore, Johns Hopkins Press, 1933, S. 1–17, 52–117.

58 Siehe Michel de MONTAIGNE, *Oeuvres complètes*, 12 Bde., hrsg. v. A. Armaingaud, Paris, Louis Conrad, 1924–41, Bd. 3, S. 249–542, Bd. 4, S. 1–122; BOAS, *Happy Beast*, S. 9–17.

59 Vgl. ebenda, S. 37–40; PLUTARCH, *Moralia*, ins Deutsche übers. u. hrsg. v. Wilhelm Ax, mit einer Einf. v. Max Pohlenz, Leipzig, Dieterich'sche Verlagsbuchhandlung, 1950, S. 279–297; DIERAUER, *Tier und Mensch im Denken der Antike*, S. 187–193, 253–273, 279–285.

60 Siehe BOAS, *Happy Beast*, S. 56–61, 82–91.

61 Siehe DESCARTES, *Discours de la Méthode*, S. 76–89.

62 Siehe Andreas STRAUSS, *Harveys erste Anhänger*, Med. Diss. Aachen, 1982, S. 35–47.

63 Vgl. DESCARTES, *Discours de la Méthode*, S. 96f. Siehe auch ROSENFIELD, *Beast-Machine*, S. 7, 20–22.

Die in ethischer Hinsicht entscheidende, mit Descartes' Maschinenvorstellung verknüpfte Frage war indessen die nach der Schmerzempfindlichkeit der Tiere. Der Minoritenpater Marin Mersenne (1588–1648) war offenbar einer der ersten, die dieses Problem sahen, als er seinen Freund Descartes fragte, wie Tiere Schmerz fühlen könnten, wenn sie keine Seele hätten. Descartes' Antwort aus dem Jahr 1640 lautete, Tiere könnten tatsächlich keinen Schmerz erleiden, da dieser nur in Verbindung mit dem Verstand existiere, der den Tieren eben fehle.[64] Descartes war jedoch keineswegs der Meinung, Tiere seien völlig gefühllose, schmerzunempfindliche Wesen. Auf körperlicher Ebene, das heißt im Bereich der *res extensa*, billigte er den Tieren durchaus Empfindungsvermögen zu. Was er ihnen absprach, war lediglich die Fähigkeit zur bewußten, reflektierten Wahrnehmung von Schmerz. Selbst-Bewußtsein ebenso wie die bewußte Auseinandersetzung mit wahrgenommenen Gegenständen der Außenwelt waren für ihn Leistungen der *res cogitans*. Diese aber war in seiner Sicht nur dem Menschen eigen.[65]

Descartes' differenzierte Betrachtung des Schmerzproblems wurde allerdings erst in der Philosophie unseres Jahrhunderts im Einzelnen nachvollzogen und bekannt gemacht.[66] Bis dahin wurde seine „Tier-Maschine" in der Tat so aufgefaßt, als ob er die Tiere ganz und gar mit empfindungslosen Uhrwerken oder Automaten gleichgesetzt hätte. Überzeugte Cartesianer wie Nicolas Malebranche (1638–1715) vom Pariser Oratorium oder der Jansenist Antoine Arnauld (1612–1694) zögerten nicht, diesen ihren Standpunkt durch einen ostentativ rohen Umgang mit Tieren zu unterstreichen. Sie glaubten offensichtlich fest daran, daß Tiere überhaupt kein Empfindungsvermögen besäßen. Als der Schriftsteller Bernard le Bovier de Fontenelle (1657–1757) das Oratorium besuchte, soll Malebranche eine trächtige Hündin, die sich zu seinen Füßen niedergelegt hatte, getreten und auf Fontenelles Aufschrei des Mitleids lakonisch geantwortet haben: „Was soll's? Wissen Sie nicht, daß sie gar nichts spürt?"[67] Im Kloster Port-Royal des Champs bei Paris hatte Arnauld um 1650 die Mönche so weit indoktriniert, daß die cartesianische Maschinenvorstellung unmittelbaren Einfluß auf ihr alltägliches Verhalten gegenüber Tieren gewann.[68] Nicolas Fontaine (1625–1709), Sekretär und Lehrer in Port-Royal, berichtete in seinen *Mémoires* davon:

64 Vgl. ebenda, S. 8.

65 Vgl. ebenda, S. 8, 13, 16; John Cottingham, „‚A Brute to the Brutes?': Descartes' Treatment of Animals', *Philosophy* 53 (1978), S. 551–559.

66 Siehe ebenda.

67 „Eh quoi! ne savez-vous pas bien que cela ne sent pas?"; zit. in Charles-A. Sainte-Beuve, *Port-Royal*, 5 Bde., Paris, Eugène Renduel, 1840–59, Bd. 2, S. 306. Siehe auch Bertrand de Saint-Germain, *Descartes Considéré comme Physiologiste et comme Médecin*, Paris, Victor Masson et Fils, 1869, S. 435.

68 Siehe Nicolas Fontaine, *Mémoires pour Servir à l'Histoire de Port-Royal*, 2 Bde., Köln, Aux dépens de la Compagnie, 1738, Bd. 2, S. 52f.; Charles Beard, *Port Royal. A*

> „Es gab kaum einen Mönch, der nicht von *Automaten* sprach. Man machte sich nichts daraus, einen Hund zu schlagen. Ganz gleichgültig schlug man ihn mit dem Stock und verlachte diejenigen, die die Tiere bedauerten, als ob diese Schmerzen verspürt hätten. Man sagte, sie seien Uhrwerke; daß ihre Schreie, wenn man sie schlüge, nichts weiter seien als das Geräusch einer kleinen Springfeder, die man in Bewegung versetzt hat, und daß all dies doch ohne Empfindung vonstatten gehe."[69]

Descartes selbst schien kurz vor seinem Tod die moralischen Konsequenzen seiner Theorie zumindest ansatzweise vorausgesehen zu haben: Im Jahr 1649 schrieb er an den englischen Philosophen Henry More (1614–1687), seine Auffassung sei weniger grausam für die Tiere als günstig für die Menschen, denn sie enthebe diese des Verdachts, ein Verbrechen zu begehen, wenn sie Tiere äßen.[70]

Die Vorstellung vom Tier als Maschine bildete gerade in ihrer radikalen, cartesianischen Ausprägung den Zündstoff für eine Diskussion um das Wesen der Tiere, die bis zum Ende des 18. Jahrhunderts anhielt. Die Fragen nach der Beseeltheit, Rationalität, Sprach- und Empfindungsfähigkeit der Tiere bestimmten die philosophischen Auseinandersetzungen zum Thema. Sterblichkeit oder Unsterblichkeit der Tierseelen war ein zentrales Problem aus theologischer Sicht. Die Entwicklung jener Diskussion insbesondere in Hinblick auf ihre Rückwirkungen auf das Menschenbild bis hin zu La Mettries *L'Homme-Machine* (1748) ist von Hester Hastings, Leonora Cohen Rosenfield und Heikki Kirkinen im Einzelnen untersucht worden.[71] Im Folgenden sollen daher lediglich einige derjenigen zeitgenössischen Autoren näher beleuchtet werden, die mit ihrem Diskussionsbeitrag zugleich eine Stellungnahme zu den *ethischen* Aspekten der Mensch-Tier-Beziehung verknüpften oder gar das Problem der Tierseelen nur deshalb abhandelten, um anschließend ein fundiertes moralisches Urteil über den Umgang mit Tieren abgeben zu können.

Contribution to the History of Religion and Literature in France, 2 Bde., London, Longman, Green, Longman, and Roberts, 1861, Bd. 2, S. 68f.

69 Fontaine, *Mémoires*, Bd. 2, S. 52: „Il n'y avoit gueres de solitaire qui ne parlat d'*automate*. On ne se faisoit plus une affaire de battre un chien. On lui donnoit fort indifféremment des coups de bâton, et on se mocquoit de ceux qui plaignoient ces bêtes comme si elles eussent senti de la douleur. On disoit que c'étoit des horloges; que ces cris qu'elles faisoient quand on les frappoit, n'étoient que le bruit d'un petit ressort qui avoit été remué, mais que tout cela étoit sans sentiment."

70 Zit. in Harwood, *Love for Animals*, S. 84.

71 Hester Hastings, *Man and Beast in French Thought of the Eighteenth Century*, Baltimore, Johns Hopkins Press, 1936 (*Johns Hopkins Studies in Romance, Literatures and Languages*, Bd. 27); Rosenfield, *Beast-Machine*; Heikki Kirkinen, *Les Origines de la Conception Moderne de l'Homme-Machine. Le Probleme de l'Ame en France a la Fin du Regne de Louis XIV (1670–1715)*, Helsinki, Suomalainen Tiedeakatemia, 1960 (*Ann. Acad. Scient. Fennicae*, Ser. B, Bd. 122).

1.2.2. Tierseele und Tierethik

Die Beschäftigung mit der Tierseelenproblematik war im 18. Jahrhundert deutlich von der kritischen Auseinandersetzung mit dem Cartesianismus geprägt. Einen Einblick in den Diskussionsstand vor 1750 vermitteln die diesbezüglichen Disputierübungen des Leipziger Philosophieprofessors Johann Heinrich Winkler. In den Jahren 1741–1743 hielt dieser mit seinen Studenten insgesamt vier, später als Bücher veröffentlichte Symposien ab, auf denen die einzelnen Teilnehmer die Pro- und Contra-Argumente zu den Themen Existenz, Verstand, Vernunft und Unsterblichkeit der Tierseelen vertreten mußten. In der ersten dieser Veranstaltungen ging es darum, die Lehre vom Tier als Maschine, wie sie von Pereira und Descartes sowie von den Cartesianern Antoine Le Grand (gest. ca. 1700), Antoine d'Illy d'Ambrun (gest. nach 1676) und Jean Darmanson (fl. ca. 1680) verfochten worden war, zu widerlegen. Der Interpretation tierischer Handlungen als Intelligenzleistungen bzw. als Ergebnisse in gewissem Grade vernünftiger Überlegungen waren die zweite und dritte Sitzung gewidmet. Im Rahmen der letzten Übung sollte schließlich der Beweis erbracht werden, daß die Tierseelen immateriell und als Mittel göttlicher Absicht beständig, folglich unsterblich seien. Winkler ließ dabei von Anfang an keinen Zweifel daran, daß er selbst einen dezidiert anticartesianischen Standpunkt einnahm und von der Existenz denkender, im unterschiedlichen Maße vernünftiger und unvergänglicher Seelen in den Tieren überzeugt war.[72] Die Symposien dienten offensichtlich nicht nur der rhetorischen Ausbildung der Studenten, sondern schienen auch darauf ausgerichtet gewesen zu sein, Winklers eigene Position mit tragfähigen Argumenten zu untermauern. In der Tat übernahm dieser das hier erarbeitete Material in die zweite und dritte Ausgabe seines umfassenden Lehrwerks *Institutiones philosophiae universae*. Die Thematik wurde sehr ausführlich innerhalb des sogenannten kontemplativen Teils unter der Kategorie „Psychologie" abgehandelt.[73] Das Tierseelenproblem war für Winkler jedoch keineswegs ein rein akademisches. Sein ausführlicher „Beweis", daß die Tiere Seelen hätten, bildete zugleich die Grundlage für seine Tierethik im

72 Vgl. [Johann Heinrich WINKLER (Hrsg.)], *Die verschiedenen Meynungen einiger Weltweisen von der Existenz der Seelen der Thiere in einer Gesellschaft guter Freunde untersucht*, 3. Aufl., Leipzig, Bernh. Christ. Breitkopf, 1743; [ders.], *Die Frage, ob die Seelen der Thiere Verstand haben? in einer Gesellschaft guter Freunde untersucht*, ebenda, 1742; [ders.], *Philosophische Untersuchung der Frage, Ob die Seelen einiger Thiere einen gewißen Grad der Vernunft haben, in einer Gesellschaft guter Freunde angestellet*, ebenda, 1742; [ders.], *Philosophische Untersuchung der Frage, Ob die Seelen der Thiere mit ihren Leibern sterben? in einer Gesellschaft guter Freunde angestellet*, ebenda, 1743.

73 Ders., *Institutiones philosophiae universae usibus academicis accomodatae*, 2. Ausg., Leipzig, Sumtibus Caspari Fritsch, 1742, Praefatio, S. [21], S. 578–608; 3. Ausg., ebenda, 1762, Bd. 1, S. 569–608.

Rahmen der „philosophia activa“: Da in den Tieren empfindungsfähige Seelen beherbergt würden, könne kein vernünftiger Grund angegeben werden, warum es erlaubt sein solle, irgendein Tier zu quälen. Schmerz sei *per se* Unvollkommenheit. Nur durch Anschauung der Vollkommenheit entstehe jedoch wahres Vergnügen und Glück. Hieraus ergab sich für Winkler unmittelbar die Forderung nach möglichst schmerzfreier Tötung und Nutzung der Tiere.[74]

Entsprechende Verknüpfungen der Tierseelendiskussion mit Appellen zur Schonung der Tiere finden sich bei etlichen weiteren Autoren des 18. Jahrhunderts. Der englische Geistliche John Hildrop etwa widmete den größten Teil seiner *Free Thoughts upon the Brute-Creation* (1742) dem Nachweis der Existenz rationaler, immaterieller und unsterblicher Tierseelen. Ein roher Umgang mit den „unschuldigen, unglücklichen Kreaturen“ erschien ihm vor diesem Hintergrund als „Bruch des natürlichen Rechts“.[75] Hildrop trat vor allem gegen die Hypothese des französischen Jesuitenpaters Guillaume Hyacinthe Bougeant (1690–1743) auf, der zufolge in den Tieren die Seelen von Dämonen und gefallenen Engeln wohnen könnten. Das tägliche Leiden der Tiere wäre hiernach gerecht, weil es der Bestrafung ihrer sündigen Seelen dienen würde. Zugleich sollten diese verdorbenen Seelen sterblich sein.[76] Auf diese Weise vermied Bougeant, Beseelung mit Unsterblichkeit gleichzusetzen, wie dies der – den Jesuiten verhaßte[77] – Descartes zur Begründung seiner Maschinentheorie vom Tier getan hatte.[78] Auch die Vorstellung eines ungerechten Gottes, der unschuldige Tiere leiden läßt, wurde so umgangen. In Hildrops Sicht waren Bougeants Gedanken jedoch „schockierend für einen Philosophen und beleidigend für einen Christen“. Sie stünden „in direktem Widerspruch zu Vernunft und Offenbarung“. Hildrop sah die Tiere vielmehr als mitfühlende und leidende Diener des Menschen, ihres „sündhaften, unglücklichen Herrn und Meisters“, die nach *Römer* 8, 19–22 wie dieser im Reich Gottes erlöst werden würden.[79]

Richard Dean, Hilfspfarrer und Lehrer in Middleton bei Manchester, ging 1767 sogar soweit, ein zweibändiges Werk über das Leben der Tiere im Jenseits zu veröffentlichen. Er bemühte sich hauptsächlich darum, die Maschinentheorie Descartes' und Malebranches zu widerlegen und Beweise für

74 Vgl. ebenda, 3. Ausg., Bd. 3, S. 132.

75 Vgl. Hildrop, ‚Free Thoughts upon the Brute-Creation‘, S. 230.

76 Vgl. [Guillaume Hyacinthe Bougeant], *Amusement philosophique sur le langage des bêstes*, Paris, Chez Gissey, Bordelet, Ganeau, 1739. Eine englische Übersetzung erschien noch im selben Jahr bei T. Cooper in London. Siehe auch Rosenfield, *Beast-Machine*, S. 136–141.

77 Der Jesuitenorden erreichte 1663, daß Descartes' Werke auf den *Index Librorum Prohibitorum* gesetzt wurden; vgl. Rosenfield, *Beast-Machine*, S. 181, 282, 287.

78 Siehe Descartes, *Discours de la Méthode*, S. 96f.

79 Vgl. Hildrop, ‚Free Thoughts upon the Brute-Creation‘, S. 162, 284–293.

die Empfindungsfähigkeit, Intelligenz und Unsterblichkeit der Tierseelen zu erbringen.[80] Gegen Ende seiner Ausführungen zog Dean hieraus ethische Schlußfolgerungen: Wer erkannt habe, daß das Handeln der Tiere durch ein intelligentes Prinzip in ihrem Inneren gesteuert werde, dürfe mit ihnen nicht mehr wie mit gefühllosen Maschinen umgehen. Ihre Empfindungsfähigkeit berechtige sie zu einer schonenden Behandlung, ebenso wie ihre Leiden ihnen einen Anspruch auf Entschädigung im Jenseits verliehen. Ein Tierquäler sei deshalb ein „Ungeheuer", „eine Schande für seine Art", und dürfe in der menschlichen Gesellschaft keinen anderen Platz einnehmen als den eines Henkers oder Schlächters.[81] Charles Bonnet bezeichnete 1769 in entsprechendem Zusammenhang die Auffassung vom Automatismus der Tiere als „eine Art philosophische Ketzerei, die gefährlich für die Gesellschaft werden würde", machten sich die Menschen diese ganz zu eigen. Auch er nahm an, die Tiere würden als „unschuldige Opfer" menschlicher Bedürfnisse von Gott im Jenseits entschädigt, und mahnte, jedes empfindungsfähige Lebewesen habe ein Recht auf das Mitleid des Menschen.[82] Eine tierfreundliche Argumentation, die von der Existenz rationaler und unsterblicher Tierseelen ausging, galt bis zum Ende des 18. Jahrhunderts offensichtlich als besonders überzeugend. So erklärt es sich, daß Autoren mit – nach eigener Aussage – primär tierschützerischen Absichten, wie der dänische Theologe Lauritz Smith und der deutsche Jurist Volckmann, große Teile ihrer Schriften der Frage nach dem Wesen und den Fähigkeiten der Tiere widmeten, bevor sie auf ihr eigentliches Anliegen zu sprechen kamen. Smith ließ 1793 in seinem *Versuch eines vollständigen Lehrgebäudes* einem rund hundertseitigen Teil „Von den Pflichten des Menschen gegen die Thiere" einen fast *vierhundert*seitigen „Von der Natur und Bestimmung der Thiere" vorausgehen, obwohl dieser nur der Vorbereitung dienen sollte, und das erklärte Ziel des Werkes nicht in der erschöpfenden Behandlung der Tierseelenfrage lag, sondern darin, „dem seufzenden Thiere Linderung in seinen Drangsalen" zu verschaffen und auf dem Wege der Tierfreundlichkeit „die Menschen zu sanften Gefühlen gegen einander [zu] stimmen".[83] Volckmann sah, wie aus seiner Schrift *Menschenstolz und Thierqualen* von 1799 hervorgeht, in der Überheblichkeit des Menschen gegenüber den Tieren den eigentlichen Grund für alle Arten von Tierquälerei.[84] Wie Smith, dessen Werk er kannte und zitierte[85], ging Volckmann deshalb sehr ausführlich auf die geistige Leistungsfähigkeit der Tiere ein. Nur so konnte seiner Meinung nach der „Halbengeldünkel" des Menschen beseitigt und eine bessere Behandlung der Tiere herbeigeführt werden:

80 Siehe Dean, *Future Life of Brute Creatures*, Bd. 2, S. 49–104.
81 Vgl. ebenda, Bd. 2, S. 104–111.
82 Vgl. Bonnet, ‚La palingénésie philosophique', S. 410, 412.
83 Vgl. Smith, *Versuch eines vollständigen Lehrgebäudes*, Vorrede, S. XXIf.
84 Vgl. Volckmann, *Menschenstolz und Thierqualen*, S. 3–24.
85 Siehe ebenda, S. 81, 135.

„Wäre die Vorstellung von dem Verhältniß der Thiere gegen uns blos ein Gegenstand der müssigen Speculation, so könnte es gleichviel seyn, mit welcher Selbsttäuschung wir diesfalls unsrer Eitelkeit schmeichelten; mächtig aber greift es in unsre Moralität ein, ob wir uns einen allzuverächtlichen, oder einen billigen Begriff davon machen, wie wir uns gegen die Thiere, und wie diese sich gegen uns verhalten .... Warum sollte man nun, in der Hoffnung, daß ein billigerer Begriff von den Thieren den Menschen auch zu einer billigeren Behandlung derselben, und eben dadurch auch zu mehrerer Milde gegen seine Mitmenschen vermögen könne – warum sollte man nicht auch einmal versuchen dürfen, ihm recht dringend ans Herz zu legen, daß er, wie Herder sagt, nur eine kleine Stufe über das Thier erhoben ist?"[86]

In gewisser Hinsicht erinnert das argumentative Vorgehen Smiths und Volckmanns an Montaigne und die „Theriophilen" des 16. Jahrhunderts. Wie bei diesen wurden die Fähigkeiten der Tiere betont, um den menschlichen Stolz in Frage zu stellen. Smith versuchte anhand einer Fülle von Tiergeschichten aus der Literatur und zusätzlichen Beobachtungen am eigenen Pudel „Udeis" zu demonstrieren, daß Tiere „*Vorstellungen, Einbildungskraft, Selbstbewustseyn*, und Fähigkeit *willkürlich zu handeln*" besäßen „so wie der Mensch", folglich „eben sowohl eine Seele" hätten wie dieser.[87] Volckmann glaubte ebenfalls hinreichend belegt zu haben, daß den Tieren „Gedächtniß, Erinnerung, Phantasie, sittliche Empfindungen" und verschiedene Grade von „Vernunft" nicht abgesprochen werden dürften.[88] Der Abstand zwischen Mensch und Tier wurde also bewußt und zielstrebig verringert. Anders als bei den „Theriophilen" stand für Smith und Volckmann jedoch nicht mehr die generelle Forderung nach einer vernunftgemäßen und sittlichen Lebensführung des Menschen im Vordergrund, die durch das scheinbar ebenbürtige oder gar überlegene Handeln der Tiere unterstrichen werden sollte. Hier ging es wirklich darum, eine schonende und rücksichtsvolle Behandlung von Tieren zu propagieren. Die „Erhöhung" der Tiere verfolgte nicht mehr den Zweck, Menschen allgemein zu Demut und Bescheidenheit zu erziehen; sie sollte tatsächlich helfen, Tiere vor Roheiten und Mißhandlungen zu schützen. Erst sekundär würde Tierfreundlichkeit auch Menschenfreundlichkeit nach sich ziehen. Die äußere Form der Argumentation war die gleiche geblieben, die dahinter liegenden Intentionen hatten sich geändert.

Die kritische Auseinandersetzung mit der cartesianischen „Tier-Maschine" hatte also zweifellos den Weg zu einer „psychologisch" begründeten Tierethik gebahnt. Indem die Vorstellung vom Tier als seelenloser Automat verworfen und die Existenz vernunftbegabter, möglicherweise sogar unsterblicher Tierseelen angenommen wurde, stellte sich unabweislich die Frage nach der Moralität der Mensch-Tier-Beziehung. Die Forderung tierschonen-

86 Ebenda, S. 16f. Vgl. Johann Gottfried Herder, *Ideen zur Philosophie der Geschichte der Menschheit*, hrsg. v. Martin Bollacher, Frankfurt a. M., Deutscher Klassiker Verlag, 1989, S. 193.
87 Vgl. Smith, *Versuch eines vollständigen Lehrgebäudes*, S. 326.
88 Vgl. Volckmann, *Menschenstolz und Thierqualen*, S. 146.

den Verhaltens erhielt mit dem Argument der Menschenähnlichkeit der Tierseelen eine wichtige philosophisch-theologische Stütze.

Ein wesentlicher zusätzlicher Faktor war in dieser Hinsicht das im 18. Jahrhundert sehr verbreitete und weithin akzeptierte Weltbild der „Great Chain of Being".[89] Die Vorstellung einer alle Geschöpfe von den Engeln über den Menschen und die verschiedenen Tierarten bis hin zum kleinsten Insekt verbindenden Kette relativierte das Dogma der katholischen Kirche von einer Kluft zwischen Mensch und Tier. Zugleich – und häufig sogar im wechselseitigen Austausch mit dem Bild der Kette – wurde eine Stufenleiter aller Lebewesen mit nur graduellen, zwischen benachbarten Arten kaum merklichen Unterschieden angenommen. Mehrere Autoren übertrugen das Konzept der Kette bzw. Stufenleiter auf die Tierseelenproblematik. John Hildrop zum Beispiel argumentierte mit gewissem Sarkasmus, wenn man Verstand, Gemütsart und Fähigkeiten mancher Menschen und mancher Tiere miteinander vergleiche, falle der Unterschied so gering aus, daß es schwer zu sagen sei, wem man den Vorzug geben solle. Auf der Basis des Kontinuitätsprinzips der „Chain of Being" bezweifelte er aber auch ganz im Ernst, daß es möglich sei, eine scharfe Grenze zwischen dem „tiefsten Grad menschlicher Unwissenheit" und der „höchsten Stufe tierischer Kenntnisse" zu ziehen.[90] Hildrops Überzeugung von der Vernünftigkeit und Unsterblichkeit der Tierseele folgte unmittelbar aus dieser Überlegung und bildete ihrerseits die philosophische Voraussetzung für seine tierfreundliche Haltung.

Humphrey Primatt begründete 1776 seinen eindringlichen Appell zur „Barmherzigkeit gegen die thierische Schöpfung" ebenfalls mit der „grossen Leiter der Wesen". Anders als bei Hildrop war für Primatt allerdings nicht die Kontinuität intellektueller Leistungen zwischen Tier und Mensch ausschlaggebend, sondern die Tatsache, daß alle Lebewesen auf der Stufenleiter „des Elendes des Schmerzes fähig" waren. Die Ähnlichkeit der Nerven und Sinnesorgane sowie das „Geschrey und Aechzen" der Tiere galten ihm als untrügliche Beweise. Schmerz wiederum – soweit er nicht der Bestrafung oder einer guten Absicht diente – war für Primatt „*Uebel*": Derjenige, der solcherart grundlos Schmerzen zufüge, begehe eine „*Grausamkeit*" und „Ungerechtigkeit", jede Art von Tierquälerei sei also verwerflich.[91] Zu entsprechenden Schlußfolgerungen gelangte auch der englische Schriftsteller und Politiker Soame Jenyns (1704–1787), der sich auf der Grundlage des Stufenleiterkonzepts bereits 1757 intensiv mit der Frage des Leidens der Lebewesen beschäftigt hatte und davon ausgehend 1782 das Thema „Grausamkeit gegenüber niederen Wesen" abhandelte.[92] Jenyns nahm an, daß der Mensch in der

89 Siehe Arthur O. Lovejoy, *The Great Chain of Being. A Study of the History of an Idea*, Cambridge, Mass./London, Harvard University Press, 1964.
90 Vgl. Hildrop, ‚Free Thoughts upon the Brute-Creation', S. 272–275.
91 Vgl. Primatt, *Ueber Barmherzigkeit und Grausamkeit*, S. 13f.
92 Soame Jenyns, ‚A Free Inquiry into the Nature and Origin of Evil', in: *The Works of*

„Chain of Being“ das mittlere Bindeglied zwischen körperlichen und geistigen Wesen darstellte. So wie viele tausend Wesen unter dem Menschen stünden, würde auch eine Vielzahl spiritueller Wesen über dem Menschen, jedoch unter Gott, stehen. Unter dieser Voraussetzung verglich Jenyns das Leiden der Menschen mit dem der Tierwelt. Nicht anders als die Menschen die Tiere zum Gewinn von Nahrung und Kleidung oder auch nur zu ihrem Vergnügen töten und quälen würden, bedienten sich jene „höheren Wesen“ der leidenden Menschheit für ihre Zwecke. Menschliches und tierisches Leid erschien Jenyns daher prinzipiell gerechtfertigt, zumal er für Mensch *und* Tier einen gerechten Ausgleich im Jenseits erhoffte. Das Schlachten sowie das Töten schädlicher und gefährlicher Tiere sollte dementsprechend erlaubt sein, nicht aber Tierquälerei.[93] Hier kam neben dem Kontinuitätsprinzip der „Great Chain of Being“ auch das biblisch-christliche Statthalterschaftskonzept zum Tragen. Zum einen lag in Jenyns Sicht die Vernünftigkeit eines Hundes oder Affen so nahe an der des „wilden Hottentotten“, daß eine Unterscheidung nur schwer möglich schien[94]; zum anderen betonte er, daß nach göttlichem Willen der Mensch die ihm übertragene Macht über die Tiere „mit Zartgefühl und Barmherzigkeit“ und „im Einklang mit den Gesetzen der Gerechtigkeit und Dankbarkeit“, nicht wie ein „blutrünstiger Tyrann“ auszuüben habe.[95] Die Roheit von Kutschern und Schlachtern, Undankbarkeit gegen altgediente Pferde und treue Hunde, Bärentanzen, Bullenhatz und Hahnenkampf, Jagd- und Angelvergnügen wurden sämtlich von Jenyns aus dieser Perspektive heraus angeprangert. Seine Anklage kulminierte schließlich in der rhetorischen Frage, wie man wohl eines jener „höheren Wesen“ nennen müsse, wenn es so mit den Menschen umginge, wie diese mit den Tieren. „Einen Sportsmann“, lautete seine bitter ironische Antwort.[96]

Wie die Argumentationen Hildrops, Primatts und Jenyns' zeigen, begünstigte das Konzept der „Great Chain of Being“ eine tierfreundliche, auf eine Art von Zusammengehörigkeitsgefühl gründende Sicht des Mensch-Tier-Verhältnisses.[97] Daß die Stufenleiter der Lebewesen gelegentlich aber auch zuungunsten der Tiere interpretiert werden konnte, belegt das Beispiel des Hallenser Professors der Philosophie Georg Friedrich Meier (1718–1777). In seinem *Versuch eines neuen Lehrgebäudes von den Seelen der Thiere* (1749) wandte sich Meier zunächst wie sein Leipziger Kollege Winkler gegen die

Soame Jenyns, Esq., 4 Bde., hrsg. v. Charles Nalson Cole, London, Printed for T. Cadell, 1790, Bd. 3, S. 1–175; ders., ‚Disquisition II. On Cruelty to Inferior Animals', ebenda, Bd. 3, S. 186–195.

93 Vgl. ders., ‚Nature and Origin of Evil', S. 56–80.

94 Vgl. ders., ‚Disquisition I. On the Chain of Universal Being', in: *The Works*, Bd. 3, S. 179–185, S. 184.

95 Vgl. ders., ‚Cruelty to Inferior Animals', S. 186f.

96 Vgl. ebenda, S. 187–195.

97 Entsprechend auch bei Reinhard, *System der Christlichen Moral*, Bd. 5, S. 127.

mechanistischen Vorstellungen Pereiras und Descartes' und trat für die Existenz unsterblicher Tierseelen ein.[98] Sein Hauptargument hierfür lautete, Gott müsse die Tiere mit Seelen begabt haben, damit die Schöpfung aus allen nur möglichen Perspektiven gedacht und genossen werden könne. Denn der Mensch allein könne nicht alles denken und erfahren.[99] Der kontinuierlichen Stufenleiter aller Lebewesen zufolge, argumentierte Meier weiter, besäßen die Tiere in unterschiedlichem Ausmaß Vernunft, wenn auch in geringerem Grade als der Mensch.[100] An dieser Stelle brachte der Hallenser Philosoph die Metempsychoselehre in das Konzept der Stufenleiter ein: Wenn ein Tier sterbe, könne seine Seele bei der folgenden Inkarnation auf die jeweils nächsthöhere Vernunftstufe gelangen, bis sie schließlich zu einer ganz vernünftigen Menschenseele bzw. zu reinem „Geist" werde. „Ich erblicke in dem verächtlichen Wurme einen zukünftigen Verehrer Gottes", folgerte Meier.[101] Im Unterschied zu den Anhängern der pythagoreischen oder brahmanischen Seelenwanderungslehre bestand seine ethische Konsequenz jedoch nicht in extremer Tierschonung. Ganz im Gegenteil, Meier befürwortete das Töten von Tieren, weil es den Aufstieg ihrer Seelen beschleunige, und er zog den ungewöhnlichen, aber logischen Schluß: „Den Thieren kann keine grössere Wohlthat wiederfahren, als wenn sie getödtet werden."[102]

Die Tierseelenlehre und das Konzept der „Great Chain of Being" standen, wie gerade dieses letzte Beispiel zeigt, noch völlig im Bann einer anthropozentrischen Weltsicht. Die Gemeinsamkeiten und die Verbundenheit mit den Tieren wurden zwar von Denkern des 18. Jahrhunderts immer wieder herausgestellt. An der Überlegenheit des Menschen und seinem gottgegebenen Herrschaftsrecht über die Tierwelt wurde aber kaum ernsthaft gezweifelt. Allerdings begnügten sich die Autoren, die das Mensch-Tier-Verhältnis näher beleuchteten, nicht mehr damit, die Thematik allein unter theologischen oder philosophisch-psychologischen Gesichtspunkten abzuhandeln. In zunehmendem Maße wurde auch gefragt, wie sich der Mensch vom Standpunkt des Naturrechts aus gegen die Tiere verhalten solle und dürfe. Diesen ersten *rechtlichen* Erwägungen ist der folgende Abschnitt gewidmet.

98 Siehe Georg Friedrich Meier, *Versuch eines neuen Lehrgebäudes von den Seelen der Thiere*, Halle, verlegts Carl Herrmann Hemmerde, 1749, S. 23–44.

99 Vgl. ebenda, S. 40–42. Siehe hierzu auch Maximilian Perty, *Ueber das Seelenleben der Thiere. Thatsachen und Betrachtungen*, Leipzig/Heidelberg, C. F. Winter'sche Verlagshandlung, 1865, S. 6f.; Dieter und Roland Narr, ‚Menschenfreund und Tierfreund im 18. Jahrhundert', *Studium Generale* 20 (1967), S. 293–304, S. 296f.

100 Vgl. Meier, *Versuch eines neuen Lehrgebäudes*, S. 107–109.

101 Vgl. ebenda, S. 113–118.

102 Ebenda, S. 118.

1.3. Rechtliche Aspekte

1.3.1. Die Rechtlosigkeit der Tierwelt

Die zentrale Frage, die während des gesamten 18. Jahrhunderts den rechtlichen Diskurs über die Mensch-Tier-Beziehung beherrschte, war diejenige, ob die Tiere gegenüber dem Menschen überhaupt Rechte haben können. Den provozierenden Ausgangspunkt der Diskussion bildete die Auffassung von der völligen Rechtlosigkeit des Tieres, die im 17. Jahrhundert insbesondere von der sogenannten Naturrechtsschule vertreten worden war.

Die Naturrechtler, namentlich Hugo Grotius (1583–1645), Christian Thomasius (1655–1728) und der schon erwähnte Samuel von Pufendorf, gingen von der allgemeinen Voraussetzung aus, daß sich das Recht aus den Geselligkeitstrieben *mit Vernunft begabter* Wesen entwickelt hatte, um deren Beziehungen untereinander zu regeln. Als *vernunftlose* Geschöpfe standen die Tiere daher außerhalb des naturrechtlichen Systems.[103] Dieser Standpunkt zeigte sich besonders deutlich in Pufendorfs *De jure naturae et gentium* aus dem Jahr 1672. Pufendorf versicherte hier ausdrücklich, daß kein Rechtsverhältnis und keinerlei wechselseitige Verpflichtungen zwischen Mensch und Tier bestünden, noch solche der Natur nach bestehen müßten. Zum einen sei der Mensch durch das Gesetz der Natur nicht dazu verpflichtet, in Freundschaft und Gemeinschaft mit den Tieren zu leben; zum anderen seien die Tiere gar nicht fähig, bei einem entsprechenden Pakt ihre Verpflichtungen gegenüber den Menschen einzuhalten. Für Pufendorf war das Mensch-Tier-Verhältnis ein natürlicher, fortwährender Kriegszustand. Vor allem das Verhalten der wilden, dem Menschen gefährlichen Tiere, doch auch das verwilderter Haustiere, belegte in seiner Sicht die Richtigkeit dieser Interpretation. Gemäß dem Kriegsrecht aber, das gestatte, dem Feind das anzutun, was im eigenen Interesse liege, sollte es erlaubt sein, Tiere zu töten, beispielsweise zum Nahrungsgewinn oder zur Beschränkung ihrer Anzahl. Das Verletzen und Töten von Tieren könne auch kein Unrecht gegen den Schöpfer darstellen, argumentierte Pufendorf weiter, eben weil Gott keine Rechtsbeziehung zwischen den Menschen und der Tierwelt eingerichtet habe.[104]

Die Lehre der Naturrechtler vom Fehlen eines Rechtsverhältnisses zwischen Mensch und Tier war im Kern keineswegs neu. Bereits die Stoiker hatten aus ihrer anthropozentrischen Weltsicht heraus die Existenz rechtlicher Verpflichtungen gegenüber den ihrer Meinung nach vernunftlosen Tieren geleugnet und waren für ein uneingeschränktes Recht auf Tiernutzung eingetreten.[105] Im 18. Jahrhundert war diese Position insbesondere durch die

103 Vgl. Theodor Hans JUCHEM, *Die Entwicklung des Tierschutzes von der Mitte des 18. Jahrhunderts bis zum Reichsstrafgesetzbuch von 1871*, Jur. Diss. Bonn, 1940, S. 14.

104 Vgl. PUFENDORF, *De jure naturae et gentium*, Bd. 1, S. 509f.

105 Vgl. PASSMORE, ‚Treatment of Animals', S. 198; DIERAUER, *Tier und Mensch im Denken der Antike*, S. 238–245.

Überlieferung Ciceros (106–43 v. Chr.) in *De finibus bonorum et malorum* bekannt.[106] Zudem hatte sich der Kirchenvater Augustinus offenkundig den stoischen Standpunkt zu eigen gemacht und betont, Christus selbst sei überzeugt gewesen, daß es keine rechtliche Gemeinschaft zwischen den Menschen und der tierischen und pflanzlichen Schöpfung gebe. Wie die Stoiker hatte auch Augustinus die Tiere als Wesen gekennzeichnet, die aufgrund ihrer Vernunftlosigkeit nicht mit den Menschen verbunden seien und deren Leiden darum keine größere Bedeutung zukomme. Vor allem für die katholische Kirchenlehre war diese Auffassung – vermittelt durch entsprechende Ausführungen Thomas von Aquins – grundlegend geworden (siehe auch oben, S. 104).[107] Schließlich wurde auch von Philosophen des 17. Jahrhunderts, zum Beispiel von Thomas Hobbes (1588–1679) und von Baruch de Spinoza (1632–1677), die Meinung von der Rechtlosigkeit der Tiere im Verhältnis zum Menschen vertreten und begründet. So war für Hobbes ausschlaggebend, daß die Tiere als vernunft- und sprachlose Wesen keine Verträge schließen könnten.[108] In Spinozas Sicht bestimmte sich das Recht des einzelnen Subjekts nach seiner „Tugend und Macht", so daß die Menschen weit mehr Rechte über die Tiere hätten als umgekehrt. Dementsprechend war er überzeugt, daß der Mensch die Tiere geradezu „nach Belieben" nutzen dürfe, zumal ihre Natur nicht mit der des Menschen übereinstimme und ihre Affekte von den menschlichen wesenhaft verschieden seien.[109] Die Vorstellung von der Rechtlosigkeit der Tiere forderte vor allem dadurch zum Widerspruch heraus, daß sie jegliche Verpflichtung des Menschen gegenüber dem Tier zu leugnen schien. Der Nürnberger Philosoph Siegmund Jakob Apin sprach bereits 1722 in seiner naturrechtlichen Dissertation von einer „großen Kontroverse unter den Gelehrten", welche die Frage *„Ob man den Tieren Pflichten schulde"* zum Gegenstand gehabt habe.[110] Das wesentliche Problem bestand offensichtlich darin, eine tragfähige rechtliche Begründung für die wohl eher gefühlsmäßige Überzeugung von der Verwerflichkeit der Tierquä-

106 Siehe Marcus Tullius Cicero, *De finibus bonorum et malorum*, eingel. u. ins Deutsche übers. v. Karl Atzert, Zürich/Stuttgart, Artemis Verlag, 1964, S. 274 (III, 20). Die Stelle wird z. B. zitiert in Pufendorf, *De jure naturae et gentium*, Bd. 1, S. 509, Fn. 1 und Reinhard, *System der Christlichen Moral*, Bd. 5, S. 124, Fn. b). Siehe auch Cicero, *Über die Gesetze (De legibus)*, hrsg. v. Elmar Bader und Leopold Wittmann, Reinbek, Rowohlt, 1969, S. 17 (I, 8).

107 Vgl. Passmore, ‚Treatment of Animals', S. 197, 200f.; Wolfgang Sellert, ‚Das Tier in der abendländischen Rechtsauffassung', in: *Studium generale. Vorträge zum Thema: Mensch und Tier, WS 1982/83 Tierärztl. Hochschule Hannover*, Hannover, Verlag M. & H. Schaper, 1984, S. 66–84, S. 76.

108 Vgl. ebenda, S. 81.

109 Zit. in Ignaz Bregenzer, *Thier-Ethik. Darstellung der sittlichen und rechtlichen Beziehungen zwischen Mensch und Thier*, Bamberg, C. C. Buchner Verlag, 1894, S. 193f.; siehe auch Sellert, ‚Das Tier in der abendländischen Rechtsauffassung', S. 81.

110 Vgl. Apin, *Dissertatio ... an liceat brutorum corpora mutilare*, S. 17.

lerei und Tiermißhandlung zu geben. Während des 18. Jahrhunderts bildeten sich hierzu zwei Hauptstrategien heraus. Entweder wurde die Auffassung von der Rechtlosigkeit der Tierwelt beibehalten und eine *indirekte* Verpflichtung gegenüber dem Tier konstruiert, oder es wurden tatsächlich *Tierrechte* postuliert. Letzterer Weg setzte allerdings voraus, daß die Kriterien der Vernünftigkeit und Sprachfähigkeit, die bisher als Voraussetzung für den Besitz von Rechten gegolten hatten, durch ein anderes, auch für Tiere unzweifelhaft zutreffendes Kriterium ersetzt werden würden.

1.3.2. Die indirekte Verpflichtung gegenüber dem Tier

Die Möglichkeit *indirekter* Pflichten gegenüber den Tieren hatte schon Pufendorf selbst implizit eingeräumt, als er auf das Problem der mutwilligen Tiertötung eingegangen war. Diese stellte in seiner Sicht einen *Mißbrauch* des von Gott verliehenen Herrschaftsrechts über die Tierwelt dar und beleidigte deshalb Gott. Zudem zog er eine Parallele zum Völkerrecht: So wie es im Interesse der einzelnen Staaten liege, daß keiner Mißbrauch treibe, so schade es der gesamten Gemeinschaft der Sterblichen, wenn die Tiere „nutzlos und leichtfertig" umgebracht würden.[111] Pufendorf ließ demnach eine *mittelbare* Verpflichtung gegen das Tier zu, die durch die *direkte* Pflicht gegenüber Gott und gegenüber den Mitmenschen bedingt war. Im 18. Jahrhundert wurde diese Konzeption weiter ausgebaut. Apin gestand zwar bereitwillig zu, daß kein ausdrücklicher Vertrag zwischen Mensch und Tier bestehe, Kraft dessen man den Tieren verpflichtet sei; doch betonte er, daß die Tiere *Gegenstand* der Pflichten gegenüber Gott seien. Die Tiere seien gewiß nicht imstande, aus einer vertraglichen Verpflichtung heraus zu „geben", aber „empfangen" könnten sie sehr wohl, nämlich als Objekte, auf welche die menschlichen Handlungen gerichtet seien.[112] Entsprechend bemühte sich Apin darum, allgemeinverbindliche Grenzen des Rechts über die Tiere anzugeben. Solche Grenzen würden zum einen durch die „Erhaltung der Tiere" („brutorum conservatio"), zum anderen durch die „Ausrichtung der Tiere auf ihre Bestimmung" („directio brutorum ad suos fines") gesetzt. Aus dem Erhaltungsprinzip folgte für Apin die Pflicht zur Versorgung domestizierter Tiere bzw. das Verbot, Tiere ohne Notwendigkeit zu schädigen oder zu töten. Aus dem Bestimmungsprinzip leitete er insbesondere ein Verbot ab, Tiere durch Ohr- oder Schwanzamputationen zu „verstümmeln". Ihr vorausbestimmter Zweck werde hierbei mißachtet, und die göttliche Ordnung werde dadurch gestört.[113] Das Überschreiten jener Grenzen wertete Apin als Verstoß gegen

111 Vgl. PUFENDORF, *De jure naturae et gentium*, Bd. 1, S. 511.
112 Vgl. APIN, *Dissertatio ... an liceat brutorum corpora mutilare*, S. 17.
113 Vgl. ebenda, S. 12f.

das Naturrecht und als „Ungerechtigkeit" („iniustitia") gegenüber dem Tier. Von „Unrecht" („iniuria") wollte er hier allerdings nur im weitgefaßten, allgemeinen Sinne sprechen, weil wegen der fehlenden Rechtsgemeinschaft zwischen Mensch und Tier der Satz „*in bruta non cadat iniuria*" gelte.[114]

Knapp dreißig Jahre später befaßte sich der schottische Philosoph David Hume (1711–1776) in seinem *Essay Concerning the Principles of Morals* (1751) auf vergleichbare Weise mit dem Problem menschlicher Verpflichtungen gegenüber der Tierwelt. Auch er stellte eine „Gemeinschaft" („society") mit den Tieren in Abrede, weil diese zwar in gewissem Grade vernunftbegabt, jedoch in geistiger wie körperlicher Hinsicht dem Menschen weit unterlegen seien. Tiere könnten keinerlei „Recht" („right") und „Eigentum" („property") besitzen, da sie unfähig seien, irgendwelchen Widerstand zu leisten oder ihrem Unwillen wirksam Ausdruck zu verleihen. Noch strenger als Apin lehnte Hume es deshalb sogar ab, von „Gerechtigkeit" („justice") gegenüber Tieren zu sprechen. Aber auch Hume konstruierte eine Verpflichtung gegenüber Tieren: Der Mensch sollte durch die „Gesetze der Humanität" („laws of humanity") gebunden sein, rücksichtsvollen Gebrauch von den Tieren zu machen.[115] Es fällt auf, daß Hume – wohl der fortgeschrittenen Säkularisierung entsprechend – nicht mehr von einer Pflicht gegenüber Gott ausging, wie Pufendorf und Apin dies getan hatten, sondern nur von einer allgemeinen Verpflichtung der Menschlichkeit. Bei Immanuel Kant (1724–1804) sollte schließlich in konsequenter Fortführung solchen Denkens die Schonung von Tieren zur Pflicht des Menschen *gegen sich selbst* werden.

Bereits in seinen Vorlesungen der Jahre 1762 bis 1764 hatte Kant ganz im Geiste der Naturrechtler gelehrt: „Wir haben gegen kein Wesen eine *Pflicht*, als gegen ein vernünftiges Wesen."[116] In seiner *Grundlegung zur Metaphysik der Sitten* (1785) bekräftigte er, daß „vernunftlose Wesen", d.h. Tiere, als Mittel mit nur relativem Wert oder als „Sachen" zu betrachten seien, „vernünftige Wesen", d.h. Menschen, aber als „Personen" mit Selbstzweck.[117] In voller Deutlichkeit kam Kants Sicht der Mensch-Tier-Beziehung allerdings erst 1797, in *Die Metaphysik der Sitten*, zum Ausdruck. Hier stellte er unmißverständlich fest, daß der Mensch zu vernunftlosen Wesen, die selbst weder Rechte noch Pflichten hätten, in keinerlei rechtlichem Verhältnis stehen könne. Verpflichtungen bestünden nur gegenüber Menschen, d.h. gegen sich

114 „*Tieren geschieht kein Unrecht*"; vgl. ebenda, S. 27.

115 Vgl. David Hume, *The Philosophical Works*, 4 Bde., hrsg. v. Thomas Hill Green und Thomas Hodge Grose, London, 1882–86 (Reprint Aalen, Scientia Verlag, 1964), Bd. 4, S. 185f.

116 Hans Dietrich Irmscher (Hrsg.), *Immanuel Kant. Aus den Vorlesungen der Jahre 1762 bis 1764. Auf Grund der Nachschriften Johann Gottfried Herders*, Köln, Kölner Universitäts-Verlag, 1964 (*Kantstudien*, Ergänzungsheft 88), S. 173.

117 Vgl. Immanuel Kant, *Werke*, 6 Bde., hrsg. v. Wilhelm Weischedel, Darmstadt, Wiss. Buchgesellschaft, 1956, Bd. 4, S. 60.

selbst und die Mitmenschen.[118] Ähnlich wie David Hume definierte Kant den Begriff der Pflicht über die „moralische Nötigung" durch den Willen eines verpflichtenden Subjekts. Voraussetzung für diese Nötigung war aber in seiner Sicht, daß dieses Subjekt eine real erfahrbare „Person" darstellte. Direkte Pflichten gegen das Reich der Tiere, Pflanzen und Mineralien, aber auch gegen die Engel und Gott erschienen ihm darum nicht gegeben, sondern nur mittelbare, die in Wahrheit Pflichten des Menschen gegen seine eigene Person seien. Dementsprechend handelte Kant das Verhältnis des Menschen zu den Tieren unter der Überschrift ab: „Von der Amphibolie der moralischen Reflexionsbegriffe: Das, was Pflicht des Menschen gegen sich selbst ist, für Pflicht gegen andere zu halten".[119]

Für Kant bestand nur deshalb eine Pflicht zur „Enthaltung von gewaltsamer und zugleich grausamer Behandlung der Tiere", weil durch diese das menschliche Mitgefühl abgestumpft und damit „eine der Moralität, im Verhältnisse zu anderen Menschen, sehr diensame natürliche Anlage geschwächt und nach und nach ausgetilgt" werden würde. Ein schonender Umgang mit Tieren galt ihm deshalb als „Pflicht des Menschen gegen sich selbst". Eine Verpflichtung gegenüber dem Tier bestehe nur „indirekt".[120] Der alte Gedanke, daß Grausamkeit gegen Tiere zu Grausamkeit gegen Menschen führe, spielte in Kants Argumentation also letztlich die ausschlaggebende Rolle. Es ging ihm nicht darum, das Tier selbst zu schützen. Vielmehr war ihm nur daran gelegen, die Moralität des Menschen vor den negativen Auswirkungen tierquälerischen Verhaltens zu bewahren. Kants praktische Folgerungen für den täglichen Umgang mit Tieren lagen damit auch ganz im Rahmen des zeitgenössischen moralischen Standards: Eine angemessene Nutzung der Arbeitsleistung von Tieren erschien ihm vor diesem Hintergrund ebenso gerechtfertigt wie die rasche und möglichst schmerzlose Tiertötung.[121]

Kants Konzeption der Mensch-Tier-Beziehung war im Grunde das konsequent zu Ende gedachte Resultat des Satzes der Naturrechtsschule von der völligen Rechtlosigkeit der Tierwelt. Lediglich auf dem Weg der indirekten Verpflichtung konnte unter dieser Prämisse Tierquälerei verworfen werden: Pflicht gegenüber Tieren konnte nur als Pflicht gegenüber Gott, gegenüber den Mitmenschen oder gegenüber der eigenen Person existieren. Während Pufendorf und Apin sich letztenendes auf die Verpflichtung gegenüber dem Schöpfergott berufen hatten, war bei Hume und Kant allein der Mensch zum

118 Vgl. ebenda, Bd. 4, S. 349, 577.
119 Vgl. ebenda, S. 577f. Siehe auch Günther Patzig, ‚Der wissenschaftliche Tierversuch unter ethischen Aspekten', in: Wolfgang Hardegg und Gert Preiser (Hrsgg.), *Tierversuche und medizinische Ethik. Beiträge zu einem Heidelberger Symposion*, Hildesheim, Olms/Weidmann, 1986 (*Frankfurter Beiträge zur Geschichte, Theorie und Ethik der Medizin*, Bd. 3), S. 68–84.
120 Vgl. Kant, *Werke*, Bd. 4, S. 578f.
121 Vgl. ebenda, S. 579.

verpflichtenden Subjekt geworden. Die Schonung der Tiere war aus dieser Perspektive betrachtet nichts anderes mehr als eine menschliche Selbstverpflichtung. In der zweiten Hälfte des 18. Jahrhunderts vollzogen jedoch zugleich andere Denker den Bruch mit der grundlegenden Vorstellung vom fehlenden Rechtsverhältnis zwischen Mensch und Tier. In Analogie zu den Menschenrechten wurde die Existenz von Tierrechten erklärt.

1.3.3. Die Rechte der Tiere

Einen ersten Schritt in Richtung auf einen rechtlichen Status der Tiere machte 1769 der Genfer Gelehrte und Naturforscher Charles Bonnet in seinem Werk *La palingénésie philosophique*. Bonnet ging von der Auffassung aus, daß in der Natur eine von Gott vorgegebene Ordnung herrschte, deren Zweck im größtmöglichen Glück „der empfindenden und der denkenden Wesen" lag. Moralisches Verhalten müsse deshalb auf möglichst genaue Konformität mit dieser Ordnung abzielen. Daraus folgte in Bonnets Sicht, daß derjenige, der ein „empfindendes Wesen wie ein unempfindliches" behandelte – oder „ein Tier wie einen Kieselstein" – gegen das Moralgesetz verstieß. Dementsprechend erweiterte er die Definition des Naturrechts: Die „natürlichen Gesetze" sollten aus den Beziehungen der Menschen zu *sämtlichen* Wesen resultieren, nicht nur aus denen der Menschen untereinander, wie dies die Naturrechtsschule gelehrt hatte.[122] Der Begriff eines Tierrechts war damit zwar noch nicht geschaffen, doch der Gedanke, daß jedes empfindungsfähige Lebewesen eine Art von Anspruch auf sein eigenes Lebensglück haben sollte, klang bereits deutlich an:

> „Er [= „der moralische Mensch"] wird es keineswegs als eine ganz indifferente Handlung betrachten, eine Mücke zu zerquetschen, die ihm nichts Böses angetan hat und ihm auch gar nicht antun könnte. So wie er weiß, daß diese Mücke ein empfindungsfähiges Wesen ist, das auf seine Art und Weise die Süßen des Daseins genießt, so wird er dieser auch nicht zum Vergnügen, aus Laune oder ohne Überlegung, das Leben rauben ..."[123]

Nur sieben Jahre später, 1776, wurde in England von Humphrey Primatt der entscheidende zweite Schritt zu einem tierischen „Recht auf Glückseligkeit" vollzogen. Das Leiden des Tieres, argumentierte er, sei schlimmer als das des Menschen, da die Tiere keine Aussicht auf ein Leben im Jenseits hätten, als sprachlose Wesen ihre Peiniger nicht anklagen könnten und als unvernünftige und darum zu moralischen Verfehlungen unfähige Geschöpfe

122 Vgl. BONNET, ‚La palingénésie philosophique', S. 405–407.

123 Ders., ebenda, S. 408: „Il ne regardera point comme une action purement indifférente d'écraser un Moucheron qui ne lui fait et ne peut lui faire aucun mal. Comme il sait que ce Moucheron est un Etre sensible qui goûte à sa maniere les douceurs de l'existence, il ne privera point de la vie par plaisir, par caprice ou sans réflexion..."

auch nicht in der Lage seien, Schmerz als Strafe zu erdulden. Für sie sei der „gegenwärtige Schmerz“ das einzige Übel und „gegenwärtige Glückseligkeit“ das einzige Gut. Darum habe das Tier, solange es lebe, „ein Recht auf Glückseligkeit“.[124]

In Primatts Überlegungen zeichnete sich schon unübersehbar ab, daß die *Fähigkeit zur Schmerzempfindung* zum neuen Kriterium für den Besitz von Rechten erhoben werden würde. Das alte Kriterium der Vernünftigkeit wurde von ihm entsprechend angegriffen. Die „Seelenkräfte“ eines Lebewesens waren für Primatt gottgewollte Eigenschaften wie die körperlichen Merkmale. Sie könnten daher „weder ein Gegenstand des Stolzes, noch der Verachtung“ sein.[125] Die entscheidende Argumentation, die Primatt an dieser Stelle einbrachte, verlief über eine Analogie mit dem Rassismus. Dessen Verwerflichkeit diente ihm als Modell für eine Verurteilung der Tierquälerei. So wie der weiße Mensch wegen seiner gottgegebenen Hautfarbe kein Recht habe, einen schwarzen Menschen „sklavisch und tyrannisch zu behandeln“, so dürfe auch der Kluge nicht den Närrischen, der große Schlanke nicht den Zwerg und der Reiche nicht den Armen unterdrücken, denn alle diese Eigenschaften hingen nicht von der freien Wahl der jeweiligen Menschen ab, sondern vom Willen Gottes.[126] Hieraus aber folgerte Primatt:

> „… wenn demnach unter den Menschen die Verschiedenheit der Kräfte der Seele und ihrer Gemüthsart, Statur und Zufällen des Glücks keinem einzigen ein Recht giebt, einen andern blos um dieser Verschiedenheiten willen zu mißbrauchen oder zu verspotten: so kann aus eben dem Grunde ein Mensch kein natürliches Recht haben, ein Thier zu mißbrauchen und zu quälen, blos darum, weil ein Thier nicht die Seelenkräfte eines Menschen hat. Denn so, wie der Mensch ist, ist er es blos, wie ihn Gott gemacht hat; und dasselbe gilt auch von den Thieren.“[127]

Mit dieser Argumentation nahm Primatt das – wesentlich bekanntere – Plädoyer des englischen Rechtstheoretikers und Philosophen Jeremy Bentham (1748–1832) für die Existenz von Tierrechten vorweg. Benthams berühmter Satz über die Tiere „the question is not, Can they *reason*? nor, Can they *talk*? but, Can they *suffer*?“ in seiner *Introduction to the Principles of Morals and Legislation* (verfaßt 1780, publ. 1789) barg nicht nur dieselbe Kernaussage, sondern stand auch im gleichen gedanklichen Kontext. Bentham verglich hier den Status von Tieren in England mit dem menschlicher Sklaven in anderen Ländern und trat für Tierrechte ebenso ein wie für die Abschaffung der Sklaverei. „Der Tag *mag* kommen“, prophezeite er, „an dem der Rest der tierischen Schöpfung die Rechte erlangen wird, die ihm nicht anders vorenthalten werden konnten als durch die Hand der Tyrannei.“[128]

124 Vgl. Primatt, *Ueber Barmherzigkeit und Grausamkeit*, S. 34–40.
125 Vgl. ebenda, S. 16f.
126 Vgl. ebenda.
127 Ebenda, S. 17.
128 Vgl. Jeremy Bentham, ‚An Introduction to the Principles of Morals and Legislation‘,

Bentham verwies in diesem Zusammenhang auf den französischen *Code Noir* von 1685, der den Status von Sklaven in der Karibik regelte: Das Gesetz verbot die Tötung von Sklaven durch ihre Herren und autorisierte die königlichen Behörden, Sklaven vor Mißhandlungen zu schützen. Die Franzosen hätten demzufolge bereits erkannt, kommentierte Bentham, daß die schwarze Hautfarbe kein Grund sei, einen Menschen schutzlos der Willkür eines Peinigers zu überlassen. Eines Tages werde man wohl erkennen, daß die „Anzahl der Beine, die Behaartheit der Haut und das Ende des *Os sacrum* gleichermaßen unzureichende Gründe" seien, ein empfindungsfähiges Wesen dem gleichen Schicksal preiszugeben.[129]

Für Bentham, der als Begründer des Utilitarismus gilt, war die Fähigkeit zur Schmerzempfindung zusammen mit der komplementären Fähigkeit zum Lustgewinn das zentrale Prinzip seiner philosophischen Überlegungen. „*Schmerz* und *Lust*", stellte er fest, seien die „zwei souveränen Herren" der Menschheit. „Nützlichkeit" („utility") definierte er demgemäß als „das Merkmal jeder Zielsetzung, wodurch diese dazu tendiert, Gewinn, Vorteil, Lust, Wohl oder Glück zu schaffen ... bzw. ... das Eintreten von Unheil, Schmerz, Übel oder Unglück zu verhindern".[130] Ein solches Nützlichkeitsinteresse schrieb Bentham nicht nur Menschen zu, sondern auch Tieren. Die Interessen der Tiere, kritisierte er, seien von den „alten Juristen", die die Tiere zu „Sachen" degradiert hätten, vernachlässigt worden. Den Grund hierfür sah er vor allem darin, daß die Gesetze „das Werk der Furcht voreinander" seien: Die Tiere als weniger rationale Wesen seien nicht in der Lage gewesen, sich in dieser Hinsicht wie der Mensch Geltung zu verschaffen.[131]

Bentham untermauerte seine Forderung nach Tierrechten nicht allein mit dem Kriterium der Empfindungs- oder Leidensfähigkeit als Grundlage tierischer Interessen. Zusätzlich bemühte er sich darum, das Ungenügen der alten Kriterien „Vernunft" und „Sprache" zu beweisen: Seiner Ansicht nach war ein ausgewachsenes Pferd oder ein erwachsener Hund „unvergleichlich vernünftiger" und ein weitaus verständigerer Gesprächspartner als ein menschliches Neugeborenes.[132]

Ein sehr ähnliches Argument war in Deutschland von dem nachmaligen Mainzer Professor der Logik und Metaphysik Wilhelm Dietler (siehe auch oben, S. 109) schon 1787 zur Diskussion gestellt worden. In seiner Schrift *Gerechtigkeit gegen Thiere* kritisierte dieser die traditionelle Auffassung von der Rechtlosigkeit der Tiere als „sehr hoelzerne Philosophie". Die fehlende „Vernunft" der Tiere und ihre Unfähigkeit, ihre Ansprüche geltend zu ma-

hrsg. v. J. H. Burns und H. L. A. Hart, in: J. H. Burns (Hrsg.), *The Collected Works of Jeremy Bentham*, 5 Bde., London, Athlone Press, 1968–84, Bd. 2.1, S. 283.

129 Vgl. ebenda.

130 Vgl. ebenda, S. 11f.

131 Vgl. ebenda, S. 282.

132 Vgl. ebenda, S. 283.

chen, waren für ihn keine überzeugenden Gründe, die Existenz von „Thierrechten" zu leugnen[133]:

„Freilich wenn man niemand Rechte lassen will, als wer im Stande ist uns belangen zu koennen, so hat man Grund sie den Thieren abzusprechen, denn sie werden wohl schwerlich je mit uns wegen zugefügter Beleidigungen vor Gericht erscheinen. Aber dieses kann ja auch das unmündige Kind nicht, und doch laeugnet man nicht, es sei widerrechtlich, ungerecht, das Kind zu toeden, zu verletzen oder dergleichen, das Kind habe also gewisse Rechte. Folglich koennen ja die Thiere eben so wohl gewisse Rechte haben, das heisst, manche Handlungen gegen dieselben koennen ungerecht, unerlaubt sein."[134]

Mit ihrer These vom Recht der Tiere formulierten Primatt, Bentham und Dietler eine Alternative zu dem – von Hume und Kant vertretenen – Konzept der lediglich indirekten Verpflichtung gegenüber dem Tier. So stellt sich am Ende des 18. Jahrhunderts das Bild einer Dichotomie in der rechtlich-philosophischen Beurteilung der Mensch-Tier-Beziehung dar: Mittelbare Pflicht gegenüber dem rechtlosen Tier oder direkte Verpflichtung gegenüber dem Tierrecht lauteten die beiden Möglichkeiten. Allerdings ist zu fragen, inwieweit sich hieraus unterschiedliche Konsequenzen für die daraus abgeleiteten praktischen Forderungen ergaben. Vergleicht man etwa die Schlußfolgerungen Kants und Benthams als Exponenten der beiden gegensätzlichen Konzepte, so zeigt sich ein geradezu vollständiger Konsens: Wie Kant akzeptierte Bentham das rasche Töten von Tieren zum Nahrungsgewinn oder zur Vernichtung von Schädlingen, beide lehnten das Quälen und Mißhandeln von Tieren als verwerfliche Handlungsweisen ab.[135]

Beide Konzepte wurden in tierschützerischer Absicht auch komplementär eingesetzt, wie das zeitgenössische Beispiel des dänischen Theologen Lauritz Smith (siehe oben, S. 108, 119) zeigt. Für diesen war einerseits – im Sinne des Konzepts der indirekten Verpflichtung – die Verrohungsgefahr durch Tierquälerei ein wesentlicher Gesichtspunkt.[136] Andererseits betonte er aber auch, daß der Mensch eben nicht nur eine „mittelbare Verbindlichkeit" als Folge der Pflichten gegenüber Gott, den Nächsten und sich selbst hätte. Das Argument, Tiere hätten kein Recht, weil sie sich gar keinen Begriff von Recht und Verbindlichkeit machen könnten, greife nicht, da – und hier rekurrierte Smith auf Dietler – der Mensch sonst auch keine Pflichten gegenüber der Leibesfrucht, Kindern oder geistesgestörten Personen haben könnte.[137] Obwohl Smith deshalb zusätzlich vom neuen Konzept der Tierrechte ausging, forderte er letztlich aber nichts anderes als diejenigen Autoren, die

133 Vgl. Dietler, *Gerechtigkeit gegen Thiere*, S. 28.
134 Ebenda.
135 Vgl. Bentham, ‚Introduction to the Principles of Morals and Legislation', S. 282f.; Kant, *Werke*, Bd. 4, S. 578f.
136 Siehe Smith, *Versuch eines vollständigen Lehrgebäudes*, S. 473–476.
137 Vgl. ebenda, Vorrede, S. XVI–XVIII, S. 391–393.

nur eine indirekte Verpflichtung annahmen. Sein entsprechender Pflichtenkatalog für den Menschen verlangte wiederum die Versorgung domestizierter Tiere, generelle körperliche und seelische Schonung von Tieren und insbesondere schnelles und möglichst schmerzloses Schlachten der Nutztiere bzw. Töten der schädlichen oder gefährlichen Tiere.[138] Dasselbe gilt für den englischen Schriftsteller und Landwirt John Lawrence (1753–1839). Dieser brachte zwar in seinem zweibändigen *Philosophical and Practical Treatise on Horses* (1. Ausg. 1796–98) ein eigenes Kapitel „The Rights of Beasts" und schlug darin sogar die Schaffung eines „jus animalium" vor, seine praktischen Forderungen für den Umgang mit Tieren unterschieden sich jedoch nicht von denen früherer Autoren.[139] Da die praktischen Konsequenzen der beiden Konzepte offenbar gleich waren, liegt die Vermutung nahe, daß die Auseinandersetzung mit dem Problem der Tierrechte im 18. Jahrhundert tatsächlich weitgehend ein „bloßer Wortstreit" war, wie Smith 1793 urteilte und wie dies vor ihm schon Dietler und Apin angedeutet hatten.[140] Wie aber stellte sich die zeitgenössische Rechtswirklichkeit in Fällen von Tierquälerei dar, und welches der beiden Konzepte kam hier zum Tragen?

1.3.4. Gerichtsurteile zur Tierquälerei und ihre Begründungen

Bis zum 19. Jahrhundert gab es in keinem europäischen Land ein eigenes Tierschutzgesetz.[141] Dennoch sind aus der deutschen und britischen Rechtsprechung vor 1800 einzelne Fälle von Tierquälerei überliefert, in denen es zu Verurteilungen kam. So soll bereits 1684 im preußischen Sagan ein Mann, der sein Pferd durch Schläge und Stiche roh mißhandelt hatte, mit zweitägiger Ausstellung am Schandpfahl und einer zusätzlichen Geldbuße von 25 Talern bestraft worden sein.[142] Über die Rechtsgrundlagen in diesem Fall ist zwar nichts Näheres bekannt, doch existierte angeblich schon im 16. Jahrhundert eine Verordnung aus Berlin, nach der Tierquäler an den Pranger gestellt werden sollten.[143]

Aus erster Hand belegt und vor allem hinsichtlich ihrer Begründungen aufschlußreich sind zwei Urteile der Leipziger juristischen Fakultät aus den Jahren 1765 und 1766. Im ersten Fall hatte der Angeklagte der Kuh seines

138 Siehe ebenda, S. 398–469.

139 Siehe John LAWRENCE, *A Philosophical and Practical Treatise on Horses, and on the Moral Duties of Man towards the Brute Creation*, 2 Bde., 3. Ausg., London, Printed for Sherwood, Neely, and Jones, 1810, Bd. 1, S. 125–175, Bd. 2, S. 512–561.

140 Vgl. SMITH, *Versuch eines vollständigen Lehrgebäudes*, S. 392; DIETLER, *Gerechtigkeit gegen Thiere*, S. 28; APIN, *Dissertatio ... an liceat brutorum corpora mutilare*, S. 17, 27.

141 Vgl. SELLERT, ‚Das Tier in der abendländischen Rechtsauffassung', S. 78.

142 Vgl. BREGENZER, *Thier-Ethik*, S. 180.

143 Siehe SELLERT, ‚Das Tier in der abendländischen Rechtsauffassung', S. 78.

Nachbarn aus Böswilligkeit („invidiae causa") die Zunge zur Hälfte abgeschnitten. Das Urteil lautete auf sechs Wochen Gefängnis, wobei nicht nur im Sinne des Zivilrechts der angerichtete Schaden geahndet, sondern die Tat selbst kriminalrechtlich als „ahndungswürdige Bosheit an sich" bestraft wurde.[144] Im zweiten Fall wurde ein Postillion, der auf sandiger Straße und bei stürmischem Wetter seine Pferde zu Tode gehetzt hatte, zu zwölf Tagen Gefängnis verurteilt, nachdem er bereits mehrere Monate in Untersuchungshaft zugebracht hatte. Zusätzlich hatte er dem Postmeister den Preis der Pferde zu erstatten. Hier wurde das Delikt, wie aus der Urteilsbegründung hervorgeht, als „unmenschliches Beginnen" gewertet.[145]

Der Leipziger Jurist Karl Ferdinand Hommel (1722–1781), der an beiden Urteilen selbst mitgewirkt hatte und diese nun in seiner Kasuistik *Rhapsodia quaestionum in foro quotidie obvenientium neque tamen legibus decisarum* (1. Ausg. 1766/79) mitteilte, ging dabei ausführlich auf die allgemeine rechtliche Problematik der Tierquälerei ein. Hommel teilte nicht die Auffassung von der fehlenden Rechtsverpflichtung des Menschen gegenüber dem Tier, insbesondere hielt er die Definition des Begriffes „Pflicht" über einen korrespondierenden Rechtsanspruch („ius exigendi") für unzureichend. Wie später Dietler, Bentham und Smith argumentierte er, daß dann auch gegenüber der Leibesfrucht und dem Kleinkind – als Wesen, die außerstande sind, Forderungen zu erheben – keine Verpflichtungen bestünden. Hommel definierte daher Pflicht in einem weiten Sinn als „Handlung, welche das Gesetz der Natur von uns fordert". Unter dieser Voraussetzung konstruierte er, ähnlich wie Pufendorf und Apin, eine indirekte Verpflichtung gegenüber dem Tier, die sich aus einer direkten Pflicht gegenüber Gott ergab. Letztere wiederum begründete er mit der theologischen Auffassung, daß Gott das Wohlergehen aller seiner Geschöpfe wolle bzw. die Welt überhaupt nur um der Freude und des Genusses der Lebewesen willen geschaffen habe.[146] Hommels Schlußfolgerung, die in den beiden Verurteilungen zutage trat, lautete demgemäß:

> „Also statuiere ich natürliche Verpflichtungen der Menschen gegen die Tiere und, was das geschriebene Recht anbelangt, habe ich keine Bedenken, Grausamkeit gegen Tiere zu den Vergehen zu zählen, die in den Pandekten den Titel *crimina extraordinaria* tragen und die der Richter mit einer arbiträren Strafe ahndet, auch wenn das Gesetz schweigt."[147]

144 Vgl. Karl Ferdinand Hommel, *Rhapsodia quaestionum in foro quotidie obvenientium neque tamen legibus decisarum*, 7 Bde., 4. Ausg., hrsg. v. Karl Gottlob Roessig, Bayreuth, Prostat apud Ioh. Andr. Lubecci Heredes, 1782–87, Bd. 2, S. 39f.

145 Vgl. ebenda, Bd. 2, S. 40f.

146 Vgl. ebenda, S. 38.

147 Ebenda, S. 39: „Itaque hominum erga bestias obligationes naturales statuo, et quod scriptum ius attinet, non dubito crudelitatem in animalia istis, de quibus in Pandectis titulus extat, *criminibus extraordinariis*, annumerare, quae arbitraria iudex poena coercet, etiamsi lex sileat."

Zusätzlich untermauerte Hommel seinen Standpunkt mit dem Argument, daß Tierquälerei eine verderbliche Gesinnung anzeige, gegen die zur Verhütung größerer Straftaten frühzeitig eingeschritten werden müsse. Nichts sei wahrer, als daß dieselben, die Vergnügen daran hätten, Tiere zu mißhandeln, wenn sie nur könnten und dürften, auf gleiche Weise Menschen quälen würden. Entsprechend fehlte auch bei Hommel ein Hinweis auf Quintilians Fallbeispiel vom Wachteln quälenden Knaben nicht.[148] Die Verpflichtung gegenüber dem Mitmenschen ergänzte also die Verpflichtung gegenüber Gott.

Die beiden Leipziger Fälle machen deutlich, daß das Konzept der lediglich indirekten Verpflichtung gegen Tiere durchaus ausreichen konnte, um Tierquälerei als Straftatbestand zu verfolgen. Obwohl Hommel zum Teil wie die späteren Verfechter von Tierrechten argumentierte (Vergleich mit der Pflicht gegenüber Kindern), ging er nicht soweit, von einer direkten Verpflichtung gegenüber dem Tier *als Träger von Rechten* zu sprechen. Wenn Tierquälerei also auch bei prinzipieller Rechtlosigkeit des Tieres verurteilt werden konnte, warum wurde dann überhaupt die Forderung nach Tierrechten erhoben? Eine mögliche Antwort hierauf geben die Berichte über einige einschlägige englische Rechtsfälle um 1790.

Wie in Deutschland wurde in England im letzten Drittel des 18. Jahrhunderts Tierquälerei als Delikt durch die Gerichtspraxis geahndet.[149] Grausamkeit gegen Vieh konnte von Magistratspersonen und Friedensrichtern mit Geldbußen belegt werden. Entsprechende Anklagen seien nicht selten und würden ohne Nachsicht behandelt, stellte 1785 der deutsche Offizier Johann Wilhelm von Archenholz (1743–1812) in einem Reisebericht über England fest.[150] Eine Verurteilung war jedoch nur dann möglich, wenn dem Angeklagten eine böswillige Absicht gegenüber dem *klagenden Besitzer* des Tieres nachgewiesen werden konnte, wie aus der Urteilsbegründung im Fall eines William Parker aus dem Jahr 1794 hervorging, der einer Stute die Zunge ausgerissen hatte. John Lawrence, der den Fall zitierte, betonte, daß der Angeklagte straflos geblieben wäre, wenn ihm das Tier selbst gehört hätte.[151] Der Fall zweier Schlachter in Manchester aus dem Jahr 1793 war ähnlich gelagert. Sie waren jeweils zu einer Geldstrafe von 20 Shilling verurteilt worden, weil sie Schafen die Hufe abgeschnitten und die Tiere anschließend durch die Straßen getrieben hatten. Auch hier kam es nur deshalb zur Verurteilung, weil die Schafe nicht Eigentum der Schlachter waren.[152] Lawrence

148 Vgl. ebenda, S. 39, sowie oben, S. 108.

149 Vgl. Hermann Stolting II und Gerhard Zoebe, *Das Tier im Recht. Handbuch für alle Tierschutzbeauftragten*, Frankfurt a. M./Wien, Wilhelm Limpert-Verlag, 1962, S. 15.

150 Vgl. Johann Wilhelm von Archenholz, *England und Italien*, 2 Bde., Leipzig, im Verlage der Dykischen Buchhandlung, 1785, Bd. 1, S. 318.

151 Vgl. Lawrence, *Treatise on Horses*, Bd. 1, S. 132.

152 Vgl. ebenda, Bd. 1, S. 132f.

führte in diesem Zusammenhang den Fall eines anderen Metzgers an, der öfters seine Schlachtkälber lebendig am Fleischerhaken aufhängte und dessen Nachbarn sich durch das Gebrüll der Tiere gestört fühlten. Ein rechtliches Einschreiten war hier ausgeschlossen, weil der Metzger selbst Eigentümer der Kälber war.[153] Entsprechend berichtete auch Thomas Young 1798 in seinem *Essay on Humanity to Animals*, „in den letzten Jahren" seien einige Männer vor Gericht gebracht worden, weil sie Pferden die Zunge ausgeschnitten oder ausgerissen hätten. Das Urteil habe aber „nicht schuldig" gelautet, da keine niedrigen Beweggründe oder Rachemotive in Hinblick auf die Besitzer der Pferde nachweisbar gewesen seien.[154]

Die Behandlung von Tieren durch ihre *Eigentümer* war also strafrechtlich irrelevant. Exakt auf dieses Problem aber zielten die Forderungen nach Tierrechten ab. Lawrence zum Beispiel schrieb:

> „Aus diesen Gegebenheiten folgt, daß ohne eine [vorliegende] Verletzung des Eigentumsrechts Grausamkeit und Angriffe [gegen Tiere] nicht bestraft werden können, es sei denn, man schreitet zur gesetzlichen und formellen Anerkennung der Rechte der Tiere."[155]

Young, der wie Bentham aus dem Vermögen der Tiere, „Lust" („pleasure") und „Schmerz" („pain") zu empfinden, die Existenz tierischer Rechte ableitete, forderte unter Bezug auf die genannten Fälle eine Gesetzesreform.[156] Schließlich traf auch Benthams Vergleich mit dem *Code Noir* zum Schutz menschlicher Sklaven genau das Problem der Mißhandlung durch Eigentümer. Der Ruf nach Tierrechten war somit offensichtlich nicht nur die Konsequenz eines rein theoretischen, rechtlich-philosophischen Gegenkonzepts zur älteren Konzeption der indirekten Verpflichtung. Zumindest in England war er wohl auch Ausdruck wachsender Unzufriedenheit mit der zeitgenössischen Rechtspraxis.

Insgesamt gesehen zeigen die überlieferten Fälle zur Tierquälerei, daß die Rechtsprechung bis zum Ende des 18. Jahrhunderts von der Konzeption einer nur mittelbaren Verpflichtung gegenüber dem an sich rechtlosen Tier ausging. Beide Rechtskonzepte – das der indirekten und das der direkten Verpflichtung – scheinen allerdings in den ersten Tierschutzgesetzgebungen des 19. Jahrhunderts ihren Niederschlag gefunden zu haben. Württemberg (1839), Hannover (1847), Preußen (1851), Anhalt-Bernburg (1852), Waldeck-Pyrmont (1855), Oldenburg (1858) und Baden (1863) stellten Tierquälerei nur für den Fall unter Strafe, daß sie *öffentlich* und *in Ärgernis erregen-*

153 Vgl. ebenda, S. 133.
154 Vgl. Young, *Essay on Humanity*, S. 103f.
155 Lawrence, *Treatise on Horses*, Bd. 1, S. 133: „It results from such premises, that unless you make legal and formal recognition of the Rights of Beasts, you cannot punish cruelty and aggression, without trespassing upon right of property."
156 Vgl. Young, *Essay on Humanity*, S. 8, 104.

der Weise begangen wurde, lagen damit also noch auf der Linie des Konzepts der indirekten Verpflichtung auf dem Boden einer direkten Pflicht gegenüber dem Mitmenschen. Nicht das Tier selbst, sondern das menschliche Mitgefühl wurde hier als Rechtsgut geschützt. Der englische *Martin's Act* (1822) und die Tierschutzgesetze Sachsens (1838), Hessen-Darmstadts (1847) und Bayerns (1861) bestraften hingegen boshaftes und mutwilliges Quälen von Tieren auch ohne den Tatbestand der Öffentlichkeit und Ärgerniserregung, standen dementsprechend schon der weitergehenden Konzeption einer direkten Verpflichtung gegenüber Tierrechten nahe. Hier galt die körperliche Unversehrtheit des Tieres als Schutzobjekt. Hinsichtlich des Strafmaßes wiesen die beiden verschiedenen Gesetzestypen jedoch keine wesentlichen Unterschiede auf. Wie im 18. Jahrhundert wurde Tierquälerei weiterhin mit Geldbußen und mehrwöchigen Gefängnisstrafen geahndet.[157]

157 Vgl. Henry Crowe, *Animadversions on Cruelty to the Brute Creation, Addressed Chiefly to the Lower Classes*, Bath, Printed by J. Browne, 1825, S. 23f.; Bregenzer, *Thier-Ethik*, S. 176–181; Juchem, *Entwicklung des Tierschutzes*, S. 46–57; Ute Hahn, *Die Entwicklung des Tierschutzgedankens in Religion und Geistesgeschichte*, Vet. med. Diss. Hannover, 1980, S. 120–123; Hildegund Sauer, *Über die Geschichte der Mensch-Tier-Beziehungen und die historische Entwicklung des Tierschutzes in Deutschland*, Vet. med. Diss. Gießen, 1983, S. 38–40.

2. STIMMEN ZUR MORALITÄT DES TIERVERSUCHS

Wie in den vorausgehenden Abschnitten gezeigt wurde, kamen in der Sicht des Mensch-Tier-Verhältnisses im 17. und 18. Jahrhundert unterschiedliche theologische, philosophisch-psychologische und rechtliche Aspekte zum Tragen. Im Folgenden sollen die Auswirkungen dieser Faktoren auf die moralischen Urteile über den Tierversuch beleuchtet werden. Die überlieferten philosophischen und theologischen Stimmen zum Tierexperiment stammen fast ausschließlich aus dem 18. Jahrhundert, das heißt, die Auseinandersetzung gebildeter Laien mit der Ethik des Tierversuchs setzte rund fünfzig Jahre nach derjenigen der Ärzte und Naturforscher ein. Die tierexperimentelle Forschungsmethode mußte zweifellos erst eine gewisse Verbreitung gefunden haben, bevor „Außenstehende" ihre moralische Problematik „entdeckten". In ihren Kommentaren lassen sich mehrere Themenkreise voneinander abgrenzen: der Schmerz der Versuchstiere vor dem Hintergrund der cartesianischen „Tier-Maschine", der medizinische und theologische Nutzen von Tierversuchen als Argumente zu ihrer Rechtfertigung, die Gefahr der Verrohung durch Experimente am vivisezierten Tier. Schließlich wurden auch schon einige rechtliche Überlegungen zum Tierexperiment angestellt.

2.1. Die anticartesianisch geprägte Vivisektionskritik

Descartes' Lehre vom Tier als Automat oder Maschine hatte nicht allein Auswirkungen auf die philosophisch-theologische Tierseelendiskussion. Sie beeinflußte auch die Art der zeitgenössischen Vivisektionstätigkeit. Nachdem Descartes selbst Tierversuche zum Studium der Blutzirkulation durchgeführt hatte[158], gingen Anhänger seiner Philosophie daran, eigene Vivisektionen zum selben Gegenstand vorzunehmen. Nicolas Fontaine berichtete als Augenzeuge nicht nur davon, daß um 1650 die von der cartesianischen Maschinentheorie überzeugten Mönche des Klosters Port-Royal erbarmungslos ihre Hunde schlugen, sondern auch, daß sie „arme Tiere an ihren vier Pfoten auf Brettern" festnagelten, „um sie völlig lebendig zu eröffnen und den Blutkreislauf zu sehen, der ein wichtiges Diskussionsthema war".[159] Die über Descartes selbst hinausgehende Vorstellung seiner eifrigsten Schüler, die Tiere seien völlig empfindungslose „Uhrwerke", beseitigte offensichtlich die natürlichen Hemmungen gegenüber vivisektorischen Experimenten: Radikaler Cartesianismus konnte zum Freibrief für Tierexperimentatoren werden.[160] Moralische Kritik hieran blieb jedoch nicht aus. Ein erster Angriff kam von dem Pariser Jesuitenpater und Hofhistoriographen König Ludwigs

158 Siehe oben, S. 114.

159 Vgl. FONTAINE, *Mémoires*, Bd. 2, S. 53. sowie oben, S. 115f.

160 Ein bemerkenswertes Gegenbeispiel ist jedoch Niels Stensen, siehe oben, S. 87f.

XIV., Gabriel Daniel (1649–1728). In einer beißenden Satire auf den Cartesianismus verspottete dieser 1690 die mechanistische Auffassung vom Körper.[161] Einem imaginären, strenggläubigen Descartes-Schüler legte er dabei folgendes Bekenntnis in den Mund:

„Bevor ich zum Cartesianer wurde, war ich so zartfühlend, daß ich es nicht einmal mitansehen konnte, wenn ein Hühnchen getötet wurde. Aber nachdem ich einmal davon überzeugt war, daß die Tiere weder Bewußtsein noch Empfindungsvermögen besitzen, schickte ich mich an, meine Stadt von Hunden zu entvölkern, um an diesen anatomische Sektionen vorzunehmen, die ich selbst ausführte, ohne das geringste Gefühl von Mitleid zu verspüren …“[162]

Daniel geißelte nicht nur die Gefühllosigkeit des cartesianischen Experimentators, sondern spielte auch unmißverständlich auf den alten Gedanken der Verrohung durch Tierquälerei an. Quintilians Wachteln quälender Knabe stand wiederum Pate, wenn Daniel seinen Cartesianer eine Rede halten ließ „gegen die Ignoranz und Ungerechtigkeit jenes Senators vom Areopag, der dafür sorgte, daß ein Kind vornehmer Eltern für untauglich erklärt wurde, jemals in die Regierung der Republik einzutreten, weil er beobachtet hatte, daß es mit Vergnügen Krähen, die man ihm zum Spielen gegeben hatte, die Augen ausstach.“[163]

Ernsthafte Kritik auf philosophischer Basis wurde Anfang des 18. Jahrhunderts an der Universität Leipzig laut. Christian Sigismund Wolff, Magister artium und Medizinstudent, *verteidigte* zwar 1709 in einer philosophischen Disputation die moralische Berechtigung der Tiervivisektion, die Rechtfertigung der Cartesianer akzeptierte er jedoch nicht: Was auch immer Descartes, Le Grand und andere lehrten, man könne sich zur Verteidigung der Vivisektion nicht auf fehlendes Empfindungsvermögen der Tiere berufen. Tiere hätten Sinnesorgane wie der Mensch, reagierten auf die „verschiedenartigen Eindrücke des Lichts, der Luft und der Gerüche“ mit verschiedenen Körperbewegungen und vollführten Handlungen, die keineswegs aus einem reinen Mechanismus erklärt werden könnten. Folglich dürfe man die Tiere nicht zu Maschinen machen, sondern man müsse sie „über der Sphäre der Automaten ansiedeln“.[164] Selbst wenn die Tiere keine Empfindungen hätten,

161 Siehe [Gabriel Daniel], *A Voyage to the World of Cartesius. Written Originally in French, and now Translated into English*, London, Printed and sold by Thomas Bennet, 1692, S. 52–55, 240f. Siehe auch Rosenfield, *Beast-Machine*, S. 86–90.

162 [Gabriel Daniel], *Voiage du Monde de Descartes*, Amsterdam, Chez Pierre Mortier, 1700, S. 249: „Avant que d'être Cartésien, j'étois si tendre, que je ne pouvois pas seulement voir tüer un poulet: mais depuis que je fus une fois persuadé que les bêtes n'avoient ni connoissant, ni sentiment, je pensai dépeupler de chiens la ville oú j'étois, pour faire des dissections anatomiques, ou je travaillois moi-même, sans avoir le moindre sentiment de compassion …“

163 Vgl. ebenda, S. 249; zu Quintilian siehe oben, S. 108.

164 Vgl. Christian Sigismund Wolff, *Disputatio philosophica de moralitate anatomes circa animalia viva occupatae*, Leipzig, Typis Jo. Sam. Fleischeri, 1709, S. 14.

wäre das ein schwaches Argument zugunsten der Vivisektion, fügte Wolff hinzu, denn der Mensch könne sich durchaus auch an empfindungslosen Geschöpfen versündigen, indem er diese gegen den Willen des Schöpfers gebrauche.[165] Johann Heinrich Winkler, der ohnehin schon mit seinen Studenten gegen die Maschinenvorstellung vom Tier aufgetreten war[166], wiederholte 1742 und 1762 in seinen *Institutiones philosophiae universae* Wolffs Einwände gegen die cartesianische Rechtfertigungsstrategie. Pointiert faßte er zusammen, dieselbe Evidenz, aufgrund derer man völlig sicher sei, daß der Mensch eine empfindungsfähige Seele besitze, gelte auch für die Tiere. Diejenigen, die eine Berechtigung zur Vivisektion aus der vermeintlichen Empfindungslosigkeit der Tiere herleiteten, täuschten sich darum „gewaltig".[167]

In der Tat führte gerade die Vivisektion selbst die Ähnlichkeit der tierischen Sinnesorgane mit denen des Menschen vor Augen. Niemand geringerer als Voltaire (1694–1778) nutzte diesen Aspekt, um die cartesianischen „Maschinisten" zu widerlegen und dabei zugleich ihre vivisektorischen Tierversuche zu verurteilen. Im Artikel ‚Bêtes' seines *Dictionnaire philosophique* schrieb er 1764:

> „Barbaren greifen sich den Hund, der den Menschen in seiner Freundschaft so wunderbar überlegen ist; sie nageln ihn auf einem Tisch fest und zergliedern ihn lebendig, um dir die Gekrösevenen zu zeigen. Du entdeckst in ihm all dieselben Organe der Empfindung wie sie in dir vorhanden sind. Antworte mir, Maschinist, hat die Natur in diesem Tier all die Sprungfedern der Empfindung zu dem Zweck eingerichtet, daß es nichts spürt? Hat es Nerven, um unempfindlich zu sein? Glaube doch nicht an einen derart frechen Widerspruch in der Natur."[168]

Schließlich stand auch Charles Bonnets Kommentar zum Tierversuch in *La palingénésie philosophique* (1769) noch in unmittelbarem Zusammenhang mit seiner anticartesianischen Position. Insbesondere im Hinblick auf die Verrohungsgefahr hatte er – wie bereits erwähnt – die Auffassung vom Tier als Automat kritisiert.[169] Entsprechend mahnte er, Tiere nicht zu vivise-

165 Vgl. ebenda.

166 Siehe oben, S. 117.

167 Vgl. Winkler, *Institutiones philosophiae universae*, 2. Ausg., S. 585f.; 3. Ausg., Bd. 1, S. 576f., Bd. 3, S. 136.

168 Voltaire, *Dictionnaire philosophique*, hrsg. v. Julien Benda und Raymond Naves, Paris, Éditions Garnier Frères, 1961, S. 50–53, S. 51: „Des barbares saisissent ce chien, qui l'emporte si prodigieusement sur l'homme en amitié; ils le clouent sur une table, et ils le dissèquent vivant pour te montrer les veines mésaraïques. Tu découvres dans lui tous les mêmes organes de sentiment qui sont dans toi. Réponds-moi, machiniste, la nature a-t-elle arrangé tous les ressorts du sentiment dans cet animal, afin qu'il ne sente pas? a-t-il des nerfs pour être impassible? Ne suppose point cette impertinente contradiction dans la nature."

169 Siehe oben, S. 119. Deshalb wird Bonnet auch hier statt in Teil A, „Ärzte und Naturforscher", aufgeführt, obwohl er im Rahmen seiner Studien zur Regeneration selbst an Würmern, Schnecken und Molchen experimentierte; siehe hierzu Beate Moeschlin-

zieren, als ob sie „Schiefertafeln" seien, die man in ihre Blätter zerteile. Bonnet hielt zwar im physikotheologischen Sinne die Vivisektion als Mittel zur Erkenntnis der göttlichen Schöpfung für berechtigt, forderte aber größtmögliche Schonung der Versuchstiere sowie eine strenge Begrenzung ihrer Anzahl. Pierre Lyonets Untersuchung der Weidenbohrerraupe an nur acht bis neun Exemplaren und unter Verzicht auf die Vivisektion zitierte er darum begeistert als „Musterbeispiel für alle Anatomen".[170]

2.2. Der medizinische und theologische Nutzen von Tierversuchen – ein Argument zur Rechtfertigung?

Die anticartesianisch geprägte Kritik stellte einen vergleichsweise kleinen Teilaspekt des Diskurses über die Ethik des Tierversuchs dar. Im Rahmen einer Güterabwägung waren vor allem die Fragen nach dem medizinischen und (physiko-)theologischen Wert von Tierexperimenten zentral. Eine in der einschlägigen Historiographie bisher gänzlich unbeachtet gebliebene, jedoch für diese Seite der zeitgenössischen Tierversuchsdiskussion grundlegende Quelle stellt die oben erwähnte Disputation Christian Sigismund Wolffs dar. Sie wurde am 3. August 1709 in der philosophischen Fakultät der Universität Leipzig abgehalten und trug den Titel *De moralitate anatomes circa animalia viva occupatae*. Nach den Worten ihres Autors handelte es sich um die erste Abhandlung überhaupt, die speziell die Moralität der Vivisektion untersuchte.[171] Ein gewisses Vorbild stellten allerdings Disputationen aus der zweiten Hälfte des 17. Jahrhunderts und dem frühen 18. Jahrhundert dar, in denen die moralische Berechtigung zur Sektion menschlicher Leichen verteidigt worden war.[172] Offensichtlich hatte auch Wolffs Lehrer Johannes Gottlieb Hardt (gest. 1713), Professor der Dialektik und Metaphysik sowie amtierender Dekan der philosophischen Fakultät, mit seiner eigenen Leipziger Dissertation *De officio hominis circa res humana sorte non comprehensas* aus dem Jahr 1698 die Weichen für die Themenwahl gestellt.[173]

Wolff ging vom Herrschaftsauftrag Gottes an den Menschen nach *Genesis* 1, 26–28 und *Genesis* 9, 2–3 aus. Das Recht des Menschen, die Tiere zu beherrschen und zu gebrauchen, stand für ihn auf dieser Basis völlig außer Zweifel. Die Frage nach der Berechtigung vivisektorischer Tierversuche

KRIEG, *Zur Geschichte der Regenerationsforschung im 18. Jahrhundert*, Basel, Benno Schwabe & Co., 1953 (*Basler Veröff. Gesch. Med. Biol.*, Fasc. 1), S. 27–31, 45–48, 55–59.

170 Vgl. BONNET, ‚La palingénésie philosophique', S. 410f.; zu Lyonet siehe oben, S. 55, 97.

171 Vgl. WOLFF, *Disputatio ... de moralitate anatomes*, S. 6.

172 Siehe ebenda, S. 5f.

173 *„Über die Pflicht des Menschen gegen das Nicht-Menschliche"*, siehe ebenda, S. 15.

stellte sich ihm darum nur insofern, als zu untersuchen war, ob diese Art der Tiernutzung mit unter das generelle, gottgegebene Herrschaftsrecht fiel.[174] Wolff formulierte hierzu einen Syllogismus:

> „Was auch immer als Mittel zur Vermehrung des Ruhmes des Schöpfers und zur Beförderung des Wohlergehens des Menschengeschlechts nirgends verboten ist, von dem nimmt der Arzt zu Recht an, daß es ihm gestattet sei; nun ist aber die Anatomie, die an lebendigen Tierkörpern betrieben wird, ein Mittel zur Vermehrung des Ruhmes des Schöpfers und zur Beförderung des Wohlergehens des Menschengeschlechts, das nirgends verboten ist; folglich schließt der Arzt ganz zu Recht, daß ihm jene Anatomie erlaubt ist."[175]

Der theologische und der medizinische Nutzen des Tierversuchs stellten also die „Hauptvoraussetzungen" in Wolffs „Beweis" dar, deren Gültigkeit belegt werden mußte. Im Hinblick auf den theologischen Nutzen zitierte er einige zeitgenössische physikotheologische Autoren, die den Gottesbeweis aus der Anatomie des menschlichen Körpers führten.[176] Wenn die *Leichen*sektion „Macht und Weisheit des Schöpfers" offenbare, müsse dies die *Vivi*sektion sogar in noch höherem Maße tun, denn am lebenden Körper sei mehr zu erkennen als am toten, lautete sein diesbezügliches Argument.[177] Zum Beleg des medizinischen Nutzens führte Wolff dieselben Erfolgsbeispiele an, die bereits von den ärztlichen Autoren des 17. Jahrhunderts gebraucht worden waren, insbesondere die Entdeckung des Blutkreislaufs und der lymphatischen Nahrungsresorption. Hier stützte er sich im wesentlichen auf Hermann Conring und Thomas Bartholin.[178] Das „Wohlergehen der Menschheit" galt Wolff dabei als selbstverständliche Konsequenz: Das vermehrte Wissen der Ärzte und Chirurgen werde helfen, die Menschen vor Krankheiten zu schützen oder zu heilen.[179] Die „Nebenvoraussetzung", daß die Tiervivisektion „nirgends verboten" sei, belegte er einfach mit dem Hinweis darauf, daß es kein entsprechendes Gesetz gab.[180]

Nach Abschluß seines Syllogismus befaßte sich Wolff zusätzlich mit sechs hypothetischen Einwänden gegen die Berechtigung der Tiervivisektion. Den ersten Einwand, der sich auf die Möglichkeit der Seelenwanderung

174 Vgl. ebenda, S. 15f.

175 Ebenda, S. 16f.: „Quicquid est medium gloriam Creatoris ampliandi et salutem humani generis promovendi nullibi prohibitum, id Medicus sibi concessum esse merito colligit; Atqui Anatome, quae circa viva brutorum corpora occupatur, est medium gloriam Creatoris ampliandi et salutem humani generis promovendi nullibi prohibitum; Ergo Anatomen illam sibi concessam esse Medicus jure meritoque colligit."

176 Siehe ebenda, S. 17f.; genannt wurden Friedrich Hoffmann (1660–1742), Georg Albrecht Hamberger (1662–1716) und Johann Friedrich Wucherer (1682–1737). Siehe hierzu MAEHLE, „„Est Deus ossa probant"'.

177 Vgl. WOLFF, *Disputatio ... de moralitate anatomes*, S. 18.

178 Siehe ebenda, S. 18–24, sowie oben, S. 49, 61.

179 Vgl. WOLFF, *Disputatio ... de moralitate anatomes*, S. 18f.

180 Vgl. ebenda, S. 24.

nach den Lehren der Pythagoreer und Brahmanen bezog, verwarf er ohne nähere Begründung als auf einer „falschen Voraussetzung" gründend und als „Absurdität". Ernster nahm er hingegen den zweiten Einwand, Tiere besäßen eine vernünftige Seele und bildeten deshalb mit dem Menschen eine Rechtsgemeinschaft. Seine Entgegnung stützte sich hier auf das Argument, „Erkennen" und „Wollen" seien die einzigen *rechtlich* relevanten Merkmale einer vernünftigen Seele. Diese Fähigkeiten aber seien bei den Tieren sicher nicht vorhanden. Dem dritten Gegenargument, Tiere dürften nicht getötet werden, weil der Mensch ihnen ja auch nicht das Leben geschenkt habe, begegnete Wolff mit einem erneuten Verweis auf den Herrschaftsauftrag Gottes und die daran geknüpfte Berechtigung zur Tiernutzung und -tötung. Auch den Einwand, als „unschuldige" Wesen „verdienten" die Tiere die Vivisektion nicht, wies er zurück, indem er sich darauf berief, daß diese nicht der Bestrafung der Tiere diene, sondern dem Wohl der Menschen und dem Ruhm Gottes. Die beiden letzten Einwände zielten auf den Grausamkeitsaspekt der Vivisektion ab: Diese sei als Tierquälerei verwerflich bzw. sie verrohe die Anatomen. Nach Wolff war der Begriff der Grausamkeit jedoch nur auf *unberechtigte* Schmerzzufügung anwendbar. Es bezeichne ja auch niemand einen Richter als grausam, der ein Todesurteil wegen Mordes verhänge. Schließlich könne eine verrohende Wirkung der Vivisektion allenfalls bei einer fehlerhaften Persönlichkeitsanlage oder durch „Mißbrauch und Ausschweifung" auftreten, nicht aber bei einer „durch die Sittenlehre erzogenen Person".[181]

Mit Wolffs Apologie der Vivisektion wurden die beiden Hauptrechtfertigungen „medizinischer Nutzen" und „theologischer Wert", die sich bereits während des 17. Jahrhunderts in der innerwissenschaftlichen Diskussion abgezeichnet hatten[182], in den moralisch-philosophischen Diskurs eingeführt. Im zweiten Teil seiner Disputation ging Wolff sogar so weit, auf dieser Basis die Vivisektion zum Tode verurteilter Verbrecher zu befürworten. Der Staat würde daraus „sowohl medizinischen als auch politischen Nutzen" ziehen, lautete seine Begründung.[183] Wolffs moralisches Urteil über die Tiervivisektion – wie auch über die Menschenvivisektion – wurde 1732 unter dem Stichwort „Anatomia" in Johann Heinrich Zedlers *Großes vollständiges Universal-Lexikon aller Wissenschaften und Künste* aufgenommen, seine Disputation wurde hierbei gleich zweimal zitiert.[184] Kritik an seiner Verteidigung des Tierversuchs – nicht an seiner Meinung zur Verbrechervivisektion – kam jedoch 1742 von Johann Heinrich Winkler. In seinen *Institutiones philosophiae universae* warf dieser Wolff vor, seine Rechtfertigung mit dem ver-

181 Vgl. ebenda, S. 24–28.
182 Siehe oben, S. 78–85.
183 Vgl. WOLFF, *Disputatio ... de moralitate anatomes*, S. 28–40.
184 Siehe *[ZEDLERS] Großes vollständiges Universal-Lexikon aller Wissenschaften und Künste*, 64 Bde. u. 4 Suppl. Bde., Halle/Leipzig, Verlegts Johann Heinrich Zedler, 1732–54, Bd. 2, Sp. 82–91.

mehrten Ruhm Gottes übersehe den Aspekt der göttlichen *Güte* gegenüber allen empfindungsfähigen Geschöpfen. Wenn anatomische Untersuchungen an lebenden Tieren tatsächlich zur Erkenntnis der Herrlichkeit Gottes und zur Vergrößerung seines Ruhmes notwendig wären, dann müßte es Aufgabe *aller* Menschen sein, solche vorzunehmen, obwohl den Tieren dadurch schlimmste Schmerzen zugefügt werden würden, argumentierte der Leipziger Philosoph. Daraus wiederum würde folgen, daß Gott die Tiere geschaffen und mit Empfindungsvermögen begabt hätte, um die Kenntnis seiner Vollkommenheit mittels ihrer „Qualen und Martern" zu vergrößern. Dieser Schluß aber stand nach Winklers Auffassung ganz und gar im Widerspruch zur Güte Gottes.[185] Zudem stellte Winkler die medizinische Notwendigkeit von Tierversuchen in Frage. Die „anatomische Wissenschaft" habe hierdurch zwar „eine unerhörte Bereicherung" erfahren, doch sei es ungewiß und umstritten, ob diese Vermehrung des Wissens so nötig sei, daß es ohne sie kein volles Glück der Menschheit geben könne. Entsprechend kam er zu dem Ergebnis, es stehe keineswegs fest, daß der Mensch das Recht habe, schmerzhafte Untersuchungen an lebenden Tieren durchzuführen.[186]

Winklers Kritik am Tierversuch scheint in Leipzig Diskussionen entfacht zu haben, denn bereits 1745 erschien in der lokalen Monatsschrift *Belustigungen des Verstandes und des Witzes* eine ‚Untersuchung, ob man die Thiere, um physiologischer Versuche willen, lebendig eröffnen dürfe?'.[187] Als Verfasser zeichnete Christlob Mylius (1722–1754), ein Vetter und Freund Gotthold Ephraim Lessings, der ebenfalls als Schriftsteller bekannt wurde, zu dieser Zeit jedoch noch in Leipzig als Medizinstudent immatrikuliert war und bei Winkler unter anderem Vorlesungen in Philosophie und Experimentalphysik hörte.[188] Sein älterer Bruder Christhold (1718–1763) hatte als angehender Theologe kurz zuvor an Winklers Disputierübungen zur Tierseelenproblematik teilgenommen.[189] Christlob Mylius' Aufsatz stellte wie Wolffs Disputation eine Verteidigung des Tierversuchs dar. Zwar wurden Winkler

185 Vgl. Winkler, *Institutiones philosophiae universae*, 3. Ausg., Bd. 3, S. 138f.

186 Vgl. ebenda.

187 Christlob Mylius, ‚Untersuchung, ob man die Thiere, um physiologischer Versuche willen, lebendig eröffnen dürfe?', *Belustigungen des Verstandes und des Witzes*, Aprilmonat 1745, S. 325–340. Siehe hierzu im Einzelnen Maehle, ‚Der Literat Christlob Mylius'.

188 Vgl. Johann Carl Mylius, *Geschichte der Familien Mylius*, Buttstädt, Selbstverlag des Verfassers, 1895, S. 183–187; Erwin Thyssen, *Christlob Mylius. Sein Leben und Wirken*, Phil. Diss. Marburg, Joh. Aug. Koch, 1912, S. 16; Rudolf Trillmich, *Christlob Mylius. Ein Beitrag zum Verständnis seines Lebens und seiner Schriften*, Phil. Diss. Leipzig, Halle, Heinrich John, 1914, S. 16.

189 Siehe [Winkler], *Die Frage, ob die Seelen der Thiere Verstand haben?*, S. 88–92; ders., *Ob die Seelen einiger Thiere … Vernunft haben*, S. 51–55; ders., *Ob die Seelen der Thiere mit ihren Leibern sterben?*, S. 87f.

und sein Disputierkreis hier nicht namentlich als Gegner benannt, doch sprach Mylius von „galanten Philosophen“, deren „neueste Mode“ es sei, die Vivisektion von Tieren als Beleidigung des Schöpfers zu verurteilen und diejenigen zu verspotten, die glaubten, mit Tierversuchen „Gottes Ehre“ zu vergrößern.[190] Mylius argumentierte hingegen gerade mit dem physikotheologischen Wert der Tiervivisektion. Zum Beispiel lobte er Johann Conrad Brunners Pankreasexstirpationen an Hunden, weil sie etwas über die Funktion des Organes und damit „über die Absicht des Schöpfers, welcher nichts umsonst geschaffen hat“, lehrten.[191] Hinzu trat – wie bei Wolff – der Gesichtspunkt der medizinischen Nützlichkeit tierexperimenteller Untersuchungen. In einer moralischen Abwägung, die Mylius nicht nur in Worten, sondern auch – einer Vorliebe seiner Zeit entsprechend – rechnerisch als „ethischen Kalkulus“[192] formulierte, verglich er den Nutzen der Vivisektion als Gutes mit der damit verbundenen Schmerzzufügung als Böses. Hierbei kam er zu dem Ergebnis, daß bei der *Tier*vivisektion das Gute das Böse überwiege, während die *Menschen*vivisektion in seiner Sicht auch unter dem Aspekt medizinischer Nützlichkeit ein Verbrechen blieb.[193] Mylius' Resultat war vor allem durch seine christliche, anthropozentrische Sicht des Mensch-Tier-Verhältnisses bestimmt. Wie er in einem vorangehenden Aufsatz ausführlich dargelegt hatte, sollte Gott die Tiere als vernunftlose Wesen ausschließlich für den Gebrauch der Menschen geschaffen haben.[194] Ihre Seelen stünden, sofern sie überhaupt welche besäßen, den „schlafenden leibnitzschen Monaden“ nahe, d. h. den Monaden der Pflanzen und des Anorganischen.[195]

Nach Winkler und Mylius bildete eine mehr oder weniger ausformulierte moralische Abwägung zwischen medizinischem Nutzen und Schmerz der Versuchstiere einen festen Bestandteil philosophischer Kommentare zum Tierexperiment. Der Aspekt des theologischen Wertes der Tierversuche geriet indessen, dem allmählichen Abklingen der physikotheologischen Gei-

190 Vgl. MYLIUS, ‚Untersuchung, ob man die Thiere … eröffnen dürfe?‘, S. 339f.

191 Vgl. ebenda, S. 327. Zu Brunners Versuchen siehe Ole Christian ZIMMERMANN, ‚Die erste Beschreibung von Symptomen des experimentellen Pankreas-Diabetes durch den Schweizer Johann Conrad Brunner (1653–1727)‘, *Gesnerus* 2 (1945), S. 109–130, sowie oben, S. 90f.

192 Siehe Louis I. BREDVOLD, ‚The Invention of the Ethical Calculus‘, in: Richard Foster Jones (Hrsg.), *The Seventeenth Century*, Stanford, Stanford University Press, 1951, S. 165–180.

193 Vgl. MYLIUS, ‚Untersuchung, ob man die Thiere … eröffnen dürfe?‘, S. 332–339.

194 Siehe ders., ‚Untersuchung, ob die Thiere um der Menschen willen geschaffen sind‘, *Belustigungen des Verstandes und des Witzes*, Weinmonat [= Oktober] 1744, S. 363–381.

195 Vgl. ders., ‚Untersuchung, ob man die Thiere … eröffnen dürfe?‘, S. 333f.; Gottfried Wilhelm LEIBNIZ, *Opuscules Metaphysiques – Kleine Schriften zur Metaphysik*, hrsg. u. übers. v. Hans Heinz Holz, Darmstadt, Wiss. Buchgesellschaft, 1965 (*Philosophische Schriften*, Bd. 1), S. 418–421; PERTY, *Seelenleben der Thiere*, S. 3f.

stesströmung[196] entsprechend, nach 1750 weitgehend in Vergessenheit.[197] Entscheidend für die ethische Bewertung wurde damit zum einen die Frage nach den tatsächlichen, therapeutischen Konsequenzen sowie der Notwendigkeit tierexperimenteller Forschungen, zum anderen die jeweilige grundsätzliche Auffassung hinsichtlich des Wertes der Tiere im Verhältnis zum Menschen. Ein wichtiger zusätzlicher Gesichtspunkt blieb das Argument der Verrohung durch Tiervivisektionen, das im innerwissenschaftlichen Diskurs bereits von Jean Riolan und im philosophischen Kontext von Gabriel Daniel in Analogie zur Verrohung durch Tierquälerei vorgebracht worden war.[198]

2.3. Elemente der Tierversuchskritik

Bei den nicht-ärztlichen Kritikern der zweiten Hälfte des 18. Jahrhunderts bildete sich schon bald eine charakteristische Konstellation aus einer gewissen Geringschätzung der medizinischen Konsequenzen von Tierversuchen, einer relativ hohen Einschätzung von Tieren im Rahmen der Tierseelendiskussion und der Furcht vor Verrohung des experimentierenden Arztes heraus.[199] Ein frühes Beispiel hierfür ist Alexander Adam von Sinclair (ca. 1713–1778), Erzieher am Hofe des Fürsten Victor von Schaumburg an der Lahn. Provoziert durch einen Aufsatz des nachmaligen Erlanger Medizinprofessors Heinrich Friedrich Delius (1720–1791) aus dem Jahr 1743, in dem dieser die Vivisektion von Fröschen zum Studium des Blutkreislaufs empfohlen hatte[200], veröffentlichte Sinclair 1751 eine polemische Entgegnung, die eine scharfe Verurteilung des Tierversuchs enthielt.[201] Eine weitere Erfor-

196 Brigitte Hoppe, ‚Geschichte der Wechselwirkungen zwischen Naturwissenschaften, Technik und Religion sowie Ideologien – Überlegungen zum wissenschaftshistorischen Forschungsstand im deutschen Sprachgebiet', in: Bäumer u. Büttner, *Science and Religion*, S. 220–225.

197 Lediglich Lauritz Smith setzte sich noch 1793, von Winkler beeinflußt, im ablehnenden Sinne mit der physikotheologischen Rechtfertigung des Tierversuchs auseinander; siehe *Versuch eines vollständigen Lehrgebäudes*, S. 462.

198 Siehe oben, S. 79f., 139.

199 Vgl. auch Maehle, ‚Diskussionen um die Berechtigung des medizinischen Tierversuchs'.

200 Siehe Heinrich Friedrich Delius, ‚Schreiben an Herrn K** Ob es auch anatomische Belustigungen gäbe', *Belustigungen des Verstandes und des Witzes*, Weinmonat [= Oktober] 1743, S. 360–365. Zum Kontext dieses Aufsatzes siehe Andreas-Holger Maehle, „„Ob es auch anatomische Belustigungen gäbe" – Ein Disput über die Ästhetik der Leichenpräparation im 18. Jahrhundert', *Würzburger medizinhist. Mitt.* 6 (1988), S. 89–109. Siehe auch Delius, ‚Einige Beobachtungen bey dem Umlauf des Blutes in Fröschen', *Fränkische Sammlungen von Anmerkungen aus der Naturlehre Arzneygelahrtheit Oekonomie* 1 (1756), S. 16–28.

201 [Sinclair], ‚Ob es auch anatomische Belustigungen gäbe?', in: [ders.], *Vermischte Abhandlungen und Anmerkungen*, S. 291–428 [328].

schung der Blutzirkulation an Tieren hielt der fürstliche Erzieher zum einen aufgrund des Übertragbarkeitsproblems für weitgehend nutzlos, zum anderen für überflüssig:

„... was will man doch hier für einen grossen Nuzen suchen? das Eingeweide eines Frosches muß von dem, eines Menschen, ziemlich unterschieden seyn; und ist wohl der Nuzen, den man aus der Betrachtung des Umlaufs des Geblüts erzwingen will, mit der erschrecklichen Pein zu vergleichen, die man dem unschuldigen Geschöpfe anthut? der Umlauf des Geblüts ist ja tausendfältig und auf das genaueste beschrieben worden? Wozu nutzt es denn, denselben noch mehr, und so grausam, zu untersuchen? ... Weil man sich einmal in das unbarmherzige Aufschneiden lebendiger Thiere verliebt hat; so pflegt man für eine unwidersprechliche Warheit auszugeben, daß dieses Aufschneiden zur Entdeckung des Kreislaufs des Geblüts ... nothwendig sey. Warum bedenkt man aber nicht, daß man einen zergliederten menschlichen Körper fast unmöglich betrachten, noch den wundersamen Zusammenhang der Blutgefäße aufmerksam erwegen kann, ohne zugleich auf den Kreislauf des Geblüts zu fallen?“[202]

Sinclairs Vorstellung, physiologische Kenntnisse seien allein durch die Leichensektion genauso gut zu erlangen wie durch die Untersuchung am lebenden Tier, machte letztere zu einem Fall *unnötiger* Schmerzzufügung, d. h. zu nichts anderem als zu Tierquälerei. An dieser Stelle aber kamen die christlichen Maßstäbe für den Umgang mit Tieren zum Tragen. Sinclair anerkannte zwar das (gottgegebene) Herrschaftsrecht des Menschen über die Tiere, forderte aber, daß diese lediglich um „eines *gewissen* Nuzens“ willen und ohne Qualen, „niemals nur aus Muthwill, Bosheit, Zorn, Ungeduld, aus einer eitlen Neugierigkeit, und zur Lust“ getötet werden dürften. Entsprechend stellte er Tierversuche in eine Reihe mit den – zunehmend kritisierten – Parforcejagden.[203]

Zu Sinclairs Überzeugung von der relativen Nutzlosigkeit und der Überflüssigkeit des Tierversuchs trat seine philosophische Position in der Tierseelenfrage: Zwar bezeichnete er die Tiere als „vernunftlose Geschöpfe“, befand sich damit also ganz im Einklang mit der kirchlichen Dogmatik. Die cartesianische Vorstellung vom Tier als Maschine erschien ihm jedoch schlichtweg als „Wahn“, von dem die Menschen erst jetzt durch „Erfahrung und Vernunft“ befreit würden.[204] Als dritter Faktor in Sinclairs Verurteilung des Tierversuchs spielte schließlich die Furcht vor Verrohung insbesondere der Medizinstudenten eine zentrale Rolle. So warnte er nachdrücklich davor, daß das Vivisezieren junge Menschen vom „Mitleiden zur Grausamkeit“ und „von einer Christlichen Zärtlichkeit des Gewissens zum Blutvergiessen“ führen würde. Den Schritt von der Grausamkeit gegen Tiere zur Grausamkeit

202 Ebenda, S. 415f. [315f.]

203 Vgl. ebenda, S. 414f. [314f.] Zur Kritik an der Parforcejagd siehe oben, S. 110 und unten, S. 165f.

204 Vgl. [SINCLAIR], ‚Ob es auch anatomische Belustigungen gäbe?‘, S. 414 [314], 416 [316].

gegen Menschen sah Sinclair – selbst schottischer Herkunft – bei den Engländern verwirklicht, die ihre „schwarzen Sklaven in Amerika" wesentlich schlimmer behandelten als die Franzosen: Die englische „Unempfindlichkeit" ging seiner Auffassung nach nicht nur auf die Vorliebe für „Menschenkämpfe" (d.h. Boxen, Ringen u. ä.) und Wettrennen zurück, sondern auch auf die Hahnenkämpfe, „Hetz- und Zwangjagden" und die „vielfältigen anatomischen Untersuchungen".[205]

Selbstverständlich wies Delius Sinclairs Einwände gegen die Vivisektion zurück. So betonte er die Wichtigkeit physiologischer Kenntnisse – die eben nicht an der Leiche zu erwerben seien – für den Arzt und bekräftigte mit dem Hinweis auf Mylius' Aufsätze die moralische Berechtigung des Tierversuchs. Hinsichtlich der Vivisektionstätigkeit der Medizinstudenten räumte Delius lediglich gewisse Mißbräuche, bedingt durch den „Unverstand der Jugend" und eine „Nachläßigkeit der Aufseher", ein, insbesondere in Halle, wo er selbst studiert hatte. Auch das Beispiel Englands akzeptierte Delius nicht: Die Franzosen sezierten mehr als die Engländer und doch könne man jenen geradezu „das Gegentheil der Unempfindlichkeit" nicht absprechen.[206]

Die bei Sinclair nachweisbaren Elemente der Tierversuchskritik – Überzeugung von der Nutzlosigkeit bzw. Überflüssigkeit der tierexperimentellen Methode, Wertschätzung des Tieres innerhalb des Mensch-Tier-Verhältnisses und Furcht vor Verrohung durch Vivisektion – finden sich mit wechselnden Gewichtungen bei etlichen weiteren Tierversuchskritikern der zweiten Hälfte des 18. Jahrhunderts. Ein Jugendfreund von Mylius beispielsweise, der Göttinger Mathematiker und Dichter Abraham Gotthelf Kästner (1719–1800), stellte in einem kurzen Aufsatz zum Thema die Aspekte der (vermeintlichen) Nutzlosigkeit und Grausamkeit von Tierexperimenten besonders heraus. Kästner erzählte eine makabre Geschichte von Sultan Mahomet II., dem 1453 nach der Eroberung Konstantinopels von einem Maler ein Bild, das die Enthauptung des Johannes darstellte, angeboten worden sei; der Eroberer habe daraufhin einen Gefangenen köpfen lassen, um dem Maler zu zeigen, wie sich beim Enthaupteten am Nacken Haut und Fleisch zusammenzögen – eine Erscheinung, die im Gemälde nicht berücksichtigt worden war. Ebenso nutzlos wie jene Hinrichtung, schrieb Kästner, seien die Tierversuche der Physiologen. Sie glichen Kriegen, „wo Schlachten nur morden und elend machen, ohne für Frieden zu entscheiden". Ausdrücklich zweifelte Kästner den Wert von Tierexperimenten für die Krankenbehandlung an, indem er hinzufügte, jemand, der das Herz habe, Hunde zu quälen, beweise damit noch nicht, daß er auch die Geschicklichkeit besitze, Menschen zu heilen.[207] Al-

205 Vgl. ebenda, S. 408–411 [308–311].

206 Vgl. Heinrich Friedrich Delius, ‚Ablehnung einiger Vorwürfe wieder [sic!] die anatomischen Belustigungen', *Fränkische Sammlungen* 1 (1756), S. 29–41.

207 Vgl. Abraham Gotthelf Kästner, ‚Mahomet II. ein Kunstkenner', in: Karl Wilhelm Justi (Hrsg.), *Abraham Gotthelf Kästner's zum Theil noch ungedruckte Sinngedichte und*

brecht von Hallers tierexperimentelle Untersuchungen kritisierte er an anderer Stelle in ebendiesem Sinne, indem er 1777 rückblickend feststellte, dessen Lehre von der Irritabilität habe „nach allen Qualen so vieler Unschuldiger [Tiere], doch noch immer viel Unausgemachtes" und sei „zum Nutzen der Menschen ganz entbehrlich".[208]

Für den brahmanisch beeinflußten John Oswald (siehe oben, S. 104, 112) waren Tierversuche von vornherein ein falscher Weg zur Naturerkenntnis. Man dürfe die „zitternde Natur" nicht mit roher Gewalt „verhören", nicht mit dem „Metzgersmesser" die „Fasern sterbender Tiere" durchforschen, schrieb er 1791 in seinem Buch *The Cry of Nature*. Nach Oswald konnte die Natur nur aus der meditativen Betrachtung heraus erfahren werden. Tierexperimentatoren verurteilte er dementsprechend als „Barbaren".[209]

Der Gedanke, daß viele Tierversuche nutzlos oder überflüssig seien, wurde schließlich vor allem von Lauritz Smith und John Lawrence (siehe oben, S. 132f.) ausgeführt. Smith räumte zwar ein, daß tieranatomische und -vivisektorische Untersuchungen in der Vergangenheit viele wichtige Aufschlüsse über den menschlichen Körper gebracht hätten, bezweifelte jedoch, daß mit dem Argument des wissenschaftlichen Erkenntnisgewinns und des medizinischen Nutzens künftige tierexperimentelle Forschungen gerechtfertigt werden könnten. Falls der Erkenntnisgewinn zur Vivisektion berechtige, müsse man auch den wohlhabenden Mitbürger ermorden und ausrauben dürfen, um Mittel für die Naturforschung zu erhalten, oder man müsse den Menschen auch gleich vivisezieren dürfen, polemisierte der dänische Kirchenprobst.[210] Den medizinischen Nutzen von Tierversuchen hielt er nur für „eingebildet". Zum einen stellte er in Frage, daß tierexperimentell gewonnene Kenntnisse in „zweifelhaften und schwierigen Fällen der Heilkunde von entschiedenem Nutzen" sein könnten; zum anderen verwies er auf das Artefaktproblem, indem er fragte, ob sich denn wohl der Körper eines „von Angst und Schmerzen gefolterten Thieres" in einem natürlichen Zustand befinde. Das mit Tierversuchen erworbene Wissen erschien ihm daher nur als „Nahrung der Neugier und der gelehrten Prahlerey". Selbst wenn die medizinische Nützlichkeit gegeben wäre, argumentierte Smith weiter, würde diese nur dann zur Vivisektion berechtigen, wenn die Tiere einzig und allein für die Menschen geschaffen worden seien.[211] Gerade diese dogmatische, anthropozentrische Sichtweise des Mensch Tier-Verhältnisses teilte er jedoch nicht.[212]

Einfälle. Zweite, mit Genehmigung des Verfassers veranstaltete Sammlung, Frankfurt/Leipzig, bei Ludwig Schellenberg, 1800, S. 221f.

208 Vgl. Becker, *A. G. Kaestners Epigramme*, S. 204.

209 Vgl. Oswald, *Cry of Nature*, S. 31–33.

210 Vgl. Smith, *Versuch eines vollständigen Lehrgebäudes*, S. 457–459.

211 Vgl. ebenda, S. 459f.

212 Ebenda, S. 328: „Jedes lebendige Wesen, jedes Thier ist zunächst und unmittelbar seiner selbst wegen da, und um durch sein Daseyn Glückseligkeit zu genießen."

Tierversuche waren seiner Auffassung nach aber nicht nur weitgehend nutzlos, sondern auch überflüssig. Die meisten Krankheiten seien Folgen der lasterhaften Lebensweise in der zivilisierten Gesellschaft, bedingt durch „üppige Lebensart und Kleidertracht", „Schwelgerey im Essen und Trinken", „übertriebene Leibesübungen" und „sinnliche Ausschweifungen", d.h., sie waren in Smiths Sicht allein durch Mäßigung zu vermeiden. Das Bedürfnis nach einer besseren Heilkunde und damit nach Tierversuchen sei nichts anderes als eine Konsequenz des Lasters; die Menschen glaubten sich zur Vivisektion berechtigt, weil sie böse seien, lautete seine zugespitzte Schlußfolgerung.[213] Wie schon Sinclair war Smith zudem der Meinung, daß mit rein anatomischen Untersuchungen, insbesondere am frisch getöteten oder soeben gestorbenen Tier, ausreichende medizinische Kenntnisse erlangt werden könnten.[214]

Gerade letzteres Argument war auch für John Lawrence ausschlaggebend. Er war überzeugt, daß „alles notwendige oder mögliche anatomische Wissen" allein durch Sektion des toten Tieres, wenngleich vielleicht langsamer als am lebenden, zu erhalten war. Für astronomische Studien brauche man keine Leiter, die bis in den Himmel reiche, entsprechend auch keine Vivisektionen zur Erforschung der tierischen Physiologie.[215] Voller Bitterkeit klagte er deshalb darüber, daß etwa ein Chirurg „unter Vorgabe" des Arguments „wissenschaftlicher Nützlichkeit" ein Tier vivisezieren und „ganze Tage und Wochen" qualvoll am Leben erhalten dürfe.[216] Wie gerade die drei letztgenannten Beispiele, Oswald, Smith und Lawrence, zeigen, mündete die Vorstellung von der relativen Nutzlosigkeit und Überflüssigkeit des Tierversuchs gegen 1800 in nahezu „antivivisektionistische" Kritik. Hier spielte eben auch die Wertschätzung des Tieres eine wichtige Rolle. So ging der Vegetarier Oswald von einem Konzept der geistigen Verwandtschaft und Brüderlichkeit aller Geschöpfe in Anlehnung an die brahmanische Metempsychoselehre aus.[217] Für Smith waren vor allem die seelischen Fähigkeiten der Tiere wichtig, die in seinen Augen eine sichere Basis für die Existenz

213 Vgl. ebenda, S. 460–462.

214 Vgl. ebenda, S. 459, 463.

215 Vgl. Lawrence, *Treatise on Horses*, Bd. 1, S. 142f. Auch bei manchen britischen Physiologen des frühen 19. Jahrhunderts, namentlich bei Charles Bell, herrschte die Auffassung vor, Körperfunktionen weitgehend allein mit anatomischer Methodik aufdecken zu können. Siehe hierzu Paul F. Cranefield, *The Way In and the Way Out. François Magendie, Charles Bell, and the Roots of the Spinal Nerves*, Mount Kisco/New York, Futura Publishing Company, 1974, S. 44; Lloyd G. Stevenson, ‚Anatomical Reasoning in Physiological Thought', in: Chandler McC. Brooks und P. F. Cranefield (Hrsgg.), *The Historical Development of Physiological Thought*, New York, Hafner Publishing Company, 1959, S. 27–38.

216 Vgl. Lawrence, *Treatise on Horses*, Bd. 1, S. 138.

217 Vgl. Oswald, *Cry of Nature*, S. 1–9.

tierischer Rechte darstellten.[218] Lawrence sah die Tiere ebenfalls als Rechtsträger, da sie mit Gefühl und Verstand begabt und ihre Seelen wahrscheinlich wie die der Menschen unsterblich seien.[219]

Schließlich bildete der Aspekt der Verrohung durch häufiges Verletzen oder Töten von Tieren einen wesentlichen Grund für die negativen Urteile über den Tierversuch. Oswald teilte die Auffassung vieler Vegetarier, daß das Schlachten oder Jagen von Tieren die Neigung zur Gewalttätigkeit fördere.[220] Smith warnte, daß „der Mensch, der gedankenlos, gleichgültig, bösartig in seinem Betragen gegen das Thier ist, eben dadurch auch zu einer ähnlichen Denkungsart und einem ähnlichen Betragen gegen den Menschen gestimmt wird". Entsprechend fürchtete er, daß spätere, an Tierversuche gewöhnte Generationen sich eines Tages gar für berechtigt halten könnten, den „lebendigen Menschen zu anatomiren".[221] Lawrence zitierte als Beleg für die Gefahr des Übergangs von der Tiervivisektion zur Menschenvivisektion das klassische Beispiel des Herophilos von Alexandria.[222]

Die beschriebene Tierversuchskritik in der zweiten Hälfte des 18. Jahrhunderts ging bis zur Forderung einer strafrechtlichen Verfolgung der Vivisektionstätigkeit. Es war wiederum der Leipziger Jurist Karl Ferdinand Hommel, der hier in seiner *Rhapsodia quaestionum* (1. Ausg. 1766/79) einen Vorstoß unternahm.[223]

Zu Anfang des Jahrhunderts war das Recht von Ärzten und Medizinstudenten, Chirurgen und Apothekern, für ihre Zwecke Hunde zu töten, offensichtlich noch gänzlich unbestritten, wie aus der Arbeit *Electa de jure canum* (1711) des Stader Advokaten und Notars Heinrich Klüver (geb. 1668) hervorgeht. Hiernach war es den „Doctoribus, Studiosis Medicinae et Chirurgis" nach dem Gewohnheitsrecht („inveterata consuetudine") erlaubt, Hunde zu sezieren, um sich bessere anatomische Kenntnisse zu verschaffen, die der Krankenbehandlung zugute kommen sollten.[224] Die Apotheker durften Hunde töten, um deren Fett als Arzneimittel zu gewinnen.[225] Ansonsten war das Töten und Verwerten von Hunden jedoch – zur Wahrung wirtschaftlicher

218 Vgl. SMITH, *Versuch eines vollständigen Lehrgebäudes*, S. 3–6, sowie oben, S. 119f.
219 Vgl. LAWRENCE, *Treatise on Horses*, Bd. 1, S. 127f.
220 Vgl. OSWALD, *Cry of Nature*, S. 16f., 25–28.
221 Vgl. SMITH, *Versuch eines vollständigen Lehrgebäudes*, S. 462, 473.
222 Siehe LAWRENCE, *Treatise on Horses*, Bd. 1, S. 140, sowie oben, S. 45f.
223 Siehe oben, S. 134f.
224 Vgl. Heinrich KLÜVER, *Electa de jure canum Vom Hunde-Recht ubi praecipuae controversiae quae circa canes accidere possunt explicantur et dissolvuntur*, Stade, Sumtibus Henrici Brummeri, 1711, S. 21.
225 Vgl. ebenda. Hundefett wurde noch um 1870 als Mittel gegen „Lungenschwindsucht" empfohlen; siehe Wolfgang SCHNEIDER, *Geheimmittel und Spezialitäten. Sachwörterbuch zu ihrer Geschichte bis um 1900*, Frankfurt a. M., Govi-Verlag/Pharmazeutischer Verlag, 1969 (*Lexikon zur Arzneimittelgeschichte*, Bd. 4), S. 60.

Vorrechte – nur den Abdeckern oder „Schindern" gestattet.[226] Auch aus der Perspektive des Naturrechts war die Vivisektion mit dem Hinweis auf das fehlende Rechts- und Vertragsverhältnis bzw. den natürlichen Kriegszustand zwischen Mensch und Tier gerechtfertigt worden. Allerdings wollte weder ein Befürworter der Tiervivisektion, wie Wolff, noch ein Gegner, wie Winkler, diese Argumentation anerkennen, denn hiernach hätten auch Versuche an sämtlichen *Menschen*, mit denen kein ausdrücklicher (Friedens-) Vertrag geschlossen wurde, als zulässig gelten müssen.[227]

Hommel, der als Schüler Winklers dessen ablehnender Kritik des Tierversuchs zustimmte, brachte nun eine neue, rechtliche Überlegung vor: Die Vivisektion von Tieren sei zu verurteilen, weil man nicht in der Hoffnung auf irgendein *unsicheres* Gut *sichere* Übeltaten begehen dürfe. Selbst im Falle berechtigter Aussicht auf ein großes Gut wollte er nicht von diesem Grundsatz abweichen. Man dürfe ja auch nicht dem Reichen die Haut abziehen, um dem Armen daraus Schuhe zu schustern. Ebenso sei es nicht zulässig, Tiere zu vivisezieren, um das Wissen zu vermehren. Der Satz der Ärzte „*Faciamus periculum in anima vili*" („Laßt uns einen Versuch an einer wertlosen Seele machen!") müsse folglich mißbilligt werden.[228] Für den Fall, daß etwa ein Medizinstudent oder ein Chirurg wegen einer Tiervivisektion angezeigt werden würde, formulierte Hommel auf dieser Grundlage bereits einen fertigen Urteilsspruch:

> „Daß ihm sein grausames Beginnen unter der Verwarnung, daß er bey Vermeidung nachdrücklicher Ahndung, künftig davon abstehen möge, alles Ernstes zu verweisen, er ist auch die auf diese Untersuchung verwanten [sic!] Unkosten abzustatten schuldig, Von Rechtswegen."[229]

Eine Verurteilung eines Tierexperimentators im 18. Jahrhundert ist zwar nicht bekannt geworden, doch scheint unter Medizinern ein gewisser Anlaß zur Sorge schon um die Jahrhundertmitte bestanden zu haben. Möglicherweise war es mehr als eine rhetorische Floskel, wenn Johann August Unzer 1746 seinen (anonymen) Bericht über Reizversuche am vivisezierten und dekapitierten Hund mit den Worten einleitete: „Verklagen Sie mich bey wem Sie wollen ..."[230]

226 Vgl. Klüver, *Electa de jure canum*, S. 21–28.
227 Vgl. Wolff, *Disputatio ... de moralitate anatomes*, S. 12f.; Winkler, *Institutiones philosophiae universae*, 3. Ausg., Bd. 3, S. 136f.
228 Vgl. Hommel, *Rhapsodia quaestionum*, Bd. 2, S. 46f., Bd. 4, S. 84f.
229 Ebenda, Bd. 2, S. 47.
230 Unzer, ‚Sendschreiben an Herrn N.N.', S. 69. Siehe auch oben, S. 77f.

2.4. Erste ethische Prinzipien für Tierversuche

Neben den kompromißlosen Gegnern des Tierversuchs finden sich um 1800 erstmals auch einige theologische bzw. philosophische Kommentatoren, die die kritischen Stimmen ihrer Zeit gewissermaßen „bündelten" und hieraus allgemeine ethische Grundsätze für den Umgang mit der tierexperimentellen Forschungsmethode entwickelten. Zu diesen gehörten in Deutschland insbesondere der Sächsische Oberhofprediger Franz Volkmar Reinhard (siehe oben, S. 105f.) sowie der Stuttgarter Stadtpfarrer Christian Adam Dann (1758–1837) und in England der angehende Theologe Thomas Young vom Trinity College Cambridge (siehe oben, S. 111) sowie der Vikar von Bukkingham, Henry Crowe (1778–1851). Ein erstes Prinzip, das von Reinhard und Dann gefordert wurde, war der Verzicht auf Untersuchungen am lebenden Tier, wenn dasselbe Ergebnis mit Hilfe von Leichensektionen zu erlangen war.[231] Als zweites Prinzip sollte das erwartete Versuchsergebnis medizinisch so bedeutsam sein, daß das Tierleiden im Experiment durch eine erhoffte Leidensminderung für Menschen oder andere Tiere entschuldigt werden konnte. So akzeptierten Reinhard und Dann ausdrücklich Tierversuche zum „Wohl der Menschheit" und des „gesammten Thierreichs".[232] Young verlangte, daß die Tierexperimente „gutes und nützliches Wissen" vermitteln und „ein großes und öffentliches Gut" zum Ziel haben müßten. Selbst sehr schmerzhafte Versuche erschienen ihm als berechtigt, wenn dadurch größeres Leid beim Menschen oder anderen Tieren verhindert bzw. beseitigt werden würde.[233] Crowe appellierte dementsprechend an die Experimentatoren, sich stets die Frage „*Cui bono*?" zu stellen und nur dann zu Versuchen an lebenden Tieren zu schreiten, wenn das Argument der Nützlichkeit – wenn nicht gar das der Notwendigkeit – als Rechtfertigungsgrund vorgebracht werden könne.[234]

Umgekehrt mißbilligten die genannten Autoren einhellig Tierexperimente „aufs Ungewisse", aus „muthwilligem Zeitvertreib" und reiner, „leerer Neugier".[235] Auch Immanuel Kant teilte diese Auffassungen, wenn er 1797 in *Die Metaphysik der Sitten* davon sprach, daß „martervolle, physische Versu-

231 Vgl. Reinhard, *System der Christlichen Moral*, Bd. 5, S. 134; Christian Adam Dann, *Bitte der armen Thiere, der unvernünftigen Geschöpfe, an ihre vernünftigen Mitgeschöpfe und Herrn die Menschen* [1. Ausg. 1822], 2. Aufl., Tübingen, bei Ludwig Friedrich Fues, 1838, S. 24.

232 Vgl. Reinhard, *System der Christlichen Moral*, Bd. 5, S. 135; Dann, *Bitte der armen Thiere*, S. 25.

233 Vgl. Young, *Essay on Humanity*, S. 170f., 175.

234 Vgl. Henry Crowe, *Zoophilos; or, Considerations on the Moral Treatment of Inferior Animals* [1. Ausg. 1819], 2. Ausg., Bath/London, Cruttwell/Longman, Hurst, Rees etc., 1820, S. 80.

235 Vgl. Reinhard, *System der Christlichen Moral*, Bd. 5, S. 134f.; Dann, *Bitte der armen Thiere*, S. 24; Young, *Essay on Humanity*, S. 171; Crowe, *Zoophilos*, S. 80, 92.

che, zum bloßen Behuf der Spekulation, wenn auch ohne sie der Zweck erreicht werden könne, zu verabscheuen" seien.[236] Im Zusammenhang mit den Forderungen nach Nützlichkeit und Notwendigkeit wurde zudem der Verzicht auf Wiederholungs- bzw. Demonstrationsversuche verlangt, so von Young, Crowe und Dann.[237] Die letztlich *therapeutische* Nützlichkeit war also das mehr oder weniger deutlich ausgesprochene Kriterium, nach dem über die Zulässigkeit eines Tierversuchs entschieden werden sollte.

Schließlich zielte die Forderung nach weitestmöglicher Schonung der Versuchstiere als ein drittes Prinzip augenscheinlich darauf ab, der Gefahr der Verrohung zu begegnen. Nach Reinhard sollte „mit möglichster Ersparung aller unnöthigen Qualen verfahren" werden, Young verlangte sogar, der Forscher müsse Mitleid mit seinen Versuchstieren haben.[238] Über das tatsächliche Ausmaß dieser Verrohungsgefahr bestand allerdings keine vollständige Einigkeit. Zwar war sich Crowe sicher, daß die Schmerzzufügung am Tier eine „gefährliche Insensibilität" erzeuge, die in der Lage sei, „alle Grundsätze und Gefühle des Wohlwollens" zu untergraben[239], und Young glaubte gar, anhand der Wortwahl in zeitgenössischen Versuchsbeschreibungen Spuren von Grausamkeit bei den Experimentatoren nachweisen zu können.[240] Reinhard hingegen vertraute letztenendes doch noch auf die moralische Integrität der Forscher: Als Gelehrte besäßen sie „viel andre Mittel", den für ihre „Denkungsart" aus den Tierversuchen entspringenden „schädlichen Folgen" vorzubeugen.[241]

Mit den zuletzt beschriebenen ethischen Prinzipien philosophisch-theologischer Kritiker war am Ende des 18. Jahrhunderts ein Reflexionsgrad über die Tierversuchsproblematik erreicht, der in den nächsten hundert Jahren eher unterschritten als weiterentwickelt werden sollte. Antivivisektionistische Polemik verdeckte und verdunkelte in der Folgezeit häufig die schon recht differenzierten ethischen Erwägungen aus jener Frühphase der Tierversuchsdiskussion. Eine Tendenz hierzu zeichnete sich schon bei Crowe ab, der Tierversuche mit der Inquisition verglich und auf mehreren Seiten vermeint-

236 Kant, *Werke*, Bd. 4, S. 579. Zum Kontext siehe oben, S. 127f.

237 Siehe Young, *Essay on Humanity*, S. 171f.; Crowe, *Zoophilos*, S. 93; Dann, *Bitte der armen Thiere*, S. 24.

238 Vgl. Reinhard, *System der Christlichen Moral*, Bd. 5, S. 134f.; Young, *Essay on Humanity*, S. 171.

239 Vgl. Crowe, *Zoophilos*, S. 80.

240 Young, *Essay on Humanity*, S. 173f., bezog sich zum einen auf einen Bericht von Ole Borch (1626–1690) über die Vivisektion eines Igels, zitiert in dem Artikel ‚Hedge Hog', in [Thomas Pennant], *British Zoology*, 4 Bde., London/Chester, Printed for Benjamin White, 1768–77, Bd. 1, S. 106–108, S. 108, zum anderen auf elektrische Reizversuche Alessandro Voltas (1745–1827) an Heuschrecken und anderen Insekten nach dessen ‚Account of some Discoveries made by Mr. Galvani, of Bologna; with Experiments and Observations on them', *Phil. Trans. R. Soc.* 1793, S. 10–44, S. 33.

241 Vgl. Reinhard, *System der Christlichen Moral*, Bd. 5, S. 135.

lich grausame und sinnlose Experimente, unter anderem von Charles Bonnet, François Magendie und Mathieu Orfila (1787–1853), zitierte.[242] Vor der Mitte des 19. Jahrhunderts erschienen bereits die ersten eigentlichen Agitationsschriften gegen Tierquälerei, die nun in jeweils eigenen Kapiteln auch die tierexperimentelle Forschung anklagten. Ihre Autoren waren zugleich die Protagonisten des sich nun vereinsmäßig organisierenden Tierschutzes: William Youatt (1776–1847), Ehrenveterinär der 1824 gegründeten Society for the Prevention of Cruelty to Animals (S.P.C.A.), Thomas Ignatius Maria Forster (1789–1860), Mitbegründer der 1832 hiervon abgespaltenen Animals' Friend Society (A.F.S.), und nicht zuletzt Lewis Gompertz (gest. 1861), Mitbegründer der S.P.C.A. sowie Gründer und Präsident der A.F.S. Die augenscheinliche Zielsetzung dieser Autoren lag in einer emotionalen Aufrüttelung der Öffentlichkeit. Die rationale Auseinandersetzung mit der Ethik des Tierversuchs trat in den Hintergrund, wesentliche neue Argumente wurden nicht mehr formuliert.[243]

242 Siehe Crowe, *Zoophilos*, S. 79–93.

243 Siehe William Youatt, *The Obligation and Extent of Humanity to Brutes, principally considered with reference to Domesticated Animals*, London, Longman, Orme, Brown etc., 1839, S. 194–206; Thomas Ignatius Maria Forster, *Philozoia; or Moral Reflections on the Actual Condition of the Animal Kingdom, and on the Means of Improving the same*, Brüssel, Printed by Deltombe and Co., for W. Todd, 1839, S. 33f., 75f.; Lewis Gompertz, *Fragments in Defence of Animals, and Essays on Morals, Soul, and Future State*, London, W. Horsell, 1852, S. 119–132.

ZUSAMMENFASSUNG: DIE WESENTLICHEN POSITIONEN UND IHRE HINTERGRÜNDE

In der Bewertung des Mensch-Tier-Verhältnisses kamen während des 17. und 18. Jahrhunderts theologische, philosophisch-psychologische und rechtliche Konzepte zur Geltung. Das Nutzen und Töten von Tieren wurde durchweg mit dem Herrschaftsauftrag Gottes an den Menschen nach *Genesis* gerechtfertigt. Die Forderung nach einem dennoch möglichst schonenden und rücksichtsvollen Umgang mit Tieren ergab sich unter theologischen Gesichtspunkten aus drei Gründen. Erstens konnten vor allem alttestamentliche Bibelstellen im Sinne eines generellen Tierschonungsgebots ausgelegt werden; zweitens galt eine grobe Behandlung von Tieren als Verstoß gegen das göttliche Prinzip der alle Geschöpfe umfassenden Güte und Barmherzigkeit; und drittens erschien Tierquälerei wegen ihrer vermuteten verrohenden Auswirkungen auf die Beziehung zum Mitmenschen als indirekte Verletzung der christlichen Pflicht zur Nächstenliebe. Vor diesem Hintergrund wurde die ideale Mensch-Tier-Beziehung mit der Metapher der Statthalterschaft beschrieben: Der Mensch sollte als von Gott eingesetzter Verwalter der Schöpfung verantwortungsbewußt und wohlwollend – und nicht wie ein Tyrann – mit der Tierwelt umgehen.

Die durch die Auseinandersetzung mit dem Cartesianismus geprägte Diskussion über die Existenz und Beschaffenheit von Tierseelen führte nach 1700 zusätzlich zu einer „psychologisch“ begründeten Tierethik. Unter der Annahme, Tiere besäßen empfindungsfähige, in unterschiedlichem Grad vernünftige und möglicherweise unsterbliche Seelen wurde tierschonendes Verhalten verlangt. In dieselbe Richtung wirkte das im 18. Jahrhundert sehr verbreitete philosophische Konzept einer „Großen Kette“ oder „Stufenleiter“ aller Lebewesen. Zwar hierarchisch strukturiert und im Kern anthropozentrisch, schuf es auf dem Boden des inhärenten Kontinuitätsgedankens eine Art von Zusammengehörigkeitsgefühl zwischen Mensch und Tier. Auf diese Weise wurde es eine Grundlage tierschützerischer Bestrebungen.

Die Lehre vom fehlenden Rechtsverhältnis zwischen Mensch und Tier, die im 17. Jahrhundert insbesondere von der Naturrechtsschule vertreten wurde, bildete den Ausgangspunkt einer philosophisch-rechtlichen Beschäftigung mit dem Problem menschlicher Verpflichtungen gegenüber der Tierwelt. Im Verlauf des 18. Jahrhunderts zeichneten sich hierzu zwei Lösungswege ab: Entweder wurde eine lediglich indirekte Verpflichtung gegenüber Tieren infolge einer direkten Pflicht gegenüber Gott, den Mitmenschen oder der eigenen Person konstruiert (z. B. Apin, Hume, Kant). Das Tier selbst blieb dabei rechtlos. Oder es wurde eine direkte Verpflichtung gegenüber dem Tier als Träger von Rechten angenommen (z. B. Primatt, Dietler, Bentham). Die Lehre von der Rechtlosigkeit der Tierwelt wurde damit aufgegeben. Voraussetzung hierfür wiederum war, daß an die Stelle der alten Kriterien für den Besitz von Rechten, „Vernunft" und „Sprache", die Leidensfähigkeit eines Lebewesens als neues Kriterium trat. Während die Rechtsprechung des 18. Jahrhunderts in Fällen von Tierquälerei dem Konzept der indirekten Verpflichtung folgte, scheint für einen Teil der ersten Tierschutzgesetzgebungen im 19. Jahrhundert auch der Gedanke der direkten Verpflichtung eine Rolle gespielt zu haben.

Die verschiedenen Aspekte der allgemeinen Beurteilung der Mensch-Tier-Beziehung spiegelten sich in der speziellen Diskussion über die Moralität der tierexperimentellen Forschungsmethode wider. Der radikale cartesianische Standpunkt, Tierversuche seien ethisch unbedenklich, weil Tiere kein Empfindungsvermögen besäßen, wurde im 18. Jahrhundert aufgrund der offenkundigen Ähnlichkeit menschlicher und tierischer Sinnesorgane und Reaktionsweisen abgelehnt. Verworfen wurde auch die naturrechtliche Argumentation, der zufolge das Fehlen eines Rechts- bzw. Vertragsverhältnisses zwischen Mensch und Tier zur Vivisektion berechtigen sollte. Hier war die Überlegung, daß auf dieselbe Weise Menschenversuche an Unverbündeten gerechtfertigt werden könnten, ausschlaggebend. Als Diskussionsbasis anerkannt wurde hingegen der biblische Herrschaftsauftrag an den Menschen mit dem darin enthaltenen grundsätzlichen Nutzungs- und Tötungsrecht gegenüber Tieren. Die Befürworter von Tierexperimenten verwiesen auf deren wissenschaftlichen und medizinischen Nutzen sowie (physiko-)theologischen Wert (z. B. Wolff, Mylius). Die Gegner argumentierten mit dem Prinzip der göttlichen Güte, gegen das durch schmerzhafte Tierversuche verstoßen werde, und mit der Gefahr einer Verrohung des Arztes oder Medizinstudenten. Ferner bezweifelten sie – zum Teil unter Hinweis auf die Übertragbarkeitsfrage und das Artefaktproblem – die Tragfähigkeit des Arguments medizinischer Nützlichkeit (z. B. Winkler, Sinclair, Smith). Zugleich zeigte sich bei ihnen eine auffallend hohe Einschätzung des Tieres im Rahmen ihrer allgemeinen Kommentare zur Frage des Mensch-Tier-Verhältnisses. Die Pro- und Contra-Positionen resultierten letztlich aus mehr oder weniger ausformulierten ethischen Abwägungen zwischen menschlichem Vorteil und tierischem Leid. Die Vorstellung, daß für ein lediglich erhofftes und darum „unsicheres Gut" (Gesundheit des Menschen) ein „sicheres Übel" (Schmerz der Versuchstiere) in Kauf genommen werde, ließ nach 1750 erstmals Zweifel an der rechtlichen Zulässigkeit von Tierexperimenten aufkommen (Hommel).

Radikale Tierversuchskritiker hielten Tierversuche nicht nur für weitgehend nutzlos, sondern auch für unnötig. Noch um 1800 vertraten sie die Auffassung, rein anatomische Untersuchungen an menschlichen oder tierischen Leichen vermittelten ein ausreichendes Maß physiologischer Kenntnisse (z. B. Sinclair, Lawrence). Gegen Endes des 18. Jahrhunderts tritt außerdem zum ersten Mal das Argument in Erscheinung, die tierexperimentelle Erforschung von Krankheiten sei überflüssig, weil diese größtenteils durch eine maßvolle Lebensführung zu verhüten seien (Smith).

Einige philosophische und theologische Kommentatoren „bündelten" schließlich am Ausgang des 18. und zu Beginn des 19. Jahrhunderts die zeitgenössische Kritik zu drei ethischen Prinzipien für Tierexperimentatoren: (1.) Verzicht auf Versuche am lebenden Tier, wenn dasselbe Resultat mit anatomischen Methoden erreichbar ist; (2.) Beschränkung auf diejenigen Tierexperimente, die medizinischen Nutzen für den Menschen oder andere Tiere versprechen; und (3.) weitestmögliche Schonung der Versuchstiere (Reinhard, Dann, Young, Crowe).

C. DER TIERVERSUCH IM SPIEGEL DER SCHÖNGEISTIGEN LITERATUR

Bereits im 17. und 18. Jahrhundert beschäftigte die Thematik des Tierversuchs nicht nur Ärzte und Naturforscher sowie den Kreis der Theologen, Philosophen und Juristen, der für die Auseinandersetzung mit ethischen Problemen gewissermaßen „prädestiniert“ war. Auch zeitgenössische Literaten rezipierten die „neue“ tierexperimentelle Forschungsmethode und verarbeiteten sie in ihren Werken.[1] Die Art ihrer Darstellung offenbarte dabei ihre Urteile über den wissenschaftlichen Wert und die moralische Berechtigung von Tierversuchen. Eine Analyse jener literarischen Reaktionen vermag daher einen Einblick in die Einstellungen des Laienpublikums zum Tierexperiment zu geben. Selbstverständlich kann mit den Schriftstellern nur ein Ausschnitt aus der gebildeten Oberschicht erfaßt werden. Als ebenso sensible wie eloquente Vertreter dieser Schicht spiegeln sie jedoch in ihren Werken die ideen- und mentalitätsgeschichtlichen Wandlungen in Bezug auf das Mensch-Tier-Verhältnis besonders deutlich wider. Zudem ist davon auszugehen, daß die dichterischen „Re-Präsentationen“ von Tierversuchen einen wohl größeren Teil des lesenden Publikums erreichten – und beeinflußten – als die Originalbeschreibungen in den medizinisch-wissenschaftlichen Veröffentlichungen. Dies gilt mit Sicherheit für entsprechende Darstellungen in den im 18. Jahrhundert sehr beliebten „moralischen Wochenschriften“. Auch in den Fällen, in denen Tierexperimente in Theaterstücken thematisiert wurden, waren die Bedingungen für eine breitere Rezeption gegeben. Die nachfolgende Analyse zeitgenössischer literarischer Reaktionen auf Tierversuche im 17. und 18. Jahrhundert beschränkt sich auf die Äußerungen *britischer* Schriftsteller, da hier eine ausreichende Quellendichte gegeben ist, um Entwicklungslinien bzw. literarische Genres identifizieren zu können. Vereinzelte Beispiele für eine Rezeption der Tierversuchsproblematik auch in der französischen und deutschen Dichtung vor 1800 sind zwar bekannt[2], erlauben jedoch als bislang isolierte Befunde noch keine allgemeinen Rückschlüsse.

1 Siehe auch MAEHLE, ‚Literary Responses to Animal Experimentation‘; ders., ‚Der Tierversuch im Spiegel der Literatur‘.

2 In den ‚Epîtres sur l'ame des bêtes‘ (1728) von Louis Racine d. J. finden sich einige Verse zur Tiervivisektion vor dem Hintergrund der cartesianischen Maschinenauffassung vom Tier; zit. in ROSENFIELD, *Beast-Machine*, S. 59. Eine Passage zur Menschenvivisektion enthält Friedrich Maximilian KLINGER, *Faust's Leben, Thaten und Höllenfahrt* (1791), hrsg. v. Sander L. Gilman, Tübingen, Max Niemeyer Verlag, 1978 (*Werke*, Bd. 11), S. 154–156; ohne nähere Kommentierung zit. in: Richard M. MEYER, ‚Vivisektionsdebatten im 18. Jahrhundert‘, *Vossische Zeitung* 51 (1903), S. 405–407 (Sonntagsbeil.) sowie BRETSCHNEIDER, *Streit um die Vivisektion*, S. 6.

1. DIE „VIRTUOSO-SATIRE"

Mit der Gründung der Royal Society of London for the Improving of Natural Knowledge im Jahr 1662 wurde für die tierexperimentelle Forschungsmethode ein wichtiger institutioneller Rahmen geschaffen. Insbesondere physiologische und toxikologische Versuche an Tieren wurden im Gresham College in London, dem Versammlungsort der Gesellschaft, häufig durchgeführt und diskutiert.[3] Die Experimente der *Virtuosi*, wie die Mitglieder der Royal Society bei den Zeitgenossen hießen[4], erregten von Anfang an die Aufmerksamkeit der Literaten. Ihre allgemeine Reaktion auf die Tierversuche bestand zunächst aus einer Mischung von Spott, Hohn und Verachtung. Zugleich war sie mit einer generell ablehnenden Haltung gegenüber der sog. „New Science" der Royal Society verknüpft, die in Anlehnung an Francis Bacon die grundlegende Forderung erhob, nur noch Beobachtung und Experiment als Mittel des Erkenntnisgewinns anzuerkennen. Entsprechend zielten die ersten literarischen Angriffe nicht allein auf die Methode des Tierversuchs, sondern auch auf die astronomischen, physikalischen, chemischen und anatomischen Studien der Virtuosi ab.[5] Die ‚Ballad of Gresham Colledge', ein anonymes Manuskript aus der Gründungszeit der Gesellschaft, verspottete beispielsweise Robert Boyles physikalische Untersuchungen der Luft ebenso wie seine tierexperimentellen Forschungen zur Physiologie der Atmung, die bekannten „Luftpumpenversuche" (siehe oben, S. 88f.) [6]

In der Restaurationszeit entwickelten sich ironisch-witzige Darstellungen der Royal Society-Mitglieder und ihrer Forschungen zu einem literarischen Genre, das als „Virtuoso-Satire" bezeichnet werden kann. Der erste herausragende Vertreter und eigentliche Begründer dieses Genres war Samuel Butler (1612–1680). In seinem burlesken Heldengedicht *Hudibras* führte Butler 1664 mit der Figur des quacksalbernden Astrologen Sidrophel den Prototyp des literarisch persiflierten Virtuoso ein. So läßt er diesen den Herzschlag einer gefleckten Laus, den Sprung eines Flohs und das Wachstum von Maden in verdorbenem Käse studieren.[7] Ziel des Spottes war Robert Hooke, der

3 Siehe Birch, *History of the Royal Society*; Frank, *Harvey and the Oxford Physiologists*.

4 Vgl. Walter E. Houghton Jr., ‚The English Virtuoso in the Seventeenth Century', *J. Hist. Ideas* 3 (1942), S. 51–73, 190–219.

5 Vgl. Carson S. Duncan, *The New Science and English Literature in the Classical Period*, Menasha, Wis., Collegiate Press, 1913, S. 67–132; Marjorie Nicolson, *Science and Imagination*, Ithaca, N.Y., Great Seal Books, 1956, S. 110–234; dies., *Pepys' Diary and the New Science*, Charlottesville, University Press of Virginia, 1965, S. 103–175.

6 Siehe Dorothy Stimson, „‚Ballad of Gresham Colledge'", *Isis* 18 (1932), S. 103–117; F. Sherwood Taylor, ‚An Early Satirical Poem on the Royal Society', *Notes Rec. R. Soc. Lond.* 4 (1946), S. 37–46; Nicolson, *Pepys' Diary*, S. 115–117.

7 Vgl. Samuel Butler, *Hudibras*, hrsg. v. John Wilders, Oxford, Clarendon Press, 1967, S. 161.

seine mikroskopischen Untersuchungen an verschiedenen Kleinstlebewesen soeben der Royal Society vorgestellt hatte und nun zur Publikation in seiner *Micrographia* (1665) vorbereitete.[8] In einem weiteren Gedicht Butlers, *The Elephant in the Moon*, tritt Hooke entsprechend als Virtuoso in Erscheinung, dessen Aufgabe es ist, „Gewürm" zu untersuchen, und der „profunde Entdekkungen an Fröschen, Kröten, Ratten und Mäusen" gemacht hat.[9] Es ist offensichtlich, daß hier die wissenschaftliche Beschäftigung mit niederen Tieren als skuril und eines Gebildeten unwürdig, wenn nicht gar als erniedrigend bewertet wurde. Dieselbe Art von Kritik richtete sich jedoch auch gegen Versuche an höheren Tieren, zum Beispiel Hunden, wie aus Butlers Essay *An Occasional Reflection on Dr. Charlton's Feeling a Dog's Pulse at Gresham-College* hervorgeht. Diese Satire galt gleich zwei Virtuosi: zum einen wiederum Boyle, dessen moralisierenden und umständlichen Stil Butler imitierte, und zum anderen Walter Charleton (1620–1707), Leibarzt Charles' II., der – sonst gewohnt, die Hofdamen zu untersuchen – hier deren anmutige Handgelenke mit der vulgären Pfote eines Hundes vertauscht, an dem die Wirkung eines exotischen Giftes, „Macassar Powder", erprobt wird.[10] Ein entsprechendes Experiment war tatsächlich am 15. März 1665 vor der Royal Society durchgeführt worden.[11]

Mit seinen satirischen Beschreibungen der Virtuosi brachte Butler eine letztlich recht schwerwiegende Kritik zum Ausdruck: Die Experimentatoren verschwendeten in seinen Augen mit ihren Studien nur Zeit, Geld und Talent, anstatt sich um nützliches, praktisch anwendbares Wissen zu bemühen. Versuche an den „niederen Kreaturen", den Tieren, waren für ihn eine müßige, nutzlose – und damit lächerliche – Beschäftigung.[12] Dieselbe Kernaussage sprach auch aus den „Virtuoso-Satiren" nachfolgender Literaten. Thomas Shadwell (ca. 1641–1692) brachte 1676 in seiner Restoration-Comedy *The Virtuoso* einen Experimentator auf die Bühne, der unter anderem durch eine wechselseitige Austauschtransfusion eine Bulldogge in einen Spaniel und den Spaniel in eine Bulldogge verwandelt haben will.[13] Hiermit wurden die ersten tierexperimentellen Bluttransfusionen des Royal Society-Mitgliedes Richard Lower (siehe oben, S. 11, 90) und des Arztes Thomas Coxe (1615–

8 Vgl. Robert Hooke, *Micrographia, 1665*, Repr. in: R. T. Gunther (Hrsg.), *The Life and Work of Robert Hooke (Part V)*, Oxford, Printed for the Subscribers, 1938 (*Early Science in Oxford*, Bd. 13).

9 Vgl. R. Thyer (Hrsg.), *The Genuine Remains in Verse and Prose of Mr. Samuel Butler*, 2 Bde., London, J. and R. Tonson, 1759, Bd. 1, S. 1–25, S. 19.

10 Vgl. ebenda, Bd. 1, S. 404–410; Robert Boyle, *Occasional Reflections upon Several Subjects*, London, W. Wilson/H. Herringman, 1665.

11 Siehe Birch, *History of the Royal Society*, Bd. 2, S. 23.

12 Vgl. Butler, *Hudibras*, Introduction, S. XXVI.

13 Vgl. Thomas Shadwell, *The Virtuoso*, hrsg. v. Marjorie Hope Nicolson und David Stuart Rhodes, London, Edward Arnold, 1966, S. 48.

1685) lächerlich gemacht.[14] Shadwells Theaterstück wurde noch 1705 in London gespielt[15] und trug wesentlich dazu bei, daß sich der Typus des experimentierenden, wissenschaftlichen Virtuoso zu einer Standardfigur für Komödie und Satire entwickelte, die etwa mit der des unfähigen und habgierigen praktischen Arztes vergleichbar ist.[16] Der Satiriker Thomas Brown (1663–1704) zum Beispiel verwandte beide Charaktere, um sich gleichermaßen über die Royal Society und das Royal College of Physicians lustig zu machen.[17] Joseph Addison (1672–1719) präsentierte 1710 in seiner Wochenschrift *The Tatler* (1709–11) aufs neue Shadwells „Virtuoso". Er warnte bei dieser Gelegenheit zugleich ernsthaft vor einer Entfremdung des zootomierenden und mikroskopierenden Forschers von den Realitäten des Alltagslebens.[18] In seiner Tageszeitung *The Spectator* (1711–12 und 1714) setzte er seine diesbezügliche Kritik fort, indem er über Ärzte spottete, die „in Ermangelung anderer Patienten" Katzen in „Luftpumpen" (d.h. der Boyleschen Vakuumpumpe) erstickten, Hunde bei lebendigem Leibe aufschnitten und Insekten auf Nadeln aufspießten.[19] Noch 1726 verarbeitete Jonathan Swift (1667–1745) die Thematik in seinem Roman *Gulliver's Travels*: Aus Robert Hookes Blasebalg zur künstlichen Beatmung des thorakotomierten Versuchstieres[20] machte er ein Blasebalgklistier, mit dem ein Virtuoso der „großen Akademie von Lagado" einen Hund *per anum* aufbläst, bis dessen Därme fast zerplatzen.[21] Das Tierleiden im Versuch, das gerade den heraus-

14 Vgl. Lower, *Tractatus de corde*, S. 180–192; Thomas Coxe, ‚An Account of another Experiment of Transfusion, viz. of Bleeding a Mangy into a Sound Dog', *Phil. Trans. R. Soc.* 2 (1667), S. 451f.

15 Siehe Shadwell, *Virtuoso*, Introduction, S. XIIf. Erst vor kurzem ist das Stück durch die Royal Shakespeare Company professionell wiederaufgeführt worden: 1991 in Stratford-upon-Avon und 1992 in London.

16 Siehe Duncan, *New Science and English Literature*, S. 67–132; Herbert Silvette, *The Doctor on the Stage. Medicine and Medical Men in Seventeenth-Century England*, hrsg. v. Francelia Butler, Knoxville, University of Tennessee Press, 1967; Paul G. Brewster, ‚Physician and Surgeon as Depicted in 16th and 17th Century English Literature', *Osiris* 14 (1962), S. 13–32; Fielding H. Garrison, ‚Medicine in the Tatler, Spectator and Guardian', *Bull. Inst. Hist. Med.* 2 (1934), S. 477–503.

17 Siehe Thomas Brown, ‚Amusements Serious and Comical, Calculated for the Meridian of London', in: *The Works of Mr. Thomas Brown*, 4 Bde., London, Sam Briscoe, 1720, Bd. 3, S. 1–100, S. 94–100.

18 Vgl. George A. Aitken (Hrsg.), *The Tatler*, 4 Bde., London, Duckworth, 1898–99 (Reprint Hildesheim/New York, Olms, 1970), Bd. 4, S. 110–113, 133–138.

19 Vgl. Donald F. Bond (Hrsg.), *The Spectator*, 5 Bde., Oxford, Clarendon Press, 1965, Bd. 1, S. 88–92.

20 Siehe oben, S. 88.

21 Vgl. Jonathan Swift, *Gulliver's Travels*, hrsg. v. Herbert Davis, Oxford, Basil Blackwell, 1959, S. 181. Siehe auch Marjorie Nicolson und Nora M. Mohler, ‚The Scientific Background of Swift's Voyage to Laputa', in: Nicolson, *Science and Imagination*, S. 110–154.

ragenden Experimentatoren der Royal Society, Boyle, Hooke und Lower, *nicht* gleichgültig war[22], scheint für die ersten literarischen Umsetzungen bedeutungslos gewesen zu sein. Der Blickwinkel der Schriftsteller war zunächst radikal anthropozentrisch. Ziel ihrer satirischen Attacken war einzig die vermeintlich falsche Wissenschaftsauffassung der Virtuosi, die sich in ihrer „nutzlosen" Beschäftigung mit Tierexperimenten manifestierte.

2. SENSIBILISIERUNG FÜR DEN GRAUSAMKEITSASPEKT

Obwohl das Genre der „Virtuoso-Satire" bis weit ins 18. Jahrhundert hinein gepflegt wurde, begannen sich nach 1700 die literarischen Reaktionen auf Tierversuche zu ändern. Die Grausamkeit mancher Experimentatoren wurde als zusätzliches Angriffsziel entdeckt. In ihrer Komödie *The Basset-Table* (1705) stellte Susanna Centlivre (1669–1723) das weibliche Gegenstück zu Shadwells „Virtuoso" vor: Valeria, *„ein philosophisches Mädchen"*.[23] Als diese ihrer Cousine Lady Reveller berichtet, sie habe ihre zahme Taube seziert, um die gängige Auffassung zu überprüfen, Tauben besäßen keine Galle[24], kommt es zu folgendem Dialog:

„LADY. Oh barbarisch! Du hast Deine niedliche Taube getötet.

VAL. Getötet! Was glaubst Du wohl, wozu ich sie aufgezogen habe? Können Tiere, Insekten oder Reptilien einem edleren Zweck zugeführt werden als der Vermehrung unseres Wissens? Cousine, ich gebe Dir diesen Edelstein für Deinen *italienischen* Windhund.

LADY. Was, um ihn in Stücke zu zerschneiden? Wie gräßlich! ... Was mich betrifft, so würde ich von nichts anderem mehr träumen als von Schneiden, Zergliedern und Amputieren und mir immer das Messer an meiner Kehle vorstellen."[25]

Wie das Zitat zeigt, war der Grausamkeitsaspekt für Centlivre bereits ein herausragendes Thema, wenngleich sie in anderen Dialogen ihres Stückes,

22 Siehe oben, S. 88–90.

23 Siehe Susanna CENTLIVRE, ‚The Basset-Table', in: *The Dramatic Works of the Celebrated Mrs. Centlivre*, 3 Bde., London, John Pearson, 1872 (Reprint New York, AMS Press, 1968), Bd. 1, S. 199–258; John Wilson BOWYER, *The Celebrated Mrs. Centlivre*, New York, Greenwood Press, 1968, S. 71–74.

24 Siehe Thomas BROWNE, *Pseudodoxia epidemica*, hrsg. v. Robin Robbins, Oxford, Clarendon Press, 1981, S. 168–171; Friedrich SÜHLING, *Die Taube als religiöses Symbol im christlichen Altertum*, Freiburg i. Brsg., Herder, 1930, S. 188f.

25 CENTLIVRE, ‚Basset-Table', S. 218:
„LADY. Oh, barbarous! killed your pretty Dove.
VAL. Kill'd it! Why, what did you imagine I bred it up for? Can Animals, Insects, or Reptiles, be put to a nobler Use than to improve our Knowledge? Cousin, I'll give you this Jewel for your *Italian* Greyhound.
LADY. What to cut to pieces? Oh, horrid! ... for my Part, I should dream of nothing but Incision, Dissection, and Amputation, and always fancy the Knife at my Throat."

noch ganz den Konventionen der „Virtuoso-Satire“ entsprechend, Tierversuche als „Grillen“ und „lächerliche Gelehrsamkeit“ abtat.[26] Mit Valerias Rechtfertigung war das Argument des wissenschaftlichen Erkenntnisgewinns und mit Lady Revellers „Alptraum“ der Menschenvivisektion die Furcht vor dem Übergang vom Tierversuch zum Menschenversuch schon indirekt ausgesprochen.

Eine ähnliche Ambivalenz stellt sich auch bei Addison dar. Als dieser 1711 im *Spectator* über die Vivisektion einer trächtigen Hündin berichtete, der zur Prüfung ihres Mutterinstinktes ein aus dem Uterus geschnittenes Junges vorgehalten worden war, wich er gänzlich von dem heiter-ironischen Stil seiner Virtuosopersiflagen ab. Er verurteilte den Versuch als „barbarisch“ und entschuldigte sich bei seinen Lesern, „einen solchen Fall von Grausamkeit“ überhaupt wiedergegeben zu haben.[27] Einer breiteren Rezeption dieses Experiments, das ursprünglich von Realdo Colombo durchgeführt und 1559 in dessen Werk *De re anatomica* veröffentlicht worden war[28], ebnete er jedoch damit den Weg. Mit gleicher Entrüstung – und zum Teil direkt auf den „Englischen Zuschauer“ (d.h. den *Spectator*) gestützt – zitierten es später zum Beispiel Sinclair, Bonnet und Volckmann.[29] Auch die Boyleschen „Luftpumpenversuche“ an Tieren wurden bald nicht mehr allein mit Heiterkeit quittiert. Das im gebildeten Publikum sehr beliebte *Gentleman's Magazine*[30] verglich sie 1740 in einem Gedicht mit der sprichwörtlichen Grausamkeit Domitians (siehe oben, S. 108) und spekulierte über die Möglichkeit entsprechender Menschenexperimente.[31] Drei Jahre zuvor schon hatte Mark Akenside (1721–1770) in derselben Zeitschrift in einem ansonsten typischen Genregedicht von der „erbarmungslosen Hand“ des „Virtuosos“ gesprochen, die vom Töten der Hunde und Katzen „oft mit Blut besudelt“ sei.[32]

Zusammengenommen betrachtet markieren die Reaktionen Centlivres, Addisons, Akensides und des *Gentleman's Magazine* eine Übergangsphase. Die Literaten spotteten zwar einerseits noch über die vermeintliche Nutzlosigkeit der Tierversuche, andererseits erweckte der Aspekt der Grausamkeit bereits ihre Aufmerksamkeit. Den Hintergrund für diesen Wandel bildete die zeitgenössische philosophisch-theologische Diskussion über das Wesen des

26 Vgl. ebenda, S. 217, 288.
27 Vgl. Bond, *Spectator*, Bd. 1, S. 489–493.
28 Siehe Colombo, *De re anatomica*, S. 258.
29 Vgl. [Sinclair], ‚Ob es auch anatomische Belustigungen gäbe‘, S. 407 [307]; Volckmann, *Menschenstolz und Thierqualen*, S. 211; Hastings, *Man and Beast in French Thought*, S. 159, 270f.
30 Siehe C. Lennart Carlson, *The First Magazine – A History of the Gentleman's Magazine*, Westport, Conn., Greenwood Press, 1974.
31 Vgl. „Junius“, ‚The Air-Pump‘, *Gentleman's Mag.* 10 (1740), S. 194.
32 [Mark Akenside], ‚The Virtuoso; in Imitation of Spencer's Style and Stanza‘, ebenda 7 (1737), S. 244f.

Tieres, dessen Stellung zum Menschen und das Problem der Tierquälerei, wie sie im zweiten Teil (B) der vorliegenden Studie beschrieben wurde. Auch für die Literaten des 18. Jahrhunderts wurde die Moralität der Mensch-Tier-Beziehung zu einem wichtigen Thema, das sich in vielfältiger Weise in ihren Werken widerspiegelte.

3. TIERFREUNDLICHKEIT UND TIERQUÄLEREI

Bezeichnenderweise war es mit Richard Steele (1672–1729) ein Freund sowohl Addisons als auch Centlivres[33], der 1710 als Mitherausgeber des *Tatler* an diesem Ort einen Aufsatz gegen die populären „blood sports" veröffentlichte. Die Hahnen- und Hundekämpfe, das „Hahnenprügeln" und die Bullen- und Bärenhatz ließen die Engländer in den Augen anderer Nationen als „Barbaren" erscheinen, warnte Steele. Zugleich mahnte er seine Landsleute, daß „die Tugenden der Güte, des Mitleids und der Menschlichkeit" den Menschen ebenso vom Tier unterschieden wie seine Fähigkeit der Vernunft. Man dürfe Tiere nur zum Zweck menschlicher „Sicherheit" („safety"), „Annehmlichkeit" („convenience") und „Ernährung" („nourishment") töten, sonst sei dies „ein großes Stück Grausamkeit", wenn nicht sogar „eine Art von Mord".[34] Steeles Einstellung spiegelte unterschiedliche Aspekte der zeitgenössischen Haltung zum Tier wider. Zum einen war sie durch die Anthropozentrik der biblisch-christlichen Sicht des Mensch-Tier-Verhältnisses geprägt, welche die Tiernutzung einschließlich des Schlachtens sowie das Töten gefährlicher oder schädlicher Tiere sanktionierte.[35] Zum anderen zeigte sich Steele aber auch dem Ideal des mitleidsvollen „Man of Feeling" verpflichtet, das seinen Ursprung in den altruistischen Lehren der Latitudinarian Church des 17. Jahrhunderts hatte und nun in säkularisierter Form unter den Gebildeten Verbreitung fand. Das allumfassende Wohlwollen des „Man of Feeling" richtete sich dabei nicht mehr allein auf den Mitmenschen, sondern auch auf das Tier als Mitgeschöpf.[36] Entsprechend bekannte Steele 1709 im

33 Siehe Centlivre, *Dramatic Works*, Bd. 1, S. XII; Bowyer, *Mrs. Centlivre*, S. 41, 97f., 119.

34 Vgl. Aitken, *Tatler*, Bd. 3, S. 109–114. Im *Gentleman's Magazine* 19 (1749), S. 147f. wurde in einem Essay mit dem Titel ‚A strange and wonderful Relation of a *Hen* that spoke at a certain ancient Borough in Staffordshire: On the 7th of Feb. being Shrove Tuesday; together with her dying Speech' indirekt bereits ein gesetzliches Verbot des „cock-throwing" gefordert.

35 Vgl. oben, S. 103–106.

36 Vgl. R. S. Crane, ‚Suggestions towards a Genealogy of the „Man of Feeling"', *J. Engl. Lit. Hist.* 1 (1934), S. 205–230; Cecil A. Moore, ‚Shaftesbury and the Ethical Poets in England, 1700–1760', *Publ. Mod. Lang. Ass.* 24 (1916), S. 264–325, S. 298; Dix Harwood, *Love for Animals*, S. 139; Thomas, *Man and the Natural World*, S. 175f.

Tatler, daß ihn das Schicksal des auf der Jagd zu Tode gehetzten Hirsches zu Tränen rühre, und er klagte bitter über das „verderbte Gemüt" eines Vögel quälenden Knaben.[37]

In einem vergleichbaren Stil war ein tierfreundlicher Essay von Alexander Pope (1688–1744) gehalten, der 1713 in Steeles Tageszeitung *The Guardian* publiziert wurde. Zusätzlich zu den bereits von Steele verurteilten Tiermißhandlungen wies Pope insbesondere auf Grausamkeiten beim Schlachten hin.[38] In seiner Anklage gegen die „Barbarei" im Umgang mit Tieren bediente sich der Dichter sowohl klassischer Quellen als auch der Autorität des Alten Testaments. So verwies er auf Plutarchs Satz im *Leben des Marcus Cato*, daß sich Menschlichkeit auf alle Geschöpfe, bis hin zu den „unvernünftigen Tieren", erstrecke, und führte mehrere Verse aus Ovids *Metamorphosen* an, in denen Pythagoras – auf der Grundlage seiner Seelenwanderungslehre – den Vegetarismus preist und das Schlachten von Tieren als Vorbereitung auf den Mord am Menschen verdammt.[39] Als Beleg für das Mitleid Gottes mit der Tierwelt zitierte er die Verschonung der Stadt Ninive nach *Jona* 4, 11 und als heilige Vorschrift für einen schonenden Umgang mit Tieren *Deuteronomium* 22, 6–7. Auch Pope bewegte sich ganz im Rahmen der gängigen philosophisch-theologischen Auffassung seines Jahrhunderts, wenn er zusammenfassend zu dem Schluß gelangte, der Mensch habe das Recht, die „verderblichen" und schädlichen Tiere zu töten, schulde den nützlichen Haustieren jedoch sogar einen gewissen Grad an Dankbarkeit.[40]

Eine tierfreundliche Haltung wurde in der Mitte des 18. Jahrhunderts von Henry Fielding (1707–1754) bereits als kennzeichnendes Attribut seiner positiven Romanfiguren eingesetzt. Im *Tom Jones* (1749) charakterisierte er zum Beispiel die wohlwollende Gesinnung der Sophia Western, indem er – wahrscheinlich unter Anspielung auf *Proverbia* 12, 10 – ihre Fürsorglichkeit gegenüber den Postkutschenpferden schilderte.[41] Tom Jones selbst, dessen Mitleid und Wohltätigkeit mehrfach illustriert wird, tritt als Anticartesianer in Erscheinung. Er schont die Reitpferde,

> „... weil er keineswegs mit der Auffassung derer übereinstimmte, die Tiere für bloße Maschinen halten und, wenn sie ihre Sporen in den Leib ihrer Pferde versenken, sich

37 Vgl. Aitken, *Tatler*, Bd. 2, S. 135–143, 410–415.

38 Siehe Alexander Pope, ‚Against Barbarity to Animals', in: *The Earlier Works, 1711–1720*, hrsg. v. Norman Ault, Oxford, Basil Blackwell, 1936 (*The Prose Works of Alexander Pope*, Bd. 1), S. 107–114.

39 Siehe ebenda, S. 107, 111f. Vgl. Plutarch, *Große Griechen und Römer*, 6 Bde., übers. u. hrsg. v. Konrat Ziegler, München, DTV, 1979, Bd. 1, S. 327 (Cato 5); Ovid, *Metamorphosen*, übers. u. hrsg. v. Erich Rösch, München, Ernst Heimeran Verlag, 1952, S. 560–563, 578f. (Metamorph. XV, 106f., 116–124, 463–469).

40 Siehe Pope, ‚Against Barbarity to Animals', S. 112f., sowie oben, S. 103–106, 132f.

41 Siehe Henry Fielding, *Tom Jones*, hrsg. v. Sheridan Baker, New York/London, W. W. Norton, 1973, S. 408f.

einbilden, die Sporen und das Pferd hätten die gleiche Fähigkeit, Schmerz zu empfinden.“[42]

Fielding schloß sich damit der in englischen Literatenkreisen generell ablehnenden Haltung gegenüber der cartesianischen Auffassung vom Tier an.[43] Die „Tier-Maschine“ (siehe oben, S. 112–116) diente hier zahlreichen Autoren, darunter auch Butler, Shadwell, Thomas Brown, Susanna Centlivre und Jonathan Swift, als willkommenes Ziel ihrer satirischen Attacken.[44] Addison, Steele und Pope charakterisierten die Tiere ausdrücklich als fühlende, überwiegend von ihrem „gottgegebenen“ Instinkt geleitete Wesen.[45] Allerdings war die anticartesianische Einstellung, wie gerade die Liste der genannten Namen zeigt, nicht zwangsläufig mit einer tierfreundlichen Haltung verknüpft. Religiöse bzw. moralische Gründe hatten für die Schriftsteller wahrscheinlich eine größere Bedeutung.

In der zweiten Hälfte des 18. Jahrhunderts scheint sich die Tierfreundlichkeit in den Kreisen der Vornehmen und Gebildeten fast zu einer Modeerscheinung entwickelt zu haben, die nun ihrerseits wieder literarische Kritik provozierte. Oliver Goldsmith (ca. 1730–1774) ließ 1760, im *Citizen of the World*, seinen „chinesischen Philosophen in London“ folgende Beobachtung über die Engländer niederschreiben:

> „Die besseren Leute hier geben äußerstes Mitleid für Tiere jeglicher Art vor; wenn man sie reden hört, könnte man als Fremder meinen, sie könnten noch nicht einmal der Mücke, die sie gestochen hat, etwas zuleide tun; sie scheinen so zartfühlend und mitleidsvoll, daß man sie für die arglosen Freunde der gesamten Schöpfung halten möchte, für die Beschützer des geringsten Insekts oder Reptils, welches die Ehre hat, überhaupt zu existieren.“[46]

Goldsmith setzte diese Art von Tierfreundlichkeit in Kontrast zu der britischen Vorliebe für eine gute Fleischkost. Zwar anerkannte er im biblisch-

42 Ebenda, S. 503: „... for he by no means agreed with the Opinion of those who consider Animals as mere Machines, and when they bury their Spurs in the Belly of their Horse, imagine the Spur and the Horse to have an equal Capacity of feeling Pain.“

43 Siehe Wallace Shugg, ‚The Cartesian Beast-Machine in English Literature (1663–1750)‘, *J. Hist. Ideas* 29 (1968), S. 279–292.

44 Siehe Butler, *Hudibras*, S. 30f.; Shadwell, *Virtuoso*, S. 11; Brown, *Works*, Bd. 1, S. 327f.; Centlivre, ‚Basset-Table‘, S. 218f.; Swift, *Gulliver's Travels*, S. 103.

45 Vgl. Bond, *Spectator*, Bd. 1, S. 489–497; Aitken, *Tatler*, Bd. 2, S. 410–415; Alexander Pope, *An Essay on Man*, hrsg. v. Maynard Mack, London, Methuen, 1950, S. 43, 99–103.

46 Oliver Goldsmith, *The Citizen of the World*, hrsg. v. Arthur Friedman, Oxford, Clarendon Press, 1966 (*Collected Works*, Bd. 2), S. 66–68, S. 66: „The better sort here pretend to the utmost compassion for animals of every kind; to hear them speak, a stranger would be apt to imagine they could hardly hurt the gnat that stung 'em; they seem so tender, and so full of pity, that one would take them for the harmless friends of the whole creation; the protectors of the meanest insect or reptile that was privileged with existence.“

christlichen Sinn den Herrschaftsauftrag Gottes an den Menschen, beklagte aber, daß der Fleischgenuß die Menschen zu Tyrannen der Tierwelt gemacht habe. Er sympathisierte daher mit dem Vegetarismus der Brahmanen und veranschaulichte die Seelenwanderungslehre mit Hilfe einer zoroastrischen Sage.[47] Vor Goldsmith hatten im Kontext ihrer literarischen Beschäftigung mit der Mensch-Tier-Beziehung schon Steele und Pope die Metempsychoselehre zitiert; und John Gay (1685–1732) hatte sich kurz darauf in seinem Gedicht *Trivia; or the Art of Walking the Streets of London* (1716) ausgemalt, wie die Seele eines Kutschers in einem Zugpferd wiedergeboren werden würde, um für frühere Brutalitäten zu büßen – ein Bild, das noch 1772 von James Granger in moralisierender Absicht verwandt wurde (siehe oben, S. 111).[48] Auch der von philosophisch-theologischen Kritikern seit dem 17. Jahrhundert eingesetzte Hinweis auf die Tierfreundlichkeit der orientalischen Nationen fehlte nicht: Steele und Pope lobten beide die humane Einstellung „des Türken“ zum Tier.[49]

Unter der zwar nicht explizit formulierten, jedoch leicht identifizierbaren Grundannahme, daß der tierfreundliche Mensch zugleich auch ein Menschenfreund sei, wurde ein schonender Umgang mit Tieren für englische Schriftsteller nach 1750 schließlich ein pädagogisches Anliegen. Ein typisches Beispiel hierfür ist die Figur des friedfertigen und freundlichen Onkel Toby in Laurence Sternes (1713–1768) *Tristram Shandy* (1760), der eine Fliege, die ihn beim Essen quält, in der hohlen Hand fängt und mit den Worten ins Freie fliegen läßt:

> „– Ich werde nicht ein Haar auf deinem Haupt krümmen: – Geh, … geh armer Teufel, mach', daß du fortkommst, warum sollte ich dir wehtun? – Diese Welt ist gewiß groß genug für uns beide.“[50]

Sterne nannte diese Episode eine „Lektion in universellem Wohlwollen“ und kommentierte sie mit dem Satz: „Dies soll Eltern und Erziehern anstelle eines ganzen Bandes zu diesem Thema dienen.“[51] Noch rund vierzig Jahre

47 Vgl. ebenda, S. 66–68.

48 Vgl. AITKEN, *Tatler*, Bd. 3, S. 109–113; POPE, ‚Against Barbarity to Animals‘, S. 112; John GAY, ‚Trivia; or the Art of Walking the Streets of London‘, in: *The Poetical, Dramatic and Miscellaneous Works of John Gay*, 6 Bde., London, Edward Jeffery, 1795 (Reprint New York, AMS Press, 1970), Bd. 2, S. 133–195, S. 158; GRANGER, *Apology for the Brute Creation*, Dedication. Siehe auch Dagobert de LEVIE, *The Modern Idea of the Prevention of Cruelty to Animals and Its Reflection in English Poetry*, Phil. Diss. Basel, New York, S. F. Vanni, 1947, S. 92–99.

49 Vgl. AITKEN, *Tatler*, Bd. 3, S. 110f. und POPE, ‚Against Barbarity to Animals‘, S. 111, sowie oben, S. 111f.

50 Laurence STERNE, *Tristram Shandy*, hrsg. v. Howard Anderson, New York/London, W. W. Norton, 1980, S. 80: „– I'll not hurt a hair of thy head: – Go, … go poor Devil, get thee gone, why should I hurt thee? – This world surely is wide enough to hold both thee and me.“

51 Vgl. ebenda, S. 81.

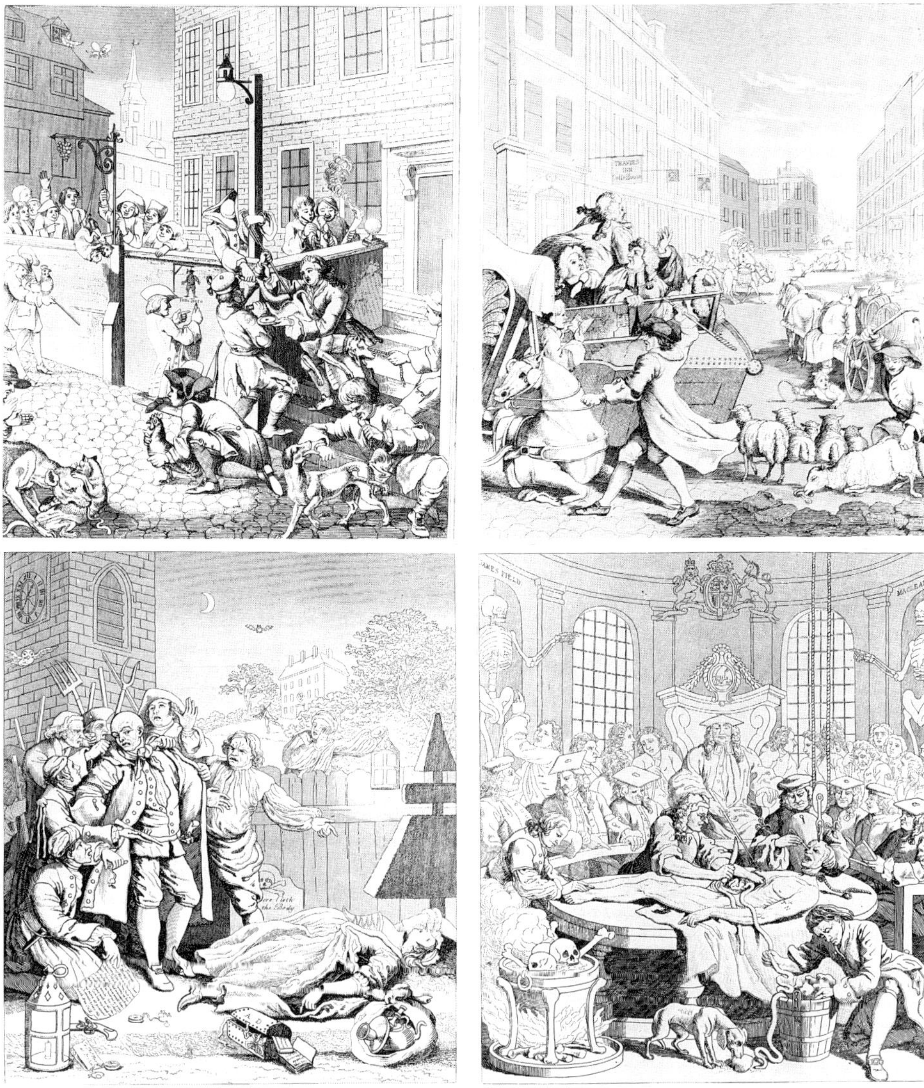

Abb. 3:
‚The Four Stages of Cruelty' von William Hogarth (1751). Gezeigt wird „Tom Nero" (oben links) als jugendlicher Tierquäler (am Fuß der Treppe unter dem Laternenmast), (oben rechts) als pferdeprügelnder Kutscher, (unten links) als soeben ergriffener Mörder, (unten rechts) als Gehenkter auf dem Seziertisch. Illustriert wird der im 18. Jahrhundert verbreitete Gedanke, Grausamkeit gegen Tiere führe zu Grausamkeit gegen Menschen. Der Übergang von der Tiermißhandlung zur Roheit gegenüber Menschen wird bereits im zweiten Bild durch das überfahrene Kind angedeutet. Die Sektion nach der Hinrichtung galt als zusätzliche „Bestrafung".
Quelle: Franz Kottenkamp (Hrsg.), *William Hogarth's Zeichnungen. Nach den Originalen in Stahl gestochen. Mit der vollständigen Erklärung derselben von G. C. Lichtenberg*, 2 Abt., 2. Aufl., Stuttgart, Rieger'sche Verlagsbuchhandlung, 1857–58, Abt. 2, S. 527–540.

später zitierte Thomas Young in seinem *Essay on Humanity to Animals* diese Geschichte von Onkel Toby und der Fliege in voller Länge und lobte sie als „unnachahmliches Lehrstück der Barmherzigkeit".[52] Auch in der eigentlichen Kinder- und Jugendliteratur des ausgehenden 18. Jahrhunderts trat das Bemühen um eine tierfreundliche Erziehung zutage: Sara Trimmer (1741–1810) vermittelte 1786 den Gedanken der Tierschonung kindgerecht anhand von Erzählungen über eine Rotkehlchenfamilie, und Thomas Percival, Arzt und Schriftsteller, lieferte in seinen *A Father's Instructions* (1775) – passend für die jeweilige Altersstufe – gleich mehrere Kindergeschichten, unter anderem gegen das Quälen von Insekten, das Ausnehmen von Vogelnestern und die Mißhandlung von Hunden und Pferden.[53]

Das den literarischen Quellen zugrundeliegende Motiv von der Tierfreundlichkeit, die zu Menschenfreundlichkeit führt, war letztlich nichts anderes als das positive Gegenstück zu dem verbreiteten, negativ formulierten Gedanken, daß Grausamkeit gegen Tiere in Grausamkeit gegen Menschen münde. Seinen populärsten und zugleich drastischsten Ausdruck fand letztere Auffassung in William Hogarths (1697–1764) moralisierender Kupferstichserie ‚The Four Stages of Cruelty' aus dem Jahr 1751 (*Abb. 3*). Hogarth zeigte hier den verhängnisvollen Werdegang des „Tom Nero" vom jugendlichen Tierquäler zum erwachsenen Mädchenmörder, der am Galgen endet und schließlich im anatomischen Theater seziert wird. Die Mißhandlung von Zug-, Last- und Nutztieren, die Tierkämpfe, die Bullenhatz und das „cockthrowing" wurden bei dieser Gelegenheit angeprangert.[54] Von Hogarth selbst ist die Aussage überliefert, er habe die – sehr preiswerten – Drucke zu dieser Serie anfertigen lassen, um etwas gegen die „barbarische Behandlung von Tieren" zu tun, durch deren Anblick die Straßen Londons für jeden fühlenden Menschen zur Qual würden.[55]

Die literarische und künstlerische Kritik an der Tierquälerei blieb nicht ohne Einfluß auf die Diskussion der Tierexperimente. Das Aufzeigen des Grausamkeitsaspekts durch Centlivre, Addison, Akenside und das *Gentle-*

52 Vgl. YOUNG, *Essay on Humanity*, S. 196–198. Zum Kontext siehe oben, S. 111.

53 Siehe Sara TRIMMER, *Histoires Fabuleuses, Destinées a l'instruction des Enfants dans ce qui regarde leur conduite envers les animaux, traduites de l'Anglois ... sur la seconde édition*, Genf/Paris, Dufart/Barrois, 1789; Thomas PERCIVAL, ‚A Father's Instructions', in: ders., *The Works, Literary, Moral and Philosophical*, 2 Bde., London, J. Johnson, 1807, Bd. 1, S. 1–377, S. 12–16, 26f., 62–67. Siehe auch HARWOOD, *Love for Animals*, S. 250–259.

54 Vgl. Franz KOTTENKAMP (Hrsg.), *William Hogarth's Zeichnungen. Nach den Originalen in Stahl gestochen. Mit der vollständigen Erklärung derselben von G. C. Lichtenberg*, 2 Abt., 2. Aufl., Stuttgart, Rieger'sche Verlagsbuchhandlung, 1857–58, Abt. 2, S. 527–540; Herwig GURATZSCH (Hrsg.), *William Hogarth. Der Kupferstich als moralische Schaubühne*, Stuttgart, Verlag Gerd Hatje, 1987, S. 174–181.

55 Vgl. William GAUNT, *The World of William Hogarth*, London, Jonathan Cape, 1978, S. 93f.

man's Magazine bildete gleichsam nur eine Vorstufe zur nun, Mitte des 18. Jahrhunderts einsetzenden, *moralischen* Kritik der Schriftsteller am Tierversuch.

4. LITERARISCHE ANGRIFFE AUF DEN TIERVERSUCH

Im selben Jahr, in dem Hogarths ‚Four Stages of Cruelty' erschienen, 1751, veröffentlichte der junge Geistliche Francis Coventry (1725–1754) seinen erfolgreichen Roman *The History of Pompey the Little or the Life and Adventures of a Lap-Dog*. Er schilderte darin den langen und abwechslungsreichen Weg des Schoßhündchens Pompey von einem Besitzer zum anderen und zeichnete auf diese Weise – nach dem Vorbild von Fieldings *Tom Jones* – ein buntes, satirisches Bild der zeitgenössischen englischen Gesellschaft.[56] Zugleich wurden verschiedene Aspekte der Mensch-Tier-Beziehung thematisiert. So machte sich Coventry ausgiebig über die philosophisch-theologische Tierseelendiskussion lustig und persiflierte juristische Auseinandersetzungen über den rechtlichen Status von Haustieren in Vergleich zu dem freilebender Tiere in der Natur.[57] Selbstverständlich waren Damen mit ihren verhätschelten Schoßhündchen ein bevorzugtes Ziel seines Spotts, aber er kritisierte auch die Tierquälereien durch Kinder und – in einem eigenen, in die dritte englische Auflage von 1752 eingefügten Kapitel – den Tierversuch.[58]

Coventry, der gerade sein Theologiestudium an der Universität Cambridge abgeschlossen hatte, ließ eben hier seinen Pompey in die Hände eines Kandidaten der Medizin geraten, der ihn vivisezieren will, um die Darmperistaltik zu studieren. Natürlich entkommt Pompey diesem Schicksal, doch Coventry nutzte die Episode zu einem satirischen Exkurs über die Rolle des Hundes in der Medizin:

> „Ein HUND hätte ebensogut das Wappentier von *Äskulap* oder *Apollo* sein können, wie er es für *Mercurius* war; denn wohl kaum ein Geschöpf hat für die Sippschaft der Heilkundigen größere Dienste geleistet. Unglaublich ist die Zahl dieser Tiere, die zeitweilig auf den Altären der Medizin und Chirurgie geopfert worden sind. Anatomievorlesungen bestehen aus ihrer Vernichtung ... und im allgemeinen werden sämtliche neuen Arzneien und zweifelhaften Experimente gewiß an erster Stelle an den Körpern dieser unglücklichen Tiere erprobt."[59]

56 Francis COVENTRY, *The History of Pompey the Little or the Life and Adventures of a Lap-Dog*, hrsg. v. Robert Adams Day, London/New York/Toronto, Oxford University Press, 1974.

57 Siehe ebenda, S. 39f., 169–172, 198f.

58 Ebenda, S. 22–29, 48–50, 184–186, 200f.

59 Ebenda, S. 185: „ A DOG might have been the emblematic animal of *Esculapius* or *Apollo*, with as much propriety as he was of *Mercury*; for no creatures I believe have been of more eminent service to the healing tribe than dogs. Incredible is the number of these animals, who have been sacrificed from time to time at the shrines of physic and

Coventrys Bemerkungen über den Tierversuch machen zweierlei deutlich: zum einen, daß die Verbreitung der tierexperimentellen Methode im 18. Jahrhundert auch für den medizinischen Laien ein wohlbekanntes Phänomen war; zum anderen, daß der Nutzen aus Tierversuchen durchaus nicht als zwangsläufig galt. So bezeichnete Coventry auch die Ergebnisse von Vivisektionen als „ergänzend und, wie viele meinen, überflüssig".[60] Seine kritische Haltung war offensichtlich, jedoch war sie zweifellos nicht die eines leidenschaftlichen Tierliebhabers. In einer zeitgenössischen Besprechung von *Pompey the Little* hieß es treffend, der Autor bemühe sich mit seinen satirischen „Peitschenhieben" um eine „wohlwollende Korrektur". Er zeige aber keine misanthropische Gesinnung.[61] Alexander Pope hingegen war ein ausgesprochener Tierfreund, und seine Reaktion auf Tierversuche fiel dementsprechend emotionaler aus.

Pope ist als Hundeliebhaber bekannt, der im Verlauf seines Lebens mindestens vier Hunde besessen hat, denen er jeweils den Namen Bounce gab. Jonathan Richardson (1665–1745) porträtierte den Dichter zusammen mit einem dieser Hunde, und Pope selbst verewigte zwei von ihnen in seinen Gedichten.[62] Als Pope Ende 1718 nach Twickenham zog, wurde er damit zum Nachbarn von Stephen Hales, der – wie bereits erwähnt – das Pfarramt von Teddington versah. Popes Urteil über Hales' Tierversuche[63] geht insbesondere aus einem 1744 geführten Gespräch mit seinem Freund Joseph Spence (1699–1768) hervor, das später in dessen *Observations, Anecdotes, and Characters, of Books and Men* (1. Ausg. 1820) veröffentlicht wurde. Spence begann:

> „‚Ich freue mich sehr, Dr. Hales zu treffen, und sehe ihn immer gerne; er ist so ein ehrenwerter und guter Mensch.'
>
> Ja, er ist ein sehr guter Mensch, nur – es tut mir leid – er hat seine Hände mit Blut befleckt [antwortete Pope].

surgery. Lectures of anatomy subsist by their destruction ... and in general all new medicines and experiments of a doubtful nature are sure to be made in the first place on the bodies of these unfortunate animals."

60 Vgl. ebenda, S. 185.

61 Vgl. [John Cleland], ‚Art. XLV. The History of Pompey the Little, or the Life and Adventures of a Lap-Dog', *Monthly Rev.* 4 (1751), S. 316f.

62 Siehe Joseph Spence, *Observations, Anecdotes, and Characters of Books and Men Collected from Conversation*, 2 Bde., hrsg. v. James M. Osborn, Oxford, Clarendon Press, 1966, Bd. 2, S. 629f.; Norman Ault, *New Light on Pope with some Additions to his Poetry hitherto Unknown*, London, Methuen, 1949, Frontispiz u. S. 337–350; Alexander Pope, ‚Bounce to Fop', in: ders., *Minor Poems*, hrsg. v. Norman Ault und John Butt, London/New Haven, Methuen/Yale University Press, 1954, S. 366–371; George Sherburn (Hrsg.), *The Correspondence of Alexander Pope*, 5 Bde., Oxford, Clarendon Press, 1956, Bd. 4, S. 517f.

63 Siehe oben, S. 36, 52, 68, 96.

‚Was, er schneidet Ratten auf?'

Ja, und auch Hunde! (und mit welchem Nachdruck und welcher Besorgnis er dies aussprach.) In der Tat begeht er die meisten dieser Barbareien in dem Gedanken, daß sie dem Menschen nützlich seien. Aber woher wollen wir wissen, daß wir das Recht haben, um unserer Neugier oder selbst um eines gewissen Nutzens willen, Geschöpfe zu töten, über die wir nur so wenig erhaben sind wie über Hunde?"[64]

Die Sensibilität für das Schicksal der Versuchstiere, verstärkt durch die Entrüstung des Hundeliebhabers, war in Popes Reaktion unverkennbar. In seiner Sicht stellten weder der Zuwachs physiologischen Wissens noch der vorstellbare medizinische Nutzen ausreichende Rechtfertigungsgründe für Vivisektionen dar. Zudem schien Pope ähnlich wie Coventry den Erkenntnisgewinn aus vivisektorischen Tierversuchen eher gering einzuschätzen. Schon 1734 hatte er in seiner *Epistle to Cobham* festgestellt, derjenige, der das Leben mit Vivisektionen erforsche, verliere es im selben Moment aus den Augen, in dem er es entdecke.[65]

Popes Kritik am Tierversuch war ferner mit seiner philosophischen Position in der Frage des Mensch-Tier-Verhältnisses verknüpft, wie die Fortsetzung des zitierten Dialogs zeigt.[66] Entgegen der kirchlich-dogmatischen Auffassung gab der Dichter hier seine Bereitschaft zu verstehen, höheren Tieren, wie Hunden, einen gewissen Grad an Vernunft und eine unsterbliche Seele zuzubilligen.[67] Die Vivisektion solcher Lebewesen mußte bei ihm darum schwerwiegende moralische Bedenken hervorrufen. Diese hingen offenbar auch damit zusammen, daß Pope ein Vertreter des Konzepts der „Great Chain of Being" war, wie vor allem aus seinem bekannten *Essay on Man* (1733) hervorgeht. Pope wandte hier die Vorstellung von der kontinuierlichen Stufenleiter auf die geistigen Fähigkeiten der Lebewesen an und verringerte auf diese Weise den traditionellen Abstand zwischen Mensch und Tier.[68] Somit

64 SPENCE, *Observations, Anecdotes, and Characters*, Bd. 1, S. 118:
„‚I shall be very glad to see Dr. Hales, and always love to see him; he is so worthy and good a man.'
Yes he is a very good man, only – I'm sorry – he has his hands imbrued with blood [Pope replied].
‚What, he cuts up rats ?'
Aye, and dogs too! (and with what emphasis and concern he spoke it.) Indeed, he commits most of these barbarities with the thought of its being of use to man. But how do we know that we have a right to kill creatures that we are so little above as dogs, for our curiosity, or even for some use to us?"

65 Vgl. Alexander POPE, *Epistles to Several Persons (Moral Essays)*, hrsg. v. F. W. Bateson, London/New Haven, Methuen/Yale University Press, 1951, S. 15–36, S. 18.

66 Siehe auch Marjorie NICOLSON und G. S. ROUSSEAU, *„This Long Disease, My Life". Alexander Pope and the Sciences*, Princeton, New Jersey, Princeton University Press, 1968, S. 93–109.

67 Vgl. SPENCE, *Observations, Anecdotes, and Characters*, Bd. 1, S. 118f.

68 Siehe POPE, *Essay on Man*, S. 41–45; LOVEJOY, *Great Chain of Being*, S. 183–207.

wird es verständlich, daß für ihn der Mensch über Hunde nur „wenig erhaben“ schien. Das Verbundenheitsgefühl mit der Tierwelt auf dem Boden des Stufenleiterkonzepts, das – wie bereits beschrieben – bei tierfreundlichen Autoren wie John Hildrop, Soame Jenyns und Humphrey Primatt zutage trat[69], scheint auch bei Pope eine wichtige Rolle gespielt zu haben.

Trotz seiner unmißverständlichen moralischen Kritik an Hales' Tierversuchen ging Pope allerdings nicht so weit, seinen Nachbarn als Person zu verurteilen. Seine Charakterisierung Hales' als „sehr guter Mensch“ hatte in der *Epistle to a Lady* (1735) einen Vorläufer: Hier war vom „ehrlichen Pfarrer Hale[s]“ die Rede gewesen; und nur einen Monat bevor das zitierte Gespräch zwischen Pope und Spence stattfand, hatte Hales noch als Zeuge für Popes Testament gedient.[70]

Popes Kritik am Tierversuch wurde von Samuel Johnson in wesentlich schärferer Form fortgeführt. In einem Essay seiner vielgelesenen Wochenschrift *The Idler* (1758–60) zog dieser 1758 öffentlich gegen die Tierexperimentatoren zu Felde.[71] Zwar spottete Johnson zunächst lediglich in konventioneller Weise über die Virtuosi, machte dann jedoch eine wesentliche Unterscheidung: Solange sie an „unbeseelten“ (d. h. schmerzfreien) Objekten experimentierten, solle man sie gewähren lassen, auch wenn ihre Bemühungen recht wenig erfolgversprechend erschienen.[72] Bei den Versuchen an lebenden Tieren müsse die Nachsicht aber ein Ende haben, zumal solche Experimente in therapeutischer Hinsicht völlig nutzlos seien:

> „Ein jeder weiß, was zur Verteidigung dieser hassenswerten Praktiken vorgebracht wird; aber die Wahrheit ist, daß mit Messern, Feuer und Gift Wissen nicht immer gesucht und sehr selten gefunden wird. Die Experimente, die schon versucht worden sind, werden aufs neue versucht; derjenige, der gestern ein Tier mit [glühenden] Eisen verbrannte, wird sich morgen damit vergnügen wollen, ein weiteres Tier zu verbrennen. Mir ist nicht bekannt, daß durch Vivisektionen irgendeine Entdeckung gemacht worden ist, aufgrund derer auch nur eine einzige Krankheit leichter geheilt werden kann.“[73]

69 Siehe oben, S. 121f.

70 Vgl. Pope, *Epistles to Several Persons*, S. 45–71, S. 64; Clark-Kennedy, *Stephen Hales*, S. 56. Eine ähnliche Wertschätzung der Person Hales' bei gleichzeitiger Kritik seiner tierexperimentellen Tätigkeit zeigt sich auch in einem Gedicht des Reverend Thomas Twining (1735–1804). Zwar wurde Hales hier als ein Forscher gekennzeichnet, der die Werke der Natur, d. h. die Tiere, „quält“, zugleich war er aber wiederum der „gute Pfarrer“. Vgl. ‚The Boat‘, in: *Recreations and Studies of a Country Clergyman of the Eighteenth Century being Selections from the Correspondence of the Rev. Thomas Twining, M. A.*, hrsg. v. Richard Twining, London, John Murray, 1882, S. 240–245.

71 Samuel Johnson, *The Idler and the Adventurer*, hrsg. v. W. J. Bate, J. M. Bullitt und L. F. Powell, New Haven/London, Yale University Press, 1963, S. 53–56. Siehe hierzu auch die kürzlich erschienene Studie von John Wiltshire, *Samuel Johnson in the Medical World: The Doctor and the Patient*, Cambridte etc., Cambridge University Press, 1991, S. 128–140.

72 Vgl. Johnson, *Idler*, S. 54f.

73 Ebenda, S. 55f.: „What is alleged in defence of these hateful practises, every one knows;

Eine geringfügige Vermehrung des physiologischen Wissens billigte Johnson der tierexperimentellen Methode zwar zu, betonte jedoch, daß dieser Gewinn zu Lasten der Humanität der Forscher gehe.[74] Obwohl sich in seinem Aufsatz nur sehr allgemein gehaltene Bemerkungen über die Art der kritisierten Tierexperimente finden, lassen sich Anspielungen auf die Hallerschen Versuche zur Sensibilität und Irritabilität erkennen.[75] Wie bereits erwähnt, hatte Richard Brocklesby Hallers Tierexperimente zum Teil wiederholt und dessen Ergebnisse bestätigt (siehe oben, S. 67f., 94). Brocklesby aber war Johnsons Hausarzt und Freund, und seine Versuchsergebnisse waren 1756, also gerade zwei Jahre vor der Kritik im *Idler*, in den *Philosophical Transactions* der Royal Society erschienen.[76] Angesichts der Tatsache, daß sowohl Haller als auch Brocklesby ihre Tierexperimente ausdrücklich mit der Hoffnung auf therapeutische Konsequenzen gerechtfertigt hatten[77], erscheint Johnsons gegenteilige Auffassung besonders bemerkenswert.

Ähnlich wie bei Pope beeinflußte offenbar auch bei Johnson einerseits persönliche Tierliebe und andererseits die philosophische Position in der Sicht des Mensch-Tier-Verhältnisses das Urteil über den Tierversuch. So hatten Popes Bounces in Johnsons verwöhntem Kater Hodge, für den er persönlich Austern einzukaufen pflegte, ihr Pendant.[78] Im Hinblick auf die Mensch-Tier-Beziehung ging Johnson zwar nicht so weit wie Pope, in seinem Haustier eine unsterbliche Seele zu vermuten, doch mißbilligte er das cartesianische Konzept der „Tier-Maschine" und schrieb Tieren Empfindungsfähigkeit und Gefühle zu.[79] Es fügt sich in dieses Bild, daß Johnson – wie sein Freund und Biograph James Boswell (1740–1795) berichtete – auch Besorgnis über grausame Schlachtmethoden äußerte.[80]

Schließlich spielte der Aspekt der Verrohungsgefahr in Johnsons Tierversuchskritik eine wichtige Rolle. Er polemisierte, die „grauenhaften Opera-

but the truth is, that by knives, fire, and poison, knowledge is not always sought, and is very seldom attained. The experiments that have been tried, are tried again; he that burned an animal with irons yesterday, will be willing to amuse himself with burning another tomorrow. I know not that by living dissections any discovery has been made by which a single malady is more easily cured."

74 Vgl. ebenda, S. 56.

75 Ebenda, S. 55: „... to examine whether burning irons are felt more acutely by the bone or tendon". Vgl. oben, S. 33–36, 51.

76 Brocklesby, ‚An Account of some Experiments on the Sensibility and Irritability'. Zu den Beziehungen zwischen Brocklesby und Johnson siehe Brian Hill, ‚Doctor Johnson's Doctor', *Practitioner* 193 (1964), S. 812–815.

77 Siehe oben, S. 67.

78 Siehe George Birkbeck Hill und L. F. Powell (Hrsgg.), *Boswell's Life of Johnson*, 6 Bde., Oxford, Clarendon Press, 1934–50, Bd. 4, S. 197.

79 Siehe ebenda, Bd. 2, S. 53f.; Johnson, *Idler*, S. 32–36; ders., *The Rambler*, 3 Bde., hrsg. v. W. J. Bate und Albrecht B. Strauss, New Haven/London, Yale University Press, 1969, Bd. 1, S. 221–226.

80 Siehe Hill u. Powell, *Boswell's Life of Johnson*, Bd. 5, S. 246f.

tionen" an Tieren würden „das Herz verhärten" und den Arzt furchtbarer machen als „die Gicht oder den Stein".[81] Die Furcht vor dem Schritt vom Tierversuch zum Menschenversuch, die Susanna Centlivre 1705 noch in die Form der Satire gekleidet hatte, sprach er nun unumwunden aus:

> „... der anatomische Neuling reißt die lebendigen Därme aus einem Tier und nennt sich einen Arzt, bereitet sich mit vertrauter Grausamkeit auf jenen Beruf vor, den er an Zarten und Hilflosen, an schwachen Körpern und gebrochenen Seelen ausüben soll, und durch den er Gelegenheit erhält, die Kunst seiner Quälereien auszudehnen und die Experimente, die er bislang an Katzen und Hunden versucht hat, an Kindheit und Alter fortzusetzen."[82]

Johnsons harsche Kritik am Tierversuch scheint das Ende der heiter-ironischen Kommentierungen widerzuspiegeln. „Virtuoso-Satiren" wie diejenigen Shadwells oder Swifts sind in der zweiten Hälfte des 18. Jahrhunderts nicht mehr nachweisbar. Die Sensibilität für das Leiden von Tieren war in der gebildeten Oberschicht anscheinend so weit gewachsen, daß diese Art der literarischen Umsetzung als inadäquat empfunden wurde. Hierauf deutet auch ein Beleg aus der zeitgenössischen bildenden Kunst hin: In seinem Gemälde ‚Experiment on a Bird in an Air-pump' aus dem Jahr 1768 zeigte Joseph Wright of Derby (1734–1797) die unterschiedlichen Reaktionsweisen eines Laienpublikums auf die Demonstration des Boyleschen Vakuumversuchs (siehe oben, S. 88f.) an einem Vogel.[83] Im Spektrum der Reaktionen, die Wright – in offenkundiger Anlehnung an eine entsprechende Typisierung David Hartleys – den verschiedenen Altersstufen zuordnete, wurde das *kindliche Mitgefühl* mit dem sterbenden Versuchstier durch die Bildkomposition besonders hervorgehoben (*Frontispiz*).[84]

81 Vgl. Johnson, *Idler*, S. 56.

82 Ebenda, S. 55: „... the anatomical novice tears out the living bowels of an animal, and stiles himself physician, prepares himself by familiar cruelty for that profession which he is to exercise upon the tender and helpless, upon feeble bodies and broken minds, and by which he has opportunities to extend his arts of torture, and continue those experiments upon infancy and age, which he has hitherto tried upon cats and dogs."

83 Siehe Werner Busch, *Joseph Wright of Derby. Das Experiment mit der Luftpumpe. Eine Heilige Allianz zwischen Wissenschaft und Religion*, Frankfurt a. M., Fischer Taschenbuch Verlag, 1986; Maehle u. Tröhler, ‚Animal Experimentation', S. 30; William Schupbach, ‚A Select Iconography of Animal Experiment', in: Rupke, *Vivisection in Historical Perspective*, S. 340–360, S. 340–347.

84 Durch den Lichtschein kommt das Mitgefühl der beiden Mädchen mit dem sterbenden Versuchstier verstärkt zur Geltung. In Anlehnung an Hartleys entwicklungspsychologische Einteilung sind die unterschiedlichen Reaktionsweisen der Zuschauer den Lebensaltern zugeordnet: Junges Paar links neben dem Experimentator und Jugendlicher darunter: „ambition"; Erwachsener im linken Vordergrund: „self-interest" (scheint mit einer Uhr die Überlebenszeit des Vogels zu messen); Alter im rechten Vordergrund: „theopathy" oder „moral sense"; jüngeres und älteres Mädchen: „sensation" und „imagination"; belehrender und beruhigender älterer Erwachsener hinter diesen: „sympa-

Es überrascht nicht, daß auch in die pädagogische Literatur des 18. Jahrhunderts das Thema „Grausamkeit in Experimenten" aufgenommen wurde, zumal ebensolche Demonstrationsversuche wie der von Wright dargestellte zu dieser Zeit von sogenannten „public lecturers" tatsächlich vorgeführt wurden.[85] Percival, der sich – wie oben erwähnt (S. 169) – anhand mehrerer Kindergeschichten um eine Erziehung zur Tierschonung bemühte, warnte 1775 in seinen *A Father's Instructions* vor der Verrohungsgefahr, wenn Kinder Gelegenheit zum Anblick oder gar zur Durchführung von Tierversuchen erhielten.[86] So lautete hier, im Anschluß an eine entsprechende Kindergeschichte, die „Belehrung des Vaters":

> „Hüte Dich, mein Sohn, ... Schauspiele des Schmerzes und Elends mit Vergnügen anzusehen. Mit unmerklich kleinen Schritten wird sich Grausamkeit in Dein Herz stehlen; und jeder großmütige Zug Deines Wesens wird dann untergraben werden. Der Forscher, der eine wichtige Tatsache beweisen oder etwas entdecken will, das zur Beförderung *wahrer Wissenschaft* und zum Wohl und Glück der Menschheit dient, der mag vielleicht mit Berechtigung handeln, wenn er für seine Zwecke das Leben oder die Freude eines niederen Lebewesens opfert. Aber die Gefühle der Menschlichkeit sollten niemals in seiner Brust erstickt werden; seine Versuche sollten mit Feingefühl angestellt, mit Widerstreben wiederholt und nicht weiter geführt werden, als es das gesetzte Ziel unvermeidlich verlangt. Mutwillige Experimente an lebendigen Geschöpfen, und selbst diejenigen, die lediglich zur Befriedigung unserer Neugier dienen, verdienen schärfsten Tadel. Sie erniedrigen den Gelehrten zu einem wilden Tier und sind nur für die Kannibalen von Neuseeland passende Vergnügungen."[87]

Wie Percivals „Belehrung" zeigt, gingen seine Überlegungen zum Tierversuch schon deutlich über das unmittelbare Problem des Verrohungseffekts hinaus. Die ethischen Prinzipien für tierexperimentelle Untersuchungen, die von philosophisch-theologischen Kritikern gegen Ende des 18. Jahrhunderts ausformuliert und von Marshall Hall Anfang des 19. Jahrhunderts „kodifi-

thy". Vgl. HARTLEY, *Observations on Man*, S. I–IV; BUSCH, *Joseph Wright of Derby*, S. 50–57.

85 Siehe SCHUPBACH, ‚Select Iconography', S. 341f.

86 Vgl. PERCIVAL, ‚A Father's Instructions', S. 50f.

87 Ebenda, S. 51: „Beware, my son ... of observing spectacles of pain and misery with delight. Cruelty by insensible degrees, will steal into your heart; and every generous principle of your nature will then be subverted. The philosopher, who has in contemplation the establishment of some important truth, or the discovery of what will tend to the advancement of r*eal science*, and to the good and happiness of mankind, may perhaps be justified, if he sacrifice to his persuits the life and enjoyment of an inferior animal. But the emotions of humanity should never be stifled in his breast; his trials should be made with tenderness, repeated with reluctance, and carried no farther than the object in view unavoidably requires. Wanton experiments on living creatures, and even those, which are merely subservient to the gratification of curiosity, merit the severest censure. They degrade the man of letters into a brute; and are fit amusements only for the cannibals of New-Zealand."

ziert" wurden[88], waren hier in literarischer Form bereits vorweggenommen: Schonung der Tiere, Begrenzung der Wiederholungsversuche, Beschränkung auf das unmittelbare Ziel des Experiments und schließlich Verzicht auf Versuche ohne erkennbaren wissenschaftlichen oder medizinischen Nutzen. Percivals Unterscheidung zwischen „mutwillig" bzw. aus „Neugier" unternommenen Tierversuchen einerseits und solchen, die zur „Beförderung *wahrer Wissenschaft*" und zum „Wohl und Glück der Menschheit" dienen sollten, andererseits, stellte dabei letztlich einen ethischen Kalkulus dar, wie er seit der Mitte des 18. Jahrhunderts bekannt war[89]: Das „Leben oder die Freude" von Tieren wurde gegen den Gewinn für den Menschen abgewogen.

Unter diesem Aspekt betrachtet, war Percivals Kommentar zum Tierversuch bereits weit mehr als eine rein pädagogische „Belehrung". Es handelte sich gleichsam um ein Stück Moralphilosophie im Gewand der schöngeistigen Literatur. In den rund hundert Jahren seit den ersten „Virtuoso-Satiren" Butlers und Shadwells hatte sich offensichtlich ein bemerkenswerter Wandel der literarischen Reaktionen vollzogen. Der Spott der Schriftsteller über sämtliche naturwissenschaftlichen Unternehmungen, der selbstverständlich auch den Tierversuch getroffen hatte, war durch die gezielte moralische Kritik genau dieser Methode ersetzt worden. Ungeachtet dieses Wandels blieb allerdings die anthropozentrische Grundhaltung der Literaten bestehen. Sie ließ die frühen Satiriker auf den Experimentator und nicht auf das Versuchstier sehen, und sie ließ die späteren ernsthaften Kritiker negative Auswirkungen auf die Moralität des Menschen fürchten, während das Leiden des Tieres *als solches* weiter außer acht gelassen wurde.

88 Siehe oben, S. 98f., 153f.
89 Siehe oben, S. 145.

ZUSAMMENFASSUNG: DER WANDEL DER LITERARISCHEN KRITIK

Die Reaktionen britischer Schriftsteller auf die tierexperimentelle Forschungsmethode waren während des 17. und 18. Jahrhunderts durchweg kritischer Natur. Ein uneingeschränkter Befürworter hat sich in ihrem Kreis bislang nicht finden lassen. Die Inhalte und der Stil ihrer Kritik wechselten jedoch. Obwohl individuelle Motive und Hintergründe zu berücksichtigen sind, läßt sich innerhalb der literarischen Tierversuchskritik eine allgemeine Entwicklung erkennen. In der zweiten Hälfte des 17. Jahrhunderts und im frühen 18. Jahrhundert war Spott die vorherrschende Reaktionsweise. Im Genre der „Virtuoso-Satire“, die sich noch gegen *sämtliche* naturwissenschaftlichen Bemühungen wandte, entwickelte und verfestigte sich die Vorstellung, Tierexperimente seien ohne praktischen Nutzen, eine Vergeudung von Zeit, Geld und Talent. Exponenten dieser Perspektive, wie Butler, Shadwell oder Swift, kritisierten einzig die vermeintlich falsche Wissenschaftsauffassung des Experimentators. Das Schicksal des Versuchstieres lag außerhalb ihres Blickfeldes. Nach 1700 richtete sich jedoch die Aufmerksamkeit einiger Satiriker, zum Beispiel Centlivres, Addisons und Akensides, zusätzlich auf den Aspekt der Grausamkeit im Tierexperiment. Dieser erweiterte Blick entsprach der generellen Sensibilisierung für tierisches Leiden während des 18. Jahrhunderts, die sich in verschiedenen literarischen Kommentaren zur Thematik der Tierquälerei wiederfindet. Die Forderung nach Tierschonung wurde hierbei von herausragenden Schriftstellern der Zeit, unter anderem von Steele, Pope, Fielding, Goldsmith und Sterne, vertreten. Als Leitmotiv wirkte der Gedanke, Tierfreundlichkeit sei ein Kennzeichen für bzw. führe zu Menschenfreundlichkeit. Dieser Gedanke war das positiv formulierte „Gegenstück“ zu der in der zeitgenössischen philosophisch-theologischen Diskussion gängigen Vorstellung, Grausamkeit gegen Tiere münde in Grausamkeit gegen Menschen. Unter diesen Voraussetzungen übten um 1750 englische Literaten, namentlich Coventry, Pope und Johnson, erstmals moralische Kritik am Tierversuch. Persönliche Tierliebe und die philosophische Position in der Frage des Mensch-Tier-Verhältnisses spielten hier zum Teil eine Rolle. Ein gemeinsames Kennzeichen dieser Kritik war die geringe Einschätzung des wissenschaftlichen und medizinischen Nutzens tierexperimenteller Untersuchungen. Die experimentelle Methode als solche wurde zwar nun – im Unterschied zur früheren „Virtuoso-Satire“ – anerkannt, ihre Anwendung am empfindungsfähigen Lebewesen jedoch als ethisches Problem thematisiert. Das Abwägen zwischen menschlichem Gewinn und tierischem Leid, das sich im moralphilosophischen Diskurs des 18. Jahrhunderts zunehmend durchgesetzt hatte, wurde – wie das Beispiel Percivals aus dem Jahr 1775 zeigt – schließlich auch literarisch umgesetzt.

SCHLUSSBETRACHTUNG: DIE GESAMTENTWICKLUNG DER DISKUSSION

Die ursprüngliche Annahme, daß sich eine Diskussion über die Ethik des Tierversuchs während des 17. Jahrhunderts im Kreis der Ärzte und Naturforscher entwickelte und im Verlauf des 18. Jahrhunderts die gebildete Öffentlichkeit erfaßte, kann auf der Basis eines breitgefächerten Quellenmaterials bestätigt werden. Als zutreffend hat sich zudem die Vermutung erwiesen, daß diese Diskussion durch prinzipielle Zweifel an der medizinisch-wissenschaftlichen Aussagefähigkeit der tierexperimentellen Methode genährt wurde. Solche Zweifel wurden nicht allein im 17. Jahrhundert geäußert, als die Forschung am lebenden Tier für Wissenschaftler wie für Laien noch ungewohnt war, sondern sie beherrschten das gesamte 18. Jahrhundert und setzten sich nach 1800 fort. Nicht zuletzt auch von ärztlicher Seite wurde das Tierexperiment als Mittel zum Erwerb medizinisch verwertbaren Wissens in Frage gestellt.

Die wissenschaftstheoretische und ethische Auseinandersetzung mit dem Tierversuch vor dem 19. Jahrhundert läßt sich auf der Grundlage der verschiedenen Argumente und Standpunkte, die aus unterschiedlichen Perspektiven heraus formuliert wurden, als *Gesamtentwicklung* wie folgt rekonstruieren:

Bereits bei der Wiederaufnahme der vivisektorischen Versuche Galens durch Anatomen der Renaissance steht die tierexperimentelle Methode in einem gewissen Spannungsfeld. Unter der Vorstellung, daß Vivisektionen durch Aufdeckung der Körperfunktionen wissenschaftliche Erkenntnisse bringen und zusätzlich Gelegenheit zu chirurgischer Übung geben, werden einerseits Untersuchungen an lebenden Tieren propagiert und durchgeführt. Die Menschenvivisektion wird zugleich in scharfer Form als schweres Verbrechen verworfen, womit das Tier in eine ethisch vergleichsweise unproblematische Stellvertreterrolle gerät. Andererseits klingt jedoch schon unmißverständlich das Mitgefühl mit dem Leiden der Versuchstiere an. Beide Komponenten intensivieren sich im Verlauf des 17. und 18. Jahrhunderts. Die Hoffnung auf medizinischen Nutzen erstreckt sich bald auf verschiedenste Bereiche der Physiologie, Pathophysiologie und Therapie, während das Mitleid mit dem Tier zu moralischen Rechtfertigungen der Experimentatoren vor sich selbst wie nach außen hin führt.

Im 17. Jahrhundert bildet sich die eigentliche wissenschaftliche und ethische Problematik des Tierversuchs heraus. Das Übertragbarkeitsproblem und das Artefaktproblem werden erkannt und zum Teil polemisch diskutiert. Eine Verrohung des vivisezierenden Arztes wird befürchtet und als Gefahr für den Patienten dargestellt. Auf dem Boden der biblisch-christlichen Schöpfungslehre wie auch vor dem Hintergrund des pythagoreischen und neuplatonischen Seelenwanderungsglaubens treten erste Zweifel an der moralischen Zulässigkeit von Tierversuchen auf. Parallel dazu erweitern sich die Legitimationsstrategien. Über allgemeine Hinweise auf die medizinisch-wissenschaftliche Nützlichkeit hinausgehend, werden ab etwa 1650 gezielt Erfolgsbeispiele eingesetzt: Asellis Entdeckung der mesenterialen Lymphgefäße von 1622 und Harveys Nachweis des großen Kreislaufs aus dem Jahr 1628 gelten als erste Musterbeispiele für die Leistungsfähigkeit der tierexperimentellen Methode. Die vermeintliche oder tatsächliche zootomische und vivisektorische Tätigkeit von Demokrit, Hippokrates, Aristoteles und Galen erlangt den Status eines Autoritätsarguments und behält diesen bis zum Anfang des 18. Jahrhunderts bei. Der physikotheologische Gedanke, mit Tierversuchen zur Erkenntnis der Schöpfung und damit zur Verehrung Gottes beizutragen, kommt ebenfalls in der Mitte des 17. Jahrhunderts auf. Seine Bedeutung wächst in den ersten Jahrzehnten des 18. Jahrhunderts, verliert sich jedoch nach der Jahrhundertmitte. Schließlich wird noch vor 1700 auf der Basis einer christlich-anthropozentrischen Weltsicht das „Du-auch"-Argument formuliert, das die Nutzung des Tieres für wissenschaftliche Zwecke mit der – weithin akzeptierten – für den Nahrungsgewinn vergleicht.

Während sich diese Problematisierung des Tierversuchs offenbar zum größten Teil wissenschaftsintern vollzieht, tritt ebenfalls in der zweiten Hälfte des 17. Jahrhunderts in Gestalt des literarischen Genres der „Virtuoso-Satire" erstmals eine noch vergleichsweise unstrukturierte Laienkritik in Erscheinung. Die experimentelle Methode als solche wird als unnütz verspottet, ohne daß das Leiden der Tiere als ethisch bedenklich empfunden wird. Im Verlauf des 18. Jahrhunderts werden jedoch durch mehrere wichtige Akzentverlagerungen in der allgemeinen Sicht des Mensch-Tier-Verhältnisses die Voraussetzungen für eine moralische Tierversuchskritik in der gebildeten Öffentlichkeit geschaffen. Die rigorose Anthropozentrik der Mensch-Tier-Beziehung auf der Basis des Herrschaftsauftrages an den Menschen in *Genesis* erfährt zunächst durch eine vermehrte Aufmerksamkeit für tierfreundliche Bibelstellen eine gewisse Relativierung. Die vor allem im Alten Testament anzutreffenden Hinweise auf ein generelles Tierschonungsgebot bilden eine Stütze für das theologische Konzept der verantwortungsbewußten Statthalterschaft des Menschen auf Erden. Das Prinzip der göttlichen Güte und Barmherzigkeit gegenüber allen Geschöpfen wirkt zusätzlich im Sinne einer tierfreundlichen Haltung. Die anfänglich hier und da rezipierte cartesianische Doktrin vom Tier als seelen- und empfindungslose Maschine wird kritisiert, verworfen und schließlich verlassen. Die Auffassung, daß Tiere empfindungsfähige, mehr oder weniger vernünftige und vielleicht unsterbliche Seelen besitzen, gewinnt unter Philosophen und Theologen nach 1700 an Raum. Das Konzept der „Great Chain of Being" bzw. der Stufenleiter aller Lebewesen bindet den Menschen zudem enger an das Tier und trägt dazu bei, die seit Augustinus bestehende dogmatische Kluft zu hinterfragen. Mit dem rechtlich-philosophischen Konzept einer indirekten Verpflichtung gegenüber dem Tier wird die Lehre der Naturrechtsschule vom fehlenden Rechtsverhältnis zwischen Mensch und Tier relativiert. Im letzten Drittel des 18. Jahrhunderts gehen einige Denker bereits so weit, Tiere als Träger von Rechten und damit als Gegenstand unmittelbarer Verpflichtungen anzuerkennen. Schließlich durchzieht die Sorge vor Verrohung durch Tierquälerei oder Tiermißhandlung das gesamte 18. Jahrhundert.

Unter diesen Bedingungen wird der Tierversuch etwa um 1750 zum Zielpunkt öffentlicher moralischer Kritik auch von seiten medizinischer bzw. wissenschaftlicher Laien. Tierexperimente erscheinen ihnen als Verstoß gegen den Willen des barmherzigen Gottes, als Weg in eine gefährliche Verrohung der Ärzte oder als Pflichtverletzung und Grausamkeit gegenüber beseelten Mitgeschöpfen. Die medizinische Nützlichkeit wird angezweifelt, die physikotheologische Begründung zuerst in Frage gestellt und später außer acht gelassen. Diese kritischen Stimmen kommen aus dem Kreis von Schriftstellern, Philosophen, Theologen und Juristen, d. h. dem gesamten Spektrum des akademisch gebildeten Laienpublikums im 18. Jahrhundert. Die Verteidiger des Tierversuchs wiederum, die sich nun auch nicht mehr allein aus den Reihen der Ärzte und Naturforscher rekrutieren, argumentieren weiterhin mit dem Nutzen für die Medizin, sind jedoch immer noch nicht in der Lage, Beispiele unmittelbarer *therapeutischer* Konsequenzen beizubringen. Bei den entschiedensten Gegnern tritt die Überzeugung zutage, Tierexperimente seien nicht nur nutzlos, sondern sogar überflüssig, da Leichensektionen alles notwendige Wissen vermittelten. Am Ende des 18. Jahrhunderts taucht hier ferner erstmals der Gedanke auf, eine gesündere Lebensführung könne den größten Teil der Krankheiten und damit der tierexperimentellen Forschungen in der Medizin entbehrlich machen.

Während der zweiten Hälfte des 18. Jahrhunderts wird somit eine eigentliche öffentliche Diskussion um den Tierversuch entfacht. Ungeachtet der hiermit verbundenen Polarisierung – bis hin zu „prä-antivivisektionistischen" Tönen – bildet sich jedoch zugleich eine gemäßigte Linie heraus, die von verschiedenen ärztlichen wie nicht-ärztlichen Kommentatoren vertreten wird: Eine Selbstbeschränkung des Forschers auf medizinisch oder wissenschaftlich sinnvolle und notwendige Experimente bei größtmöglicher Schonung der Tiere wird schon um 1800 zur Lösung des Tierversuchsproblems vorgeschlagen.

ABKÜRZUNGEN

HA	Aristoteles, *Historia animalium.*
KÜHN	C. G. Kühn (Hrsg.), *Claudii Galeni opera omnia*, 22 Bde., Leipzig, 1821–29 (Reprint Hildesheim, Olms, 1964–65).
LITTRE	E. Littre (Hrsg.), *Oeuvres complètes d'Hippocrate*, 10 Bde., Paris 1839–61 (Reprint Amsterdam, Hakkert, 1962).
PA	Aristoteles, *De partibus animalium.*

LITERATURVERZEICHNIS

AITKEN, George A. (Hrsg.), *The Tatler*, 4 Bde., London, Duckworth, 1898–99 (Reprint Hildesheim/New York, Olms, 1970)

AKENSIDE, Mark, ‚The Virtuoso; in Imitation of Spencer's Style and Stanza', *Gentleman's Mag.* 7 (1737), S. 244f.

ALLAN, D. G. C. und R. E. SCHOFIELD, *Stephen Hales: Scientist and philanthropist*, London, Scolar Press, 1980

ANONYMUS, ‚A strange and wonderful Relation of a *Hen* that spoke at a certain ancient Borough in Staffordshire: On the 7th of Feb. being Shrove Tuesday; together with her dying Speech', *Gentleman's Mag.*19 (1749), S. 147f.

APIN, Siegmund Jakob, *Dissertatio ex iure naturae an liceat brutorum corpora mutilare et speciatim Ob es recht sey daß man den Hunden die Ohren abschneide variis observationibus aucta et a nonnullorum obiectionibus vindicata*, Altdorf, Literis Iod. Gvil. Kohlesii, 1722

ARCHENHOLZ, Johann Wilhelm von, *England und Italien*, 2 Bde., Leipzig, im Verlage der Dykischen Buchhandlung, 1785

ARISTOTELES, *Historia animalium*, ins Engl. übers. v. A. L. Peck, 3 Bde., London/Cambridge, Mass., Heinemann/Harvard University Press, 1965–70 (*Loeb Class. Libr.*)

– *On Breath*, übers. v. W. S. Hett, London/Cambridge, Mass., Heinemann/Harvard University Press, 1935 (*Loeb. Class. Libr.*)

– *On the Soul*, übers. v. W. S. Hett, London/Cambridge, Mass., Heinemann/Harvard University Press, 1935 (*Loeb Class. Libr.*)

– *Parts of Animals*, übers. v. A. L. Peck, London/Cambridge, Mass., Heinemann/Harvard University Press, 1937 (*Loeb Class. Libr.*)

– *Physik. Vorlesung über Natur*, übers., mit einer Einl. u. mit Anm. hrsg. v. Hans Günter Zekl, Hamburg, Felix Meiner Verlag, 1987 (*Philos. Bibl.*, Bd. 380)

– *Progression of Animals*, übers. v. E. S. Forster, London/Cambridge, Mass., Heinemann/Harvard University Press, 1937 (*Loeb Class. Libr.*)

ASELLI, Gaspare, *De lactibus sive lacteis venis quarto vasorum mesaraicorum genere novo invento*, Mailand, Apud Io. Baptam Bidellium, 1627 (Reprint, hrsg. v. Leo Mendel und Stanislaw Schwann, Edition Leipzig, 1968)

ATTFIELD, Robin, ‚Christian Attitudes to Nature', *J. Hist. Ideas* 44 (1983), S. 369–386

AULT, Norman, *New Light on Pope with some Additions to his Poetry hitherto Unknown*, London, Methuen, 1949

AUZOT, Adrian, ‚Ioanni Pecqueto ingeniosissimo medico amico suo singulari', in: PECQUET, *Experimenta nova anatomica*, S. 103–108

BACON, Francis, *The Advancement of Learning and New Atlantis*, hrsg. v. Arthur Johnston, Oxford, Clarendon Press, 1974

BARROW, Isaac, ‚Oratio ad academicos in comitiis', in: ders., *The Theological Works*, 9 Bde., hrsg. v. Alexander Napier, Cambridge, University Press, 1859, Bd. 9, S. 35–47

BARTHOLIN, Caspar, ‚Verhandlung einiger zur Anatomie gehörigen, wiewohl ungemeinen Handgriffe und Instrumenten', in: TIMME, *Collectanea*

BARTHOLIN, Thomas, *Anatomia, ex Caspari Bartholini parentis Institutionibus ... reformata*, Leyden/ Rotterdam, Ex Officina Hackiana, 1669

– *Defensio vasorum lacteorum et lymphaticorum adversus Joannem Riolanum*, Kopenhagen, Typis haeredum Martzanis, Sumptibus Georgii Holst, 1655

– *De lacteis thoracicis in homine brutisque nuperrime observatis, historia anatomica*, Kopenhagen, Typis Melchioris Martzan, 1652
– *Vasa lymphatica in homine nuper inventa*, Kopenhagen, Typis Melchioris Martzan, 1654
– *Vasa lymphatica, nuper Hafniae in animantibus inventa, et hepatis exsequiae*, Kopenhagen, Sumptibus Georgii Holst, Typis Petri Hakii, 1653
BÄUMER, Änne, ‚Der Nürnberger Arzt Volcher Coiter. Anatom und Zoologe', *Med. hist. J.* 23 (1988), S. 224–239
– und Manfred BÜTTNER (Hrsgg.), *Science and Religion / Wissenschaft und Religion*, Bochum, Universitätsverlag Brockmeyer, 1989 (*Abh. Gesch. Geowiss. Religion/Umwelt-Forsch.*, Bd. 3)
BAUMGARTEN, Hans, *Galen über die Stimme*, Phil. Diss. Göttingen, 1962
BAYLE, Pierre, *Historisches und Critisches Wörterbuch, nach der neuesten Auflage von 1740 ins Deutsche übersetzt*, hrsg. v. Johann Christoph Gottsched, 4 Bde., Leipzig, Verlegts Bernhard Christoph Breitkopf, 1741–44
BEARD, Charles, *Port Royal. A Contribution to the History of Religion and Literature in France*, 2 Bde., London, Longman, Green, Longman, and Roberts, 1861
BECKER, Carl (Hrsg.), *A. G. Kaestners Epigramme. Chronologie und Kommentar*, Halle, Verlag von Max Niemeyer, 1911 (*Bausteine z. Gesch. d. neueren dtsch. Lit.*, Bd. 4)
BENTHAM, Jeremy, ‚An Introduction to the Principles of Morals and Legislation', hrsg. v. J. H. Burns und H. L. A. Hart, in: J. H. Burns (Hrsg.), *The Collected Works of Jeremy Bentham*, 5 Bde., London, Athlone Press, 1968–84, Bd. 2.1
BERNKNOPF, Pawel, *Tierversuche mit Arzneimitteln im 18. Jahrhundert (Ein Beitrag zur Geschichte der experimentellen Pharmakologie)*, Med. Diss. Berlin, 1936
BIANCHI, Giambattista, ‚Lettera Prima ... Sulla Sensibilità, ed Irritabilità delle parti negli Uomini, e ne' Bruti', in: Giacinto Bartolomeo Fabris (Hrsg.), *Sulla Insensitivà ed Irritabilità Halleriana Opuscoli di Vari Autori Raccolti*, 2 Bde., Bologna, Per Girolamo Corciolani, ed Eredi Colli a S. Tommaso d'Aquino, 1757, Bd. 2, S. 1–24
BIRCH, Thomas, *The History of the Royal Society of London for Improving of Natural Knowledge*, 4 Bde., London, A. Millar, 1756–57 (Reprint Hildesheim, Olms, 1968)
BLASCHE, Johann Christian, *Das Leben des Herrn Hofraths und Professors Georg Erhard Hambergers, nebst einer Nachricht von seinen Schriften und gelehrten Streitigkeiten*, Jena, bey Theodor Wilhelm Ernst Güth, 1758
BOAS George, *The Happy Beast in French Thought of the Seventeenth Century*, Baltimore, Johns Hopkins Press, 1933
BODEMANN, Eduard (Hrsg.), *Von und über Albrecht von Haller. Ungedruckte Briefe und Gedichte Hallers sowie ungedruckte Briefe und Notizen über denselben*, Hannover, Verlag von Carl Meyer, 1885
BOND, Donald F. (Hrsg.), *The Spectator*, 5 Bde., Oxford, Clarendon Press, 1965
BONNET, Charles, ‚La palingénésie philosophique', in: ders., *Oeuvres d'histoire naturelle et de philosophie*, 8 Bde., Neuchâtel, Samuel Fauche, 1779–83, Bd. 7
BOUGEANT, Guillaume Hyacinthe, *Amusement philosophique sur le langage des bêstes*, Paris, Chez Gissey, Bordelet, Ganeau, 1739
– *Philosophical Amusement upon the Language of Beasts*, London, Printed for T. Cooper, 1739
BOUTTATZ, Franz, *Ueber den Phosphor als Arzneimittel*, Göttingen, bey J. G. Rosenbusch's Wittwe, 1800
BOWYER John Wilson, *The Celebrated Mrs. Centlivre*, New York, Greenwood Press, 1968
BOYLE, Robert, *New Experiments Physico-Mechanical, Touching the Spring of the Air, and its Effects, (Made, for the most part, in a New Pneumatical Engine)*, Oxford, H. Hall, Tho. Robinson, 1662

– ‚New Pneumatical Experiments about Respiration‘, *Phil. Trans. R. Soc.* 5 (1670), S. 2011–2031

– *Occasional Reflections upon Several Subjects*, London, W. Wilson/H. Herringman, 1665

– ‚Of the Usefulness of Natural Philosophy. Part II. Sect. I. … Essay I. Containing some particulars tending to shew the Usefulness of Natural Philosophy to the Physiological Part of Physick‘, in: *The Works of the Honourable Robert Boyle*, 5 Bde., London, A. Millar, 1744, Bd. 1, S. 463–471

BREDVOLD, Louis I., ‚The Invention of the Ethical Calculus‘, in: Richard Foster Jones (Hrsg.), *The Seventeenth Century*, Stanford, Stanford University Press, 1951, S. 165–180

BREGENZER, Ignaz, *Thier-Ethik. Darstellung der sittlichen und rechtlichen Beziehungen zwischen Mensch und Thier*, Bamberg, C. C. Buchner Verlag, 1894

BRETSCHNEIDER, Hubert, *Der Streit um die Vivisektion im 19. Jahrhundert. Verlauf – Argumente – Ergebnisse*, Stuttgart, Gustav Fischer, 1962 (*Medizin in Geschichte und Kultur*, Bd. 2)

BREWSTER, Paul G., ‚Physician and Surgeon as Depicted in 16th and 17th Century English Literature‘, *Osiris* 14 (1962), S. 13–32

BROCKLESBY, Richard, ‚An Account of some Experiments on the Sensibility and Irritability of the several Parts of Animals‘, *Phil. Trans. R. Soc.* 49 (1755) [publ. 1756], S. 240–245

– ‚An Account of the poisonous Root lately found mixed among the Gentian‘, *Phil. Trans. R. Soc.* 45 (1748), S. 240–243

BROMANDER, Lennart, ‚Vivisektionsdebatten: Sverige under 1880 – talet‘, *Lychnos* 1969/70, S. 249–291

BROWN, Thomas, ‚Amusements Serious and Comical, Calculated for the Meridian of London‘, in: *The Works of Mr. Thomas Brown*, 4 Bde., London, Sam Briscoe, 1720, Bd. 3, S. 1–100

BROWNE, Thomas, *Pseudodoxia epidemica*, hrsg. v. Robin Robbins, Oxford, Clarendon Press, 1981

BRUMME Martin F., ‚Tierarzt und Tierschutz in Deutschland in der ersten Hälfte des 20. Jahrhunderts. Eine Skizze zur Historisierung einer aktuellen Diskussion‘, *ARGOS* 1991, Speciale uitgave

BRUNNER, Johann Conrad, *Experimenta nova circa pancreas. Accedit diatribe de lympha et genuino pancreatis usu*, Leyden, Apud Theodorum Haak, 1709

BUESS, Heinrich, *Die historischen Grundlagen der intravenösen Injektion*, Aarau, Sauerländer, 1946 (*Veröff. Schweiz. Ges. Gesch. Med. Naturwiss.*, Bd. 15)

BURGHARD, Klaus, *Die Therapie der Tollwut in ihrer Beziehung zur Krankheitslehre im Jahrhundert vor Pasteur (1781–1881)*, Med. Diss. Berlin, 1979

BUSCH, Werner, *Joseph Wright of Derby. Das Experiment mit der Luftpumpe. Eine Heilige Allianz zwischen Wissenschaft und Religion*, Frankfurt a. M., Fischer Taschenbuch Verlag, 1986

BUTLER, Samuel, *Hudibras*, hrsg. v. John Wilders, Oxford, Clarendon Press, 1967

BYNUM, William F., ‚The Anatomical Method, Natural Theology, and the Functions of the Brain‘, *Isis* 64 (1973), S. 445–468

CALDANI, Marc' Antonio, ‚Sur l'Insensibilité et l'Irritabilité de Mr. Haller. Seconde Lettre‘, in: HALLER, *Mémoires*, Bd. 3, S. 343–485

CARLSON, C. Lennart, *The First Magazine – A History of the Gentleman's Magazine*, Westport, Conn., Greenwood Press, 1974

CARPI, Jacopo Berengario da, *A Short Introduction to Anatomy (Isagogae Breves)*, übers. mit Einl. u. histor. Anm. v. L. R. Lind u. mit anatom. Anm. v. Paul G. Roofe, Chicago, University of Chicago Press, 1959

CELSUS, *De medicina*, mit engl. Übers. v. W. G. Spencer, 3 Bde., London/Cambridge, Mass., Heinemann/Harvard University Press, 1960–61 (*Loeb Class. Libr.*)

CENTLIVRE, Susanna, ‚The Basset-Table', in: *The Dramatic Works of the Celebrated Mrs. Centlivre*, 3 Bde., London, John Pearson, 1872 (Reprint New York, AMS Press, 1968), Bd. 1, S. 199–258

CICERO, Marcus Tullius, *Cato der Ältere über das Greisenalter*, hrsg. v. Ernst von Reusner, Stuttgart, Reclam, 1965

– *De finibus bonorum et malorum*, eingel. u. ins Deutsche übers. v. Karl Atzert, Zürich/Stuttgart, Artemis Verlag, 1964

– *Über die Gesetze (De legibus)*, hrsg. v. Elmar Bader und Leopold Wittmann, Reinbek, Rowohlt, 1969

CLARK-KENNEDY, Archibald Edward, *Stephen Hales, D.D., F.R.S. – An Eighteenth Century Biography*, Cambridge, University Press, 1929 (republ. Farnborough, Hants., Gregg Press, 1965)

CLELAND, John, ‚Art. XLV. The History of Pompey the Little, or the Life and Adventures of a Lap-Dog', *Monthly Rev.* 4 (1751), S. 316f.

COLE, Francis Joseph, *A History of Comparative Anatomy from Aristotle to the Eighteenth Century*, London, Macmillan, 1949

COLOMBO, Realdo, *De re anatomica libri XV*, Venedig, Ex Typographia Nicolai Beuilacquae, 1559 (Reprint Brüssel, Culture et Civilisation, 1983)

CONDORCET O'CONNOR, A. und M. F. ARAGO (Hrsgg.), *Oeuvres de Condorcet*, 12 Bde., Paris, Firmin Didot Frères, 1847

CONRING, Hermann, *Introductio in universam artem medicam singulasque eius partes*, hrsg. v. Sebastian Scheffer, Helmstedt, Typis Henningi Mulleri, 1654

COTTINGHAM, John, „‚A Brute to the Brutes?": Descartes' Treatment of Animals', *Philosophy* 53 (1978), S. 551–559

COVENTRY, Francis, *The History of Pompey the Little or the Life and Adventures of a Lap-Dog*, hrsg. v. Robert Adams Day, London/New York/Toronto, Oxford University Press, 1974

COXE, Thomas, ‚An Account of another Experiment of Transfusion, viz. of Bleeding a Mangy into a Sound Dog', *Phil. Trans. R. Soc.* 2 (1667), S. 451f.

CRANE, R. S., ‚Suggestions towards a Genealogy of the „Man of Feeling"', *J. Engl. Lit. Hist.* 1 (1934), S. 205–230

CRANEFIELD, Paul F., *The Way In and the Way Out. François Magendie, Charles Bell, and the Roots of the Spinal Nerves*, Mount Kisco/New York, Futura Publishing Company, 1974

CROWE, Henry, *Animadversions on Cruelty to the Brute Creation, Addressed Chiefly to the Lower Classes*, Bath, Printed by J. Browne, 1825

– *Zoophilos; or, Considerations on the Moral Treatment of Inferior Animals*, 2. Ausg., Bath/London, Cruttwell/Longman, Hurst, Rees etc., 1820

DALY, Macdonald, ‚Vivisection in Eighteenth-Century Britain', *Br. J. Eighteenth-Century Studies* 12 (1989), S. 57–67

DANIEL, Gabriel, *A Voyage to the World of Cartesius. Written Originally in French, and now Translated into English*, London, Printed and sold by Thomas Bennet, 1692

– *Voiage du Monde de Descartes*, Amsterdam, Chez Pierre Mortier, 1700

DANN, Christian Adam, *Bitte der armen Thiere, der unvernünftigen Geschöpfe, an ihre vernünftigen Mitgeschöpfe und Herrn die Menschen*, 2. Aufl., Tübingen, bei Ludwig Friedrich Fues, 1838

DEAN, Richard, *An Essay on the Future Life of Brute Creatures*, 2 Bde., London, G. Kearsly, 1768

DELAPORTE, François, ‚Theories of Osteogenesis in the Eighteenth Century', *J. Hist. Biol.* 16 (1983), S. 343–360

DELIUS, Heinrich Friedrich, ‚Ablehnung einiger Vorwürfe wieder [sic!] die anatomischen Belustigungen', *Fränkische Sammlungen von Anmerkungen aus der Naturlehre Arzneygelahrtheit Oekonomie* 1 (1756), S. 29–41

– ‚Einige Beobachtungen bey dem Umlauf des Blutes in Fröschen', ebenda, S. 16–28

– ‚Schreiben an Herrn K** Ob es auch anatomische Belustigungen gäbe', *Belustigungen des Verstandes und des Witzes*, Weinmonat [= Oktober] 1743, S. 360–365

DESCARTES, René, *Discours de la Méthode pour bien conduire sa raison, et chercher la verité dans les sciences*, hrsg. v. Lüder Gäbe, Hamburg, Felix Meiner, 1960

– *Meditationes de prima philosophia – Meditationen über die erste Philosophie*, hrsg. v. Erich Chr. Schröder, Hamburg, Felix Meiner, 1956

DEWHURST, Kenneth (Hrsg.), *Richard Lower's Vindicatio. A defence of the experimental method*, Oxford, Sandford Publ., 1983

DIEMERBROECK, Ysbrand van, *Opera omnia, anatomica et medica*, Utrecht, Meinhard v. Dreunen/Wilhelm v. Walcheren, 1685

DIERAUER, Urs, *Tier und Mensch im Denken der Antike. Studien zur Tierpsychologie, Anthropologie und Ethik*, Amsterdam, Verlag B. R. Grüner B. V., 1977 (*Studien zur antiken Philosophie*, Bd. 6)

DIETLER, Wilhelm, *Gerechtigkeit gegen Thiere*, Mainz, Im Schillerschen Verlage, 1787

DRELINCOURT, Charles, ‚Experimenta anatomica, ex vivorum sectionibus petita', hrsg. v. Ernst Gottfried Heyse, in: Drelincourt, *Opuscula medica, quae reperiri potuere omnia, nunc primo simul edita*, Den Haag, Apud Alberts & van der Kloot, 1727, S. 677–708

DUHAMEL DUMONCEAU, Henri-Louis, ‚Observations sur la réunion des fractures des os. Premier mémoire', in: *Histoire de l'Académie Royale des Sciences*, Année 1741, Paris, Imprimerie Royale, 1744, S. 97–112

DUNCAN, Carson S., *The New Science and English Literature in the Classical Period*, Menasha, Wis., Collegiate Press, 1913

EARLES, Melvin P., ‚Experiments with Drugs and Poisons in the Seventeenth and Eighteenth Centuries', *Ann. Sci.* 19 (1963), S. 241–254

– *Studies in the Development of Experimental Pharmacology in the Eighteenth and Early Nineteenth Centuries*, Ph.D. thesis University College London, 1961

– ‚The Experimental Investigation of Viper Venom by Felice Fontana (1730–1805)', *Ann. Sci.* 16 (1960), S. 255–268

EDELSTEIN, Ludwig, ‚The History of Anatomy in Antiquity', in: Owsei und C. Lilian Temkin (Hrsgg.), *Ancient Medicine – Selected Papers of Ludwig Edelstein*, Baltimore, Johns Hopkins Press, 1967, S. 247–301

ETTMÜLLER, Michael, ‚Dissertatio XVI. de chirurgia infusoria', in: ders., *Opera omnia*, Frankfurt a. M., Sumptibus Johannis Davidis Zunneri, 1688, S. 233–255

EYNARD, Karl, *Des großen Arztes August Tissot's Leben. Mit bisher ungedruckten Briefen vieler bedeutender Männer seiner Zeit*, aus dem Französischen, Stuttgart, J. F. Steinkopf, 1843

FACULTAS MEDICA LIPSIENSES, *Misericordiae limites in exercenda arte*, Leipzig, Ex Officina Langenhemiana, 1756

FAIRHOLME, Edward G. und Wellesley PAIN, *A Century of Work for Animals. The History of the R.S.P.C.A., 1824–1924*, London, John Murray, 1924

FALLER, Adolf, ‚Niels Stensen und der Cartesianismus', in: Gustav Scherz (Hrsg.), *Nicolaus Steno and His Indice*, Kopenhagen, Munksgaard, 1958 (*Acta Historica Scient. Natural. Med.*, Bd. 15), S. 140–166

– ‚Zur Diskussion um das Stensen-Experiment', *Gesnerus* 42 (1985), S. 19–34

FEDER, Johann Georg Heinrich, *Untersuchungen über den menschlichen Willen*, 4 Bde., Lemgo, Meyersche Buchhandlung, 1779–93

FERNGREN, Gary B., ‚A Roman Declamation on Vivisection', *Trans. Stud. Coll. Phys. Philadelphia*, 5th series, 4 (1982), S. 272–290

– ‚Roman Lay Attitudes towards Medical Experimentation', *Bull. Hist. Med.* 59 (1985), S. 495–505

FIELDING, Henry, *Tom Jones*, hrsg. v. Sheridan Baker, New York/London, W. W. Norton, 1973

FONTAINE, Nicolas, *Mémoires pour Servir à l'Histoire de Port-Royal*, 2 Bde., Köln, Aux dépens de la Compagnie, 1738

FONTANA, Felice, *Traité sur la Vénin de la Vipère, sur les Poisons Americains, sur le Laurier-Cerise et sur quelques autres Poisons Vegetaux*, 2 Bde., Florenz, Avec Approbation, 1781

FORSTER, Thomas Ignatius Maria, *Philozoia; or Moral Reflections on the Actual Condition of the Animal Kingdom, and on the Means of Improving the same*, Brüssel, Printed by Deltombe and Co., for W. Todd, 1839

FRANK, Robert G. Jr., *Harvey and the Oxford Physiologists*, Berkeley/Los Angeles/London, University of California Press, 1980

FRENCH, Richard D., *Antivivisection and Medical Science in Victorian Society*, Princeton/London, Princeton University Press, 1975

FRENCH, Roger K., *Robert Whytt, the Soul, and Medicine*, London, The Wellcome Institute of the History of Medicine, 1969

FURLEY, David J. und J. S. WILKIE (Hrsgg.), *Galen on Respiration and the Arteries*, Princeton, Princeton University Press, 1984

GALEN, *On the Usefulness of the Parts of the Body*, übers. u. hrsg. v. Margaret Tallmadge May, 2 Bde., Ithaca, New York, Cornell University Press, 1968

GARRISON, Fielding H., ‚Medicine in the Tatler, Spectator and Guardian', *Bull. Inst. Hist. Med.* 2 (1934), S. 477–503

GAUNT, William, *The World of William Hogarth*, London, Jonathan Cape, 1978

GAY, John, ‚Trivia; or the Art of Walking the Streets of London', in: *The Poetical, Dramatic and Miscellaneous Works of John Gay*, 6 Bde., London, Edward Jeffery, 1795 (Reprint New York, AMS Press, 1970), Bd. 2, S. 133–195

GERBER, Christian, *Unerkannte Sünden der Welt*, 3 Bde., Dresden/Frankfurt, In Verlag Christoph Hekels/bey Johann Jacob Wincklern, 1705–12

GHARPURE, Narhar Kashinath, *Tierschutz, Vegetarismus und Konfession (eine religionssoziologische Untersuchung zum englischen 17. und 18. Jahrhundert)*, München, E. Hohenhaus, 1935

GIESE, Christian, ‚Tierversuche – Aspekte der geschichtlichen Entwicklung', *VET* 4 (1989), Nr. 2, S. 40–45, Nr. 4, S. 46–51, Nr. 5, S. 44–49, Nr. 6, S. 38–43

GLISSON, Francis, *Anatomia hepatis*, London, Du-Gardian/Octavian Pullein, 1654

GMELIN, Johann Friedrich, *Allgemeine Geschichte der Gifte, Erster Theil*, Leipzig, in der Weygandschen Buchhandlung, 1776

– *Allgemeine Geschichte der Pflanzengifte*, Nürnberg, bey Gabriel Nicolaus Raspe, 1777

– *Allgemeine Geschichte der Pflanzengifte*, 2. Aufl., Nürnberg, in der Raspeschen Buchhandlung, 1803 (Reprint Wiesbaden, Sändig, 1973)

– *Geschichte der mineralischen Gifte*, Nürnberg, bey Gabriel Nicolaus Raspe, 1777

GOERKE, Heinz, ‚Die Geschichte der intravenösen Injektion von Arzneimitteln', *Pharmazie* 5 (1950), S. 290–295

– ‚Johann Andreas Murray, ein Linnéschüler in Göttingen', *Med. hist. J.* 2 (1967), S. 3–12

GOLDSMITH, Oliver, *The Citizen of the World*, hrsg. v. Arthur Friedman, Oxford, Clarendon Press, 1966 (*Collected Works*, Bd. 2)

GOMPERTZ, Lewis, *Fragments in Defence of Animals, and Essays on Morals, Soul, and Future State*, London, W. Horsell, 1852

GRAFENBERG, Johann Schenck von, *Observationum medicarum rariorum, libri VII*, Frankfurt, Sumptibus Joannis Beyeri, Excudebat Hieronymus Polichius, 1665

GRANGER, James, *An Apology for the Brute Creation or Abuse of Animals censured*, London, Printed for T. Davies, 1772

GRÜN, Heinz, *Thomas Bartholin. Anatomische Abhandlung über die Milchgefäße der Brust, die kürzlich beim Menschen und bei Tieren entdeckt wurden*. Med. Diss. Bonn, 1986

GUERRINI, Anita, ‚The Ethics of Animal Experimentation in Seventeenth-Century England', *J. Hist. Ideas* 50 (1989), S. 391–407

GURATZSCH, Herwig (Hrsg.), *William Hogarth. Der Kupferstich als moralische Schaubühne*, Stuttgart, Verlag Gerd Hatje, 1987

HAEN, Anton de, *Difficultates circa modernorum systema, de sensibilitate et irritabilitate humani corporis*, Wien, Sumptibus Hermanni Josephi Krüchten, 1761

HAHN, Ilse, *Tierversuche mit Arzneimitteln in der deutschen Fachliteratur von 1800 bis 1830*, Med. Diss. Mainz, 1969

HAHN, Ute, *Die Entwicklung des Tierschutzgedankens in Religion und Geistesgeschichte*, Vet. med. Diss. Hannover, 1980

HALES, Stephen, *Statical Essays: Containing Haemastaticks; or an Account of some Hydraulick and Hydrostatical Experiments made on the Blood and Blood-Vessels of Animals*, London, Printed for W. Innys and R. Manby, and T. Woodward, 1733

HALL, Marshall, *A Critical and Experimental Essay on the Circulation of the Blood; Especially as Observed in the Minute and Capillary Vessels of the Batrachia and of Fishes*, London, R. B. Seeley and W. Burnside, 1831

HALLER, Albrecht von, *A Dissertation on the Sensible and Irritable Parts of Animals*, London, J. Nourse, 1755

– ‚Ad objectiones contra experimenta sua propositas responsio', in: ders., *Opera minora*, 3 Bde., Lausanne, Sumptibus Francisci Grasset, 1762–68, Bd. 1, S. 441–502

– ‚De partibus corporis humani sensilibus et irritabilibus', in: *Commentarii Societatis Regiae Scientiarum Gottingensis*, Tom. II, ad ann. 1752, Göttingen, Apud Viduam Abrami Vandenhoeckii, 1753, S. 114–158

– *Elementa physiologiae corporis humani*, 8 Bde., Lausanne/Bern, Bousquet/D'Arnay/Grasset/Societas Typographica, 1757–66

– *Mémoires sur la Nature Sensible et Irritable, des Parties du Corps Animal*, 4 Bde., Lausanne, Chez Marc-Mic. Bousquet/Sigismond D'Arnay, 1756–60

– ‚Réponse Générale aux Objections, qu'on a faites contre l'insensibilité de plusieurs parties du corps animé', in: ders., *Mémoires*, Bd. 4, S. 19–98

– *Von den empfindlichen und reizbaren Teilen des menschlichen Körpers*, dtsch. hrsg. u. eingel. v. Karl Sudhoff, Leipzig, Johann Ambrosius Barth, 1922 (*Klassiker d. Med.*, Bd. 27)

HARDER, Johann Jakob, *Apiarium observationibus medicis centum ac physicis experimentis plurimis refertum*, Basel, Impensis Johann. Philippi Richteri, Typis Jacobi Bertschii, 1687

HARRISON, Brian, *Peaceable Kingdom. Stability and Change in Modern Britain*, Oxford, Clarendon Press, 1982

HARTLEY, David, *Observations on Man, his Frame, his Duty, and his Expectations*, 2 Bde., London, Printed by S. Richardson, 1749

HARVEY, William, ‚A second Disquisition to John Riolan, Jun., in which Many Objections to the Circulation of the Blood are Refuted', in: *The Works of William Harvey, M.D.*, übers. v. Robert Willis, London, Sydenham Society, 1847

– *Die Bewegung des Herzens und des Blutes (1628)*, übers. u. erl. v. R. Ritter von Töply, hrsg. v. Karl Sudhoff, Leipzig, Johann Ambrosius Barth, 1910 (*Klassiker d. Med.*, Bd. 1)

– *Exercitatio anatomica de motu cordis et sanguinis in animalibus*, Frankfurt, Sumptibus Gvilielmi Fitzeri, 1628 (Reprint, hrsg. v. Henry E. Sigerist, Florenz, R. Lier, 1928)

HARWOOD, Dix, *Love for Animals and how It Developed in Great Britain*, Ph.D. thesis New York, Columbia University, 1928

HASTINGS, Hester, *Man and Beast in French Thought of the Eighteenth Century*, Baltimore, Johns Hopkins Press, 1936 (*Johns Hopkins Studies in Romance, Literatures and Languages*, Bd. 27)

HECKHAUSEN, Christel, *Anatomen und Anatomie im Urteil der Öffentlichkeit seit 1500*, Med. Diss. Berlin, 1966

HEINEMANN, Franz, ‚Albrecht von Haller als Vivisektor', *Wissen und Leben* 1/2 (1908), S. 323–330, 362–370

HEINEVETTER, Ludger, *Zur Geschichte des Phosphors. Seine Entdeckung, Verbreitung und medizinisch-therapeutische Anwendung vom 17. bis 19. Jahrhundert*, Med. Diss. Göttingen, 1988

HEISTER, Lorenz, *De anatomes subtilioris utilitate ... pro gradu doctoris disputabit Ioh. Carolus Hahn*, Helmstedt, Ex Officina Pauli Dieterici Schnorrii, 1728

HERDER, Johann Gottfried, *Ideen zur Philosophie der Geschichte der Menschheit*, hrsg. v. Martin Bollacher, Frankfurt a. M., Deutscher Klassiker Verlag, 1989

HERRLINGER, Robert, *Volcher Coiter 1534–1576*, Nürnberg, M. Edelmann, 1952 (*Beitr. Gesch. med. naturwiss. Abb.*, Bd. 1)

HEUCHER, Johann Heinrich von, ‚Ars magna anatome', in: ders., *Opera partim edita partim nondum edita*, hrsg. v. Christian Friedrich Haenel, Leipzig, Apud Io. Christianum Langenhemium, 1745, S. 605–708

HILDEBRANDT, Georg Friederich, *Versuch einer philosophischen Pharmakologie*, Braunschweig, im Verlag der Fürstlichen Waisenhausbuchhandlung, 1786

HILDROP, John, ‚Free Thoughts upon the Brute-Creation', in: ders., *The Miscellaneous Works*, 2 Bde., London, For John and James Rivington, 1754, Bd. 1, S. 159–294

HILL, Brian, ‚Doctor Johnson's Doctor', *Practitioner* 193 (1964), S. 812–815

HILL, George Birkbeck und L. F. Powell (Hrsgg.), *Boswell's Life of Johnson*, 6 Bde., Oxford, Clarendon Press, 1934–50

HILLEFELD, Georg Karl, *Experimenta quaedam circa venena*, Med. Diss. Göttingen, Litteris Hagerianis, 1760

HOFFMANN, Friedrich, *Cardianastrophe admiranda seu cordis inversio memorabilis tam physicis, quam theologis ac medicis scitu admodum jucunda et utilis*, Leipzig, Impensis Christiani Kirchneri, Typis Johannis Erici Hahnii, 1671

HOMMEL, Karl Ferdinand, *Rhapsodia quaestionum in foro quotidie obvenientium neque tamen legibus decisarum*, 7 Bde., 4. Ausg., hrsg. v. Karl Gottlob Roessig, Bayreuth, Prostat apud Ioh. Andr. Lubecci Heredes, 1782–87

HOOKE, Robert, ‚An Account of a Dog dissected', in: Thomas Sprat, *The History of the Royal-Society of London, For The Improving of Natural Knowledge*, London, J. Martyn, 1667, S. 232

– ‚An Account of an Experiment ... of Preserving Animals alive by Blowing through their Lungs with Bellows', *Phil. Trans. R. Soc.* 2 (1667), S. 539–540

– ‚Letter from Hooke to Boyle, Gresham College, Nov. 10, 1664', in: R. T. Gunther, *The Life and Work of Robert Hooke (Part I)*, Oxford, For the Author, 1930 (*Early Science in Oxford*, Bd. 6), S. 216–218

– *Micrographia, 1665*, Reprint in: R. T. Gunther (Hrsg.), *The Life and Work of Robert Hooke (Part V)*, Oxford, Printed for the Subscribers, 1938 (*Early Science in Oxford*, Bd. 13)

HOPPE, Brigitte, ‚Geschichte der Wechselwirkungen zwischen Naturwissenschaften, Technik und Religion sowie Ideologien – Überlegungen zum wissenschaftshistorischen Forschungsstand im deutschen Sprachgebiet', in: BÄUMER u. BÜTTNER, *Science and Religion*, S. 220–225

HORNE, Jan van, *Novus ductus chyliferus. Nunc primum delineatus, descriptus et eruditorum examini expositus*, Leyden, E'Typographeo Francisci Hackii, 1652

HOUGHTON, Walter E. Jr., ,The English Virtuoso in the Seventeenth Century', *J. Hist. Ideas* 3 (1942), S. 51–73, 190–219

HUBLARD, Emile, *Le Naturaliste Hollandais Pierre Lyonet. Sa Vie et ses Oeuvres (1706–1789) d'après des lettres inédites*, Brüssel, J. Lebègue, 1910

HUMBOLDT, Friedrich Alexander von, *Versuche über die gereizte Muskel- und Nervenfaser nebst Vermuthungen über den chemischen Process des Lebens in der Thier- und Pflanzenwelt*, 2 Bde., Posen/Berlin, Decker und Compagnie/Heinrich August Rottmann, 1797

HUME, David, *The Philosophical Works*, 4 Bde., hrsg. v. Thomas Hill Green und Thomas Hodge Grose, London, 1882–86 (Reprint Aalen, Scientia Verlag, 1964)

HÜRZELER, Heinz, *Robert Whytt (1714–1766) und seine physiologischen Schriften*, Zürich, Juris, o. J. (*Zürcher Medizingesch. Abh.*, Neue Reihe, Nr. 96)

ILLING, Stephan, *Jean Riolan II. als Physiologe*, Med. Diss. Bonn, 1978

IRMSCHER, Hans Dietrich (Hrsg.), *Immanuel Kant. Aus den Vorlesungen der Jahre 1762 bis 1764. Auf Grund der Nachschriften Johann Gottfried Herders*, Köln, Kölner Universitäts-Verlag, 1964 (*Kantstudien*, Ergänzungsheft 88)

JENYNS, Soame, *The Works of Soame Jenyns, Esq.*, 4 Bde., hrsg. v. Charles Nalson Cole, London, Printed for T. Cadell, 1790

– ,A Free Inquiry into the Nature and Origin of Evil', ebenda, Bd. 3, S. 1–175

– ,Disquisition I. On the Chain of Universal Being', ebenda, Bd. 3, S. 179–185

– ,Disquisition II. On Cruelty to Inferior Animals', ebenda, Bd. 3, S. 186–195

JÖCHER, Christian Gottlieb, [Predigt über Lukas 14, 5], in: WINKLER, *Institutiones philosophiae*, 3. Ausg., Bd. 3, S. 134–136

JOHNSON, Samuel, *The Idler and the Adventurer*, hrsg. v. W. J. Bate, J. M. Bullitt und L. F. Powell, New Haven/London, Yale University Press, 1963

– *The Rambler*, 3 Bde., hrsg. v. W. J. Bate und Albrecht B. Strauss, New Haven/London, Yale University Press, 1969

JUCHEM, Theodor Hans, *Die Entwicklung des Tierschutzes von der Mitte des 18. Jahrhunderts bis zum Reichsstrafgesetzbuch von 1871*, Jur. Diss. Bonn, 1940

JUNIUS, ,The Air-Pump', *Gentleman's Mag.* 10 (1740), S. 194

KANT, Immanuel, *Werke*, 6 Bde., hrsg. v. Wilhelm Weischedel, Darmstadt, Wiss. Buchgesellschaft, 1956

KÄSTNER, Abraham Gotthelf, ,Mahomet II. ein Kunstkenner', in: Karl Wilhelm Justi (Hrsg.), *Abraham Gotthelf Kästner's zum Theil noch ungedruckte Sinngedichte und Einfälle. Zweite, mit Genehmigung des Verfassers veranstaltete Sammlung*, Frankfurt/Leipzig, bei Ludwig Schellenberg, 1800, S. 221f.

KEYNES, Geoffrey, ,The History of Blood Transfusion, 1628–1914', *Br. J. Surg.* 31 (1943), S. 38–50

KING, Edmund, ,An Account of the Experiment of Transfusion, practised upon a Man in London, *Phil. Trans. R. Soc.* 2 (1667), S. 557–559

KIRKINEN, Heikki, *Les Origines de la Conception Moderne de l'Homme-Machine. Le Probleme de l'Ame en France a la Fin du Regne de Louis XIV (1670–1715)*, Helsinki, Suomalainen Tiedeakatemia, 1960 (*Ann. Acad. Scient. Fennicae*, Ser. B, Bd. 122)

KLINGER, Friedrich Maximilian, *Faust's Leben, Thaten und Höllenfahrt* (1791), hrsg. v. Sander L. Gilman, Tübingen, Max Niemeyer Verlag, 1978 (*Werke*, Bd. 11)

KLÜVER, Heinrich, *Electa de jure canum Vom Hunde-Recht ubi praecipuae controversiae quae circa canes accidere possunt explicantur et dissolvuntur*, Stade, Sumtibus Henrici Brummeri, 1711

KNOEFEL, Peter K., *Felice Fontana, Life and Works*, Trento, Società di Studi Trentini di Scienze Storiche, 1984 (*Studi su Felice Fontana*, Bd. 2)

KOTTENKAMP, Franz (Hrsg.), *William Hogarth's Zeichnungen. Nach den Originalen in Stahl gestochen. Mit der vollständigen Erklärung derselben von G. C. Lichtenberg*, 2 Abt., 2. Aufl., Stuttgart, Rieger'sche Verlagsbuchhandlung, 1857–58

KÜHN, C. G. (Hrsg.), *Claudii Galeni opera omnia*, 22 Bde., Leipzig 1821–29 (Reprint Hildesheim, Olms, 1964–65)

KÜMMEL, Werner Friedrich, ‚Alexander von Humboldt und Soemmerring: Das galvanische Phänomen und das Problem des Lebendigen', in: Gunter Mann und Franz Dumont (Hrsgg.), *Samuel Thomas Soemmerring und die Gelehrten der Goethezeit*, Stuttgart/New York, Gustav Fischer, 1985 (*Soemmerring-Forschungen*, Bd. 1), S. 73–87

LANGJAHR, Hans-Georg, *Der pharmakologische Tierversuch in der deutschen Fachliteratur 1830–1860*, Dent. med. diss. Mainz, 1977

LANGMAN, Jan, *Medizinische Embryologie*, 5. Aufl., Stuttgart, Thieme, 1977

LANGRISH, Browne, *Physical Experiments upon Brutes*, London, Printed for C. Hitch, 1746

LANSBURY, Coral, ‚Gynaecology, Pornography, and the Antivivisection Movement', *Victorian Studies* 28 (1985), S. 413–437

– *The Old Brown Dog: Women, Workers, and Vivisection in Edwardian England*, Madison/London, University of Wisconsin Press, 1985

LAPAGE, Geoffrey, *Achievement. Some Contributions of Animal Experiment to the Conquest of Disease*, Cambridge, W. Heffer & Sons, 1960

LAWRENCE, John, *A Philosophical and Practical Treatise on Horses, and on the Moral Duties of Man towards the Brute Creation*, 2 Bde., 3. Ausg., London, Printed for Sherwood, Neely, and Jones, 1810

LEHNERT, Georg (Hrsg.), *Quintiliani quae feruntur Declamationes XIX maiores*, Leipzig, B. G. Teubner, 1905

LEIBNIZ, Gottfried Wilhelm, *Opuscules Metaphysiques – Kleine Schriften zur Metaphysik*, hrsg. u. übers. v. Hans Heinz Holz, Darmstadt, Wiss. Buchgesellschaft, 1965 (*Philosophische Schriften*, Bd. 1)

LESKY, Erna, ‚Albrecht von Haller und Anton de Haen im Streit um die Lehre von der Sensibilität', *Gesnerus* 16 (1959), S. 16–46

LEVIE, Dagobert de, *The Modern Idea of the Prevention of Cruelty to Animals and Its Reflection in English Poetry*, Phil. Diss. Basel, New York, S. F. Vanni, 1947

LEWIS, William, *An Experimental History of the Materia Medica, or of the Natural and Artificial Substances Made Use of in Medicine*, London, Printed by H. Baldwin, sold by R. Willock, 1761

LITTRE, E. (Hrsg.), *Oeuvres complètes d'Hippocrate*, 10 Bde., Paris, 1839–61 (Reprint Amsterdam, Hakkert, 1962)

LLOYD, G. E. R. *Science and morality in Greco-Roman antiquity. An Inaugural Lecture*, Cambridge/ London/New York, Cambridge University Press, 1985

LONGRIGG, James, ‚Anatomy in Alexandria in the Third Century B.C.', *Br. J. Hist. Sci.* 21 (1988), S. 455–488

LOVEJOY, Arthur O., *The Great Chain of Being. A Study of the History of an Idea*, Cambridge, Mass./ London, Harvard University Press, 1964

LOWER, Richard, *Tractatus de corde*, mit Einl. u. Übers. v. K. J. Franklin, hrsg. v. R. T. Gunther, Oxford, For the Subscribers, 1932 (*Early Science in Oxford*, Bd. 9)

LUND, Peter Wilhelm, *Physiologische Resultate der Vivisectionen neuerer Zeit*, Kopenhagen, Bey Friedrich Brummer, 1825

LYONET, Pierre, *Traité Anatomique de la Chenille qui Ronge le Bois de Saule*, 2. Ausg., La Haye, Chez Pierre Gosse Jr. & Daniel Pinet, 1762

LYONS, M. C. und B. TOWERS (Hrsgg.), *Galen on Anatomical Procedures. The Later Books*, ins Engl. übers. v. W. L. H. Duckworth, Cambridge, University Press, 1962

LYSER, Michael, ‚Culter anatomicus', ins Deutsche übers. v. Johann Timme, in: TIMME, *Collectanea*

MAEHLE, Andreas-Holger, *Der Blutkreislauf. Von der Theorie zur Therapie. Das Tier im Dienste des medizinischen Fortschrittes*, Basel, Pharma Information, 1987

– ‚Der Literat Christlob Mylius und seine Verteidigung des medizinischen Tierversuchs im 18. und 19. Jahrhundert', *Med. hist. J.* 21 (1986), S. 269–287

– ‚Der Tierversuch im Spiegel der Literatur. Englische Schriftsteller des 17. und 18. Jahrhunderts als Kritiker des Tierexperiments', *Münch. med. Wschr.* 131 (1989), S. 969–972

– ‚Diskussionen um die Berechtigung des medizinischen Tierversuchs im 17. und 18. Jahrhundert', *Würzburger medizinhist. Mitt.* 5 (1987), S. 65–84

– ‚Einstellungen zur Sektion der menschlichen Leiche im 17. und 18. Jahrhundert', *Niedersächs. Ärztebl.* 64 (1991), H. 17, S. 24–27

– ‚„Est Deus ossa probant" – Human Anatomy and Physicotheology in 17th and 18th Century Germany', in: BÄUMER u. BÜTTNER, *Science and Religion*, S. 60–66

– *Johann Jakob Wepfer (1620–1695) als Toxikologe. Die Fallstudien und Tierexperimente aus seiner Abhandlung über den Wasserschierling (1679)*, Aarau/Frankfurt a.M./Salzburg, Verlag Sauerländer, 1987 (*Veröff. Schweiz. Ges. Gesch. Med. Naturwiss.*, Bd. 40)

– ‚Literary Responses to Animal Experimentation in Seventeenth- and Eighteenth-Century Britain', *Med. Hist.* 34 (1990), S. 27–51

– ‚„Ob es auch anatomische Belustigungen gäbe" – Ein Disput über die Ästhetik der Leichenpräparation im 18. Jahrhundert', *Würzburger medizinhist. Mitt.* 6 (1988), S. 89–109

– ‚Tierversuchsdiskussion und Naturverständnis vor 100 Jahren: Die Kontroverse Grysanowski-Heidenhain', *Niedersächs. Ärztebl.* 61 (1988), H. 6, S. 36–40

– ‚Zur wissenschaftlichen und moralischen Rechtfertigung toxikologischer Tierversuche im 17. Jahrhundert: Johann Jakob Wepfer und Johann Jakob Harder, *Gesnerus* 43 (1986), S. 213–221

– und Ulrich TRÖHLER, ‚Animal Experimentation from Antiquity to the End of the Eighteenth Century: Attitudes and Arguments', in: RUPKE, *Vivisection in Historical Perspective*, S. 14–47

MALCOLMSON, Robert W., *Popular Recreations in English Society 1700–1850*, Cambridge, University Press, 1973

MALUF, N. S. R., ‚History of Blood Transfusion', *J. Hist. Med.* 9 (1954), S. 59–107

MANI, Nikolaus, ‚Ärzte und Naturforscher des 17. Jahrhunderts über die medizinische Forschung ihrer Zeit', in: *Zusammenhang*, Festschrift für Marielene Putscher, hrsg. v. Otto Baur und Otto Glandien, Köln, Wienand Verlag, 1984, S. 353–365

– ‚Darmresorption und Blutbildung im Lichte der experimentellen Physiologie des 17. Jahrhunderts', *Gesnerus* 18 (1961), S. 85–146

– ‚Die Editio Princeps des Galen und die anatomisch-physiologische Forschung im 16. Jahrhundert', in: Fritz Krafft und Dieter Wuttke (Hrsgg.), *Das Verhältnis der Humanisten zum Buch*, Boppard, Boldt Verlag, 1977 (*DFG, Kommission f. Humanismusforschung*, Mitt. 4), S. 209–226

– *Die historischen Grundlagen der Leberforschung. II. Teil: Die Geschichte der Leberforschung von Galen bis Claude Bernard*, Basel/Stuttgart, Schwabe, 1967 (*Basler Veröff. Gesch. Med. Biol.*, Fasc. 21)

– ‚Jean Riolan II (1580–1657) and Medical Research', *Bull. Hist. Med.* 42 (1968), S. 121–144

– ‚Physiologische Konzepte von Galen bis Haller', *Gesnerus* 45 (1988), S. 165–190

Manuel, Diana, ‚Marshall Hall (1790–1857): Vivisection and the Development of Experimental Physiology', in: Rupke, *Vivisection in Historical Perspective*, S. 78–104

Mattioli, Pierandrea, ‚Commentarii in VI. libros Pedacii Dioscoridis Anazarbei de Medica materia', in: ders., *Opera quae extant omnia*, Editio altera, Basel, Sumptibus Joannis König, 1674, S. 1–1027

Mazzolini, Renato G., *Le dissertazioni degli allievi di Albrecht von Haller a Göttingen (1736–1753): una indagine Bio-Bibliographica*, Florenz, Leo S. Olschki Editore, 1987 (*Nuncius*, Anno II, 1987, Fasc. 1)

Meier, Georg Friedrich, *Versuch eines neuen Lehrgebäudes von den Seelen der Thiere*, Halle, verlegts Carl Herrmann Hemmerde, 1749

Mentel, Jacques, ‚Ioanni Pecqueto, iuveni doctissimo', in: Pecquet, *Experimenta nova anatomica*, S. 92–100

Mercenne, Pierre de, ‚Clarissimo viro Ioanni Pecqueto', ebenda, S. 101f.

Meyer, Richard M., ‚Vivisektionsdebatten im 18. Jahrhundert', *Vossische Zeitung* 51 (1903), S. 405–407 (Sonntagsbeil.)

Moeschlin-Krieg, Beate, *Zur Geschichte der Regenerationsforschung im 18. Jahrhundert*, Basel, Benno Schwabe & Co., 1953 (*Basler Veröff. Gesch. Med. Biol.*, Fasc. 1)

Monro, Alexander secundus, ‚An Attempt to determine by Experiments, how far some of the most powerful Medicines, viz. Opium, ardent Spirits, and essential Oils, affect Animals ... Read 1761', *Essays and Observations, Physical and Literary* 3 (1771), S. 292–365

Montaigne, Michel de, *Oeuvres complètes*, 12 Bde., hrsg. v. A. Armaingaud, Paris, Louis Conrad, 1924–41

Moore, Cecil A., ‚Shaftesbury and the Ethical Poets in England, 1700–1760', *Publ. Mod. Lang. Ass.* 24 (1916), S. 264–325

Morgagni, Giovanni Battista, *Sitz und Ursachen der Krankheiten aufgespürt durch die Kunst der Anatomie (Venedig 1761)*, ausgew., übertr., eingel. u. mit Erkl. vers. v. Markwart Michler, Bern/ Stuttgart, Hans Huber, 1967 (*Hubers Klassiker d. Med. u. d. Naturwiss.*, Bd. 10)

Moss, Arthur W., *Valiant Crusade. The History of the R.S.P.C.A.*, London, Cassell, 1961

Murray, Johann Andreas, *Apparatus medicaminum tam simplicium quam praeparatorum et compositorum in praxeos adiumentum consideratus*, 6 Bde., Göttingen, Apud Joann. Christ. Dieterich, 1776–92

– ‚De observationibus et experimentis apud bruta captis caute ad corpus humanum applicandis', in: ders., *Opuscula in quibus commentationes varias tam medicas quam ad rem naturalem spectantes retractavit emendavit auxit*, 2 Bde., Göttingen, Apud. Jo. Christ. Dieterich, 1785–86, Bd. 1, S. 227–252

– *Vorrath von einfachen, zubereiteten und gemischten Heilmitteln zum Gebrauche practischer Aerzte bearbeitet*, hrsg. u. übers. v. Ludwig Christoph Althof, 2 Bde., 2. Aufl., Göttingen, bey Johann Christian Dieterich, 1793–95

Mylius, Christlob, ‚Untersuchung, ob die Thiere um der Menschen willen geschaffen sind', *Belustigungen des Verstandes und des Witzes*, Weinmonat [= Oktober] 1744, S. 363–381

– ‚Untersuchung, ob man die Thiere, um physiologischer Versuche willen, lebendig eröffnen dürfe?', ebenda, Aprilmonat 1745, S. 325–340

Mylius, Johann Carl, *Geschichte der Familien Mylius*, Buttstädt, Selbstverlag des Verfassers, 1895

Narr, Dieter und Roland, ‚Menschenfreund und Tierfreund im 18. Jahrhundert', *Studium Generale* 20 (1967), S. 293–304

NEFF, Roland, *Der Streit um den wissenschaftlichen Tierversuch in der Schweiz des 19. Jahrhunderts*, Basel, Schwabe & Co., 1989 (*Basler Veröff. Gesch. Med. Biol.*, Neue Folge, Fasc. 2)

NICOLSON, Marjorie, *Pepys' Diary and the New Science*, Charlottesville, University Press of Virginia, 1965

– *Science and Imagination*, Ithaca, N.Y., Great Seal Books, 1956

– und Nora M. MOHLER, ‚The Scientific Background of Swift's Voyage to Laputa', in: NICOLSON, *Science and Imagination*, S. 110–154

– und G. S. ROUSSEAU, *„This Long Disease, My Life". Alexander Pope and the Sciences*, Princeton, New Jersey, Princeton University Press, 1968

NIELSEN, Aage E., ‚A Translation of Olof Rudbeck's Nova Exercitatio Anatomica', *Bull. Hist. Med.* 11 (1942), S. 304–339

NIGST, Henry, *Das anatomische Werk Johann Jakob Wepfers (1620–1695)*, Aarau, Verlag Sauerländer, 1947 (*Veröff. Schweiz. Ges. Gesch. Med. Naturwiss.*, Bd. 16)

NIVEN, Charles D., *History of the Humane Movement*, London, Johnson, 1967

NOLDE, Adolf Friedrich, ‚Erinnerungen an einige zur kritischen Würdigung der Arzneymittel sehr notwendige Bedingungen', *Hufelands Journal der practischen Arzneykunde und Wundarzneykunst* 8 (1799), Stck. 1, S. 47–97, Stck. 2, S. 75–116

O'MALLEY, C. D., *Andreas Vesalius of Brussels 1514–1564*, Berkeley/Los Angeles, University of California Press, 1964

O'MEARA, Edmund, *Examen Diatribae Thomae Willisii, Doctoris Medici, et Professoris Oxoniensis, de Febribus*, London, Typis J. Flesher, apud Octav. Pulleyn jun., 1665

OLEARIUS, Adam (Hrsg.), *Des HochEdelgebornen Johan Albrechts von Mandelslo Morgenländische Reisebeschreibung*, Schleswig, Johan Holwein, 1658

OSMOND, Percy H., *Isaac Barrow. His Life and Times*, London, Society for Promoting Christian Knowledge, 1944

OSTER, Malcolm R., ‚The „Beame of Diuinity": Animal suffering in the Early Thought of Robert Boyle', *Br. J. Hist. Sci.* 22 (1989), S. 151–179

OSWALD, John, *The Cry of Nature; or an Appeal to Mercy and Justice, on behalf of the Persecuted Animals*, London, For J. Johnson, 1791

OVID, *Metamorphosen*, übers. u. hrsg. v. Erich Rösch, München, Ernst Heimeran Verlag, 1952

PASSMORE, John, *Man's Responsibility for Nature. Ecological Problems and Western Traditions*, London, Duckworth, 1974

– ‚The Treatment of Animals', *J. Hist. Ideas* 36 (1975), S. 195–218

PATZIG, Günther, ‚Der wissenschaftliche Tierversuch unter ethischen Aspekten', in: Wolfgang Hardegg und Gert Preiser (Hrsgg.), *Tierversuche und medizinische Ethik. Beiträge zu einem Heidelberger Symposion*, Hildesheim, Olms/Weidmann, 1986 (*Frankfurter Beiträge zur Geschichte, Theorie und Ethik der Medizin*, Bd. 3), S. 68–84

PECQUET, Jean, *Experimenta nova anatomica, quibus incognitum hactenus chyli receptaculum, et ab eo per thoracem in ramos usque subclavios vasa lactea deteguntur*, Paris, Apud Sebastianum et Gabrielem Cramoisy, 1651

PENNANT, Thomas, *British Zoology*, 4 Bde., London/Chester, Printed for Benjamin White, 1768–77

PERCIVAL, Thomas, ‚A Father's Instructions', in: ders., *The Works, Literary, Moral and Philosophical*, 2 Bde., London, J. Johnson, 1807, Bd. 1, S. 1–377

PEREIRA, Gómez, *Antoniana Margarita, opus nempe physicis, medicis ac theologicis, non minus utile, quam necessarium*, 2 Bde., 2. Ausg., Madrid, Ex Typographia Antonii Marin, 1749

PERTY, Maximilian, *Ueber das Seelenleben der Thiere. Thatsachen und Betrachtungen*, Leipzig/Heidelberg, C. F. Winter'sche Verlagshandlung, 1865

PLUTARCH, *Große Griechen und Römer*, 6 Bde., übers. u. hrsg. v. Konrat Ziegler, München, DTV, 1979
– *Moralia*, ins Deutsche übers. u. hrsg. v. Wilhelm Ax, mit Einf. v. Max Pohlenz, Leipzig, Dieterich'sche Verlagsbuchhandlung, 1950
POPE, Alexander, ‚Against Barbarity to Animals', in: *The Earlier Works, 1711–1720*, hrsg. v. Norman Ault, Oxford, Basil Blackwell, 1936 (*The Prose Works of Alexander Pope*, Bd. 1), S. 107–114
– *An Essay on Man*, hrsg. v. Maynard Mack, London, Methuen, 1950
– ‚Bounce to Fop', in: ders., *Minor Poems*, hrsg. v. Norman Ault und John Butt, London/New Haven, Methuen/Yale University Press, 1954, S. 366–371
– *Epistles to Several Persons (Moral Essays)*, hrsg. v. F. W. Bateson, London/New Haven, Methuen/Yale University Press, 1951
PORPHYRIOS, *Traité ... Touchant l'Abstinence de la chair des Animaux*, Paris, Chez De Bure, 1747
PRIMATT, Humphrey, *Ueber Barmherzigkeit und Grausamkeit gegen die thierische Schöpfung*, aus dem Englischen, Halle, bey Johann Jacob Gebauer, 1778
PUFENDORF, Samuel Freiherr von, *De jure naturae et gentium, libri octo*, 2 Bde., hrsg. v. Gottfried Mascovius, Frankfurt/Leipzig, Ex Officina Knochiana, 1744
QUINTILIAN, *Institutionis oratoriae libri XII*, 2 Bde., hrsg. u. ins Deutsche übers. v. Helmut Rahn, Darmstadt, Wiss. Buchgesellschaft, 1972–75
RADKE, Joachim, ‚Johann Andreas Murray als Lehrer der Kinderheilkunde in Göttingen', *Med. hist. J.* 7 (1972), S. 153–158
REAUMUR, René-Antoine Ferchault de, ‚Sur la Digestion des Oiseaux', in: *Histoire de l'Académie Royale des Sciences*, Année 1752, Paris, Imprimerie Royale, 1756, S. 266–307, 461–495
REIL, Johann Christian, ‚Beitrag zu den Prinzipien für jede künftige Pharmakologie', *Röschlaubs Magazin zur Vervollkommnung der theoretischen und praktischen Heilkunde* 3 (1799), Stck. 1, S. 26–64
REINHARD, Franz Volkmar, *System der Christlichen Moral*, 5 Bde., Wien, bei Cath. Grässer und Härter, 1816
RIOLAN, Jean, ‚Animadversiones secundae ad Anatomiam Reformatam Thomae Bartholini, in: ders., *Opuscula nova anatomica*, [2. Teil]
– *Anthropographia, et osteologia*, Paris, Ex Officina Dionysii Moreau, 1626
– ‚Commentatio adversus novum de venis lacteis commentum', in: ders., *Opuscula nova anatomica*, [2. Teil], S. 99–113
– ‚Lymphatica anatomica Thomae Bartholini refutata', in: ders., *Opuscula nova anatomica*, [1. Teil], S. 34–54
– *Opuscula anatomica nova*, London, Typis Milonis Flesher, 1649
– *Opuscula nova anatomica*, Paris, Apud Viduam Mathurini Dupuis, 1653
– *Responsio prima, edita An. Dom. 1652. Ad Experimenta Nova Anatomica Ioannis Pecqueti, adversus haematosim in corde, ut chylus hepati restituatur*, Paris, Apud Gasparum Meturas, 1655
– *Schola anatomica novis et raris observationibus illustrata*, Paris, Apud Adrianum Perier, 1608
RITVO, Harriet, *The Animal Estate: The English and Other Creatures in the Victorian Age*, Cambridge, Mass./London, Harvard University Press, 1987
ROGERS, Sir Leonard, *The Truth about Vivisection*, London, J. & A. Churchill, 1937
ROLFINCK, Werner, *Dissertationes anatomicae methodo synthetica exaratae*, Nürnberg, Michael Endterus Curabat, 1656
RORARIUS, Hieronymus, *Quod animalia bruta ratione utantur melius homine. Libri duo*, Amsterdam, Apud Joannem Ravensteinium, 1666

ROSENFIELD, Leonora Cohen, *From Beast-Machine to Man-Machine. The Theme of Animal Soul in French Letters from Descartes to La Mettrie*, New York, Oxford University Press, 1940

ROSNER, Edwin, ‚Die Bedeutung Hermann Conrings in der Geschichte der Medizin', *Med. hist. J.* 4 (1969), S. 287–304

ROTH, Moritz, *Andreas Vesalius Bruxellensis*, Berlin, Georg Reimer, 1892

ROTHSCHUH, Karl Eduard, ‚Alexander von Humboldt und die Physiologie seiner Zeit', *Sudhoffs Arch.* 43 (1959), S. 97–113

– ‚Jean Riolan jun. (1580–1657) im Streit mit Paul Marquart Schlegel (1605–1653) um die Blutbewegungslehre Harveys. Ein Beitrag zur Geschichte und Psychologie des wissenschaftlichen Irrtums', *Gesnerus* 21 (1964), S. 72–82

– *Physiologie – Der Wandel ihrer Konzepte, Probleme und Methoden vom 16. bis 19. Jahrhundert*, Freiburg i.Brsg./München, Karl Alber, 1968 (*Orbis Academicus*, Bd. II/15)

– ‚René Descartes und die Theorie der Lebenserscheinungen', *Sudhoffs Arch.* 50 (1966), S. 25–48

RUDBECK, Olof, *Nova exercitatio anatomica, exhibens ductus hepaticos aquosos, et vasa glandularum serosa, nunc primum inventa, aeneisque figuris delineata*, Västerås, Excudebat Eucharius Lauringerus, 1653 (Reprint Upsala, Almquist & Wiksells, 1930)

RUPKE, Nicolaas A. (Hrsg.), *Vivisection in Historical Perspective*, London/New York/Sydney, Croom Helm, 1987 (*The Wellcome Institute Series in the History of Medicine*)

RYDER, Richard D., ‚The Struggle against Speciesism', in: David Paterson und R. D. Ryder (Hrsgg.), *Animals' Rights – a Symposium*, Fontwell, Sussex/London, Centaur Press, 1979, S. 3–14

– *Victims of Science. The Use of Animals in Research*, 2. Aufl., London/Fontwell, Sussex, National Anti-Vivisection Society/Centaur Press, 1983

SAINT-GERMAIN, Bertrand de, *Descartes Considéré comme Physiologiste et comme Médecin*, Paris, Victor Masson et Fils, 1869

SAINTE-BEUVE, Charles A., *Port-Royal*, 5 Bde., Paris, Eugène Renduel, 1840–59

SAUER, Hildegund, *Über die Geschichte der Mensch-Tier-Beziehungen und die historische Entwicklung des Tierschutzes in Deutschland*, Vet. med. Diss. Gießen, 1983

SCHERZ, Gustav (Hrsg.), *Nicolai Stenonis epistolae et epistolae ad eum datae*, 2 Bde., Kopenhagen/Freiburg i. Brsg., Nyt Nordisk Forlag/Verlag Herder, 1952

SCHNEIDER, Wolfgang, *Geheimmittel und Spezialitäten. Sachwörterbuch zu ihrer Geschichte bis um 1900*, Frankfurt a. M., Govi-Verlag/Pharmazeutischer Verlag, 1969 (*Lexikon zur Arzneimittelgeschichte*, Bd. 4)

SCHOPENHAUER, Arthur, *Sämtliche Werke*, hrsg. v. Arthur Hübscher, 7 Bde., 2. Aufl., Wiesbaden, Brockhaus Verlag, 1947–50

SCHOUTEN, J. ‚Johannes Walaeus (1604–1649) and His Experiments on the Circulation of the Blood', *J. Hist. Med.* 29 (1974), S. 259–279

– und Dietlinde GOLTZ, ‚James Primrose und sein Kampf gegen die Theorie vom Blutkreislauf', *Sudhoffs Arch.* 61 (1977), S. 331–352

SCHUPBACH, William, ‚A Select Iconography of Animal Experiment', in: RUPKE, *Vivisection in Historical Perspective*, S. 340–360

SELLE, Götz von (Hrsg.), *Die Matrikel der Georg-August-Universität zu Göttingen 1734–1837*, Hildesheim/Leipzig, A. Lax Verlagsbuchhandlung, 1937 (Reprint Nendeln/Liechtenstein, Kraus, 1980)

SELLERT, Wolfgang, ‚Das Tier in der abendländischen Rechtsauffassung', in: *Studium generale. Vorträge zum Thema: Mensch und Tier, WS 1982/83 Tierärztl. Hochschule Hannover*, Hannover, Verlag M. & H. Schaper, 1984, S. 66–84

SEVERINO, Marco Aurelio, *Zootomia Democritaea: Id est, anatome generalis totius animantium opificii ... Opus, quod omnes omnium bonarum artium studiosos, nedum professores anatomicos decet*, Nürnberg, Literis Endterianis, 1645

SHADWELL, Thomas, *The Virtuoso*, hrsg. v. Marjorie Hope Nicolson und David Stuart Rhodes, London, Edward Arnold, 1966

SHERBURN, George (Hrsg.), *The Correspondence of Alexander Pope*, 5 Bde., Oxford, Clarendon Press, 1956

SHUGG, Wallace, ‚Humanitarian Attitudes in the Early Animal Experiments of the Royal Society', *Ann. Sci.* 24 (1968), S. 227–238

– ‚The Cartesian Beast-Machine in English Literature (1663–1750)', *J. Hist. Ideas* 29 (1968), S. 279–292

SILVETTE, Herbert, *The Doctor on the Stage. Medicine and Medical Men in Seventeenth-Century England*, hrsg. v. Francelia Butler, Knoxville, University of Tennessee Press, 1967

SIMON, Max (Hrsg.), *Sieben Bücher Anatomie des Galen*, 2 Bde., Leipzig, J. C. Hinrichs'sche Buchhandlung, 1906

SINCLAIR, Alexander Adam von, ‚Ob es auch anatomische Belustigungen gäbe?', in: ders., *Vermischte Abhandlungen und Anmerkungen aus den Geschichten, dem Staatsrechte, der Sittenlehre und den schönen Wissenschaften*, Frankfurt/Leipzig, in der Knoch- und Eßlingerschen Buchhandlung, 1751, S. 291–428 [328]

SINGER, Charles (Hrsg.), *Galen on Anatomical Procedures*, London/New York/Toronto, Oxford University Press, 1956

SINGER, Peter, *Animal Liberation. A New Ethics for Our Treatment of Animals*, New York, The New York Review, 1975

SMITH, Lauritz, *Forsøg til en Fuldstaendig Laerebygning om Dyrenes Natur og Bestemmelse og Menneskets Pligter mod Dyrene*, Kopenhagen, Forlagt af Johan Frederik Schultz, 1791

– *Versuch eines vollständigen Lehrgebäudes der Natur und Bestimmung der Thiere und der Pflichten des Menschen gegen die Thiere*, Kopenhagen, bey Christ. Gottlob Proft, 1793

SNETERS, W. H. van, *Pierre Lyonet 1706–1789. Sa Vie, ses Collections de Coquillages et des Tableaux, ses Recherches Entomologiques*, La Haye, Martinus Nijhoff, 1962

SPENCE, Joseph, *Observations, Anecdotes, and Characters of Books and Men Collected from Conversation*, 2 Bde., hrsg. v. James M. Osborn, Oxford, Clarendon Press, 1966

SPROEGEL, Johann Adrian Theodor, *Experimenta circa varia venena in vivis animalibus instituta*, Med. Diss. Göttingen, Typis Pauli Christoph Hageri, 1753

STADEN, Heinrich von, *Herophilus. The Art of Medicine in Early Alexandria*, Cambridge/New York/New Rochelle, Cambridge University Press, 1989

STEBBINS, Sara, *Maxima in minimis. Zum Empirie- und Autoritätsverständnis in der physikotheologischen Literatur der Frühaufklärung*, Frankfurt a.M./ Bern/ Cirencester, U.K., Peter D. Lang, 1980 (*Mikrokosmos*, Bd. 8)

STERNBERGER, Dolf, *Panorama oder Ansichten vom 19. Jahrhundert*, Suhrkamp TB 179, 1974

STERNE, Laurence, *Tristram Shandy*, hrsg. v. Howard Anderson, New York/London, W. W. Norton, 1980

STEVENSON, Lloyd G., ‚Anatomical Reasoning in Physiological Thought', in: Chandler McC. Brooks und P. F. Cranefield (Hrsgg.), *The Historical Development of Physiological Thought*, New York, Hafner Publishing Company, 1959, S. 27–38

– ‚On the Supposed Exclusion of Butchers and Surgeons from Jury Duty', *J. Hist. Med.* 9 (1954), S. 235–238

– ‚Physiology, General Education and the Antivivisection Movement', *Clio Medica* 12 (1977), S. 17–33
– ‚Religious Elements in the Background of the British Anti-Vivisection Movement', *Yale J. Biol. Med.* 29 (1956), S. 125–157
– ‚Science Down the Drain. On the Hostility of Certain Sanitarians to Animal Experimentation, Bacteriology and Immunology', *Bull. Hist. Med.* 29 (1955), S. 1–26
STIMSON, Dorothy, „‚Ballad of Gresham Colledge"', *Isis* 18 (1932), S. 103–117
STOLTING, Hermann II und Gerhard ZOEBE, *Das Tier im Recht. Handbuch für alle Tierschutzbeauftragten*, Frankfurt a. M./Wien, Wilhelm Limpert-Verlag, 1962
STRAUSS, Andreas, *Harveys erste Anhänger*, Med. Diss. Aachen, 1982
SUETON, *Kaiserbiographien – De Vita Caesarum*, 2 Bde., hrsg. v. Adolf Stahr und Martin Vosseler, München, W. Goldmann, 1961
SÜHLING, Friedrich, *Die Taube als religiöses Symbol im christlichen Altertum*, Freiburg i. Brsg., Herder, 1930
SWIFT, Jonathan, *Gulliver's Travels*, hrsg. v. Herbert Davis, Oxford, Basil Blackwell, 1959
TAYLOR, F. Sherwood, ‚An Early Satirical Poem on the Royal Society', *Notes Rec. R. Soc. Lond.* 4 (1946), S. 37–46
TEMKIN, Owsei, ‚Hippocrates as the Physician of Democritus', *Gesnerus* 42 (1985), S. 455–464
TERTULLIAN, *De anima*, hrsg. v. J. H. Wasznik, Amsterdam, J. M. Meulenhoff, 1947
THEODORIDES, Jean, *Histoire de la Rage. Cave Canem*, Paris/New York/Barcelona etc., Masson, 1986
THIERY, Joachim und Ulrich TRÖHLER, ‚Zweifel am Fortschrittsglauben. Der Tierversuchsgegner Richard Wagner: Seine Zeitkritik und die Reaktion seiner Zeit', in: Wolfgang Wagner (Hrsg.), *„Parsifal" Programmheft II*, Bayreuth, Bayreuther Festspiele, 1987, S. 1–64
THOMAS, Keith, *Man and the Natural World. A History of the Modern Sensibility*, New York, Pantheon Books, 1983
THUANUS, Jakob August, *Historische Beschreibung deren Namhafftigsten, Geistlichen und Weltlichen Geschichten*, 2 Bde., Frankfurt a. M., In Verlegung Peter Kopffen, 1621
THYER, R. (Hrsg.), *The Genuine Remains in Verse and Prose of Mr. Samuel Butler*, 2 Bde., London, J. and R. Tonson, 1759
THYSSEN, Erwin, *Christlob Mylius. Sein Leben und Wirken*, Phil. Diss. Marburg, Joh. Aug. Koch, 1912
TIMME, Johann, *Collectanea ad praxin anatomes spectantia. Das ist: Sammlung einiger zur anatomischen Vorbereitung der menschlichen Cörper gehöriger Schrifften*, Bremen, Nathanael Saurmann, 1735
TISSOT, Samuel Auguste André David, ‚Discours Preliminaire du Traducteur', in: HALLER, *Mémoires*, Bd. 1, S. XI–XLVIII
TOELLNER, Richard, *Albrecht von Haller. Über die Einheit im Denken des letzten Universalgelehrten*, Wiesbaden, Franz Steiner Verlag, 1971 (*Sudhoffs Arch.*, Beiheft 10)
TORLAIS, Jean, ‚Réaumur et la problème de la digestion', *J. Méd. Paris* 77 (1957), S. 463–478
TRILLMICH, Rudolf, *Christlob Mylius. Ein Beitrag zum Verständnis seines Lebens und seiner Schriften*, Phil. Diss. Leipzig, Halle, Heinrich John, 1914
TRIMMER, Sara, *Histoires Fabuleuses, Destinées a l'instruction des Enfants dans ce qui regarde leur conduite envers les animaux, traduites de l'Anglois ... sur la seconde édition*, Genf/Paris, Dufart/Barrois, 1789
TRÖHLER, Ulrich, ‚Brève histoire de l'expérimentation animale et des controverses qu'elle a suscitées', *Rev. Méd. Suisse Romande* 105 (1985), S. 817–829
– ‚Die Geschichte des wissenschaftlichen Tierversuchs, seiner Begründung und Bekämpfung', in: Karl Julius Ullrich und Otto Detlev Creutzfeldt (Hrsgg.), *Gesundheit und*

Tierschutz. Wissenschaftler melden sich zu Wort, Düsseldorf/Wien, Econ, 1985, S. 47–81, 270–272

– ,Was ist neu? – Der medizinische Tierversuch im Meinungsstreit', *Swiss Pharma* 7 (1985), Nr. 5, S. 7–16

– und Andreas-Holger MAEHLE, ,Anti-vivisection in Nineteenth-century Germany and Switzerland: Motives and Methods', in: RUPKE, *Vivisection in Historical Perspective*, S. 149–187

– und Andreas-Holger MAEHLE, *Die Knochenbrüche – Wege zur modernen Behandlung. Das Tier im Dienste des medizinischen Fortschrittes*, Basel, Pharma Information, 1991

TURNER, E. S., *All Heaven in a Rage*, London, Michael Joseph, 1964

TURNER, James, *Reckoning with the Beast: Animals, Pain, and Humanity in the Victorian Mind*, Baltimore/London, Johns Hopkins University Press, 1980 (*The Johns Hopkins University Studies in Historical and Political Science*, 98th ser., no. 2)

TWINING, Thomas, ,The Boat', in: *Recreations and Studies of a Country Clergyman of the Eighteenth Century being Selections from the Correspondence of the Rev. Thomas Twining, M. A.*, hrsg. v. Richard Twining, London, John Murray, 1882, S. 240–245

ULLRICH, Friedrich, *Die anatomische und vivisektorische Technik des Galenos*, Med. Diss. Leipzig, Werdau i. Sa., Julius Booch, 1919

UNZER, Johann August, ,Sendschreiben an Herrn N.N. worin erwiesen wird, daß man ohne Kopf empfinden könne, ausgefertiget von S.C.I.S.', in: *S.C.I.S. Gedancken vom Schlafe und denen Träumen*, Halle, verlegts Carl Hermann Hemmerde, 1746, S. 59–80

VERGIL, *Werke in einem Band: Hirtengedichte, Gedichte vom Landbau, Aeneis*, Berlin/ Weimar, Aufbauverlag, 1965 (*Römische Reihe*, hrsg. v. W. Hering, L. Huchthausen u. W. Krenkel)

VERHEYEN, Philippe, *Anatomie oder Zerlegung des menschlichen Leibes*, Leipzig, bey Thomas Fritschen, 1708 (Reprint Lindau, Antiqua-Verlag, 1977)

– *Corporis humani anatomiae liber primus*, 2. Ausg., Brüssel, Fratres T'Serstevens, 1710

VESAL, Andreas, *De humani corporis fabrica libri septem*, Basel, Ex Officina Ioannis Oporini, 1543 (Reprint Brüssel, Culture et Civilisation, 1964)

VOLCKMANN, Johann Friedrich Ludwig, *Menschenstolz und Thierqualen – eine Vertheidigung der seufzenden Creatur vor dem Richterstuhle der Menschlichkeit*, Helmstedt, bey C. G. Fleckeisen, 1799

VOLTA, Alessandro, ,Account of some Discoveries made by Mr. Galvani, of Bologna; with Experiments and Observations on them', *Phil. Trans. R. Soc.* 1793, S. 10–44

VOLTAIRE, *Dictionnaire philosophique*, hrsg. v. Julien Benda und Raymond Naves, Paris, Éditions Garnier Frères, 1961

VYVYAN, John, *In Pity and in Anger. A Study of the Use of Animals in Science*, London, Michael Joseph, 1969

– *The Dark Face of Science*, London, Michael Joseph, 1971

WALE, Jan de, ,Epistolae duae de motu chyli et sanguinis: ad Thomam Bartholinum, Casp. filium', in: Thomas Bartholin, *Anatome ex omnium Veterum Recentiorumque observationibus inprimis Institutionibus b. m. parentis Caspari Bartholini, ad circulationem Harvejanam, et vasa lymphatica quartum renovata*, Leyden, Ex Officina Hackiana, 1673, S. 759–804

WARBASSE, James Peter, *The Conquest of Disease through Animal Experimentation*, New York/London, D. Appleton and Company, 1910

WEPFER, Johann Jakob, *Cicutae aquaticae historia et noxae. Commentario illustrata*, Basel, Apud Joh. Rodolphum König, Imprimebat Joh. Rodolphus Genathius, 1679

WESTACOTT, E., *A Century of Vivisection and Anti-Vivisection – a study of their effect upon Science, Medicine and Human Life during the past hundred years*, Ashington/Rochford, Essex, C. W. Daniel, 1949

WHITTERIDGE, Gweneth, *William Harvey and the Circulation of the Blood*, London/New York, Macdonald/Elsevier, 1971

WHYTT, Robert, ‚Observations on the Sensibility and Irritability of the Parts of Men and other Animals', in: ders., *Physiological Essays*, Edinburgh, Printed by Hamilton, Balfour, and Neill, 1755, S. 97–223

WILLIS, Thomas, *Cerebri anatome: cui accessit nervorum descriptio et usus*, London, Typis Tho. Roycroft, Impensis Jo. Martyn & Ja. Allestry, 1664

WILTSHIRE, John, *Samuel Johnson in the Medical World: The Doctor and the Patient*, Cambridge/New York/Port Chester, Cambridge University Press, 1991

WINAU, Rolf, ‚Experimentelle Pharmakologie an der Universität Göttingen im 18. Jahrhundert', *Med. hist. J.* 7 (1972), S. 135–145

– *Experimentelle Pharmakologie und Toxikologie im 18. Jahrhundert*, Habil. Schrift Mainz, 1971

– ‚Vom kasuistischen Behandlungsversuch zum kontrollierten klinischen Versuch', in: Hanfried Helmchen und R. Winau (Hrsgg.), *Versuche mit Menschen in Medizin, Humanwissenschaft und Politik*, Berlin/New York, Walter de Gruyter, 1986, S. 83–107

WINKLER, Johann Heinrich (Hrsg.), *Die Frage, ob die Seelen der Thiere Verstand haben? in einer Gesellschaft guter Freunde untersucht*, Leipzig, Bernh. Christ. Breitkopf, 1742

– (Hrsg.), *Die verschiedenen Meynungen einiger Weltweisen von der Existenz der Seelen der Thiere in einer Gesellschaft guter Freunde untersucht*, 3. Aufl., Leipzig, Bernh. Christ. Breitkopf, 1743

– *Institutiones philosophiae universae usibus academicis accomodatae*, 2. Ausg., Leipzig, Sumtibus Caspari Fritsch, 1742

– *Institutiones philosophiae universae usibus academicis accomodatae*, 3 Bde., 3. Ausg., Leipzig, In Officina Fritschia, 1762

– (Hrsg.), *Philosophische Untersuchung der Frage, Ob die Seelen der Thiere mit ihren Leibern sterben? in einer Gesellschaft guter Freunde angestellet*, Leipzig, Bernh. Christ. Breitkopf, 1743

– (Hrsg.), *Philosophische Untersuchung der Frage, Ob die Seelen einiger Thiere einen gewißen Grad der Vernunft haben, in einer Gesellschaft guter Freunde angestellet*, Leipzig, Bernh. Christ. Breitkopf, 1742

WOLFF, Christian Sigismund, *Disputatio philosophica de moralitate anatomes circa animalia viva occupatae*, Leipzig, Typis Jo. Sam. Fleischeri, 1709

YOUATT, William, *The Obligation and Extent of Humanity to Brutes, principally considered with reference to Domesticated Animals*, London, Longman, Orme, Brown etc., 1839

YOUNG, Thomas, *An Essay on Humanity to Animals*, London, Printed for T. Cadwell, Jun. and W. Davies, 1798

ZEDLERS Großes vollständiges Universal-Lexikon aller Wissenschaften und Künste, 64 Bde. u. 4 Suppl. Bde., Halle/Leipzig, Verlegts Johann Heinrich Zedler, 1732–54

ZIEGLER, Heinrich Ernst, *Der Begriff des Instinktes einst und jetzt. Eine Studie über die Geschichte und die Grundlagen der Tierpsychologie*, 3. Aufl., Jena, Gustav Fischer, 1920

ZIMMERMANN, Johann Georg, *Das Leben des Herrn von Haller*, Zürich, bey Heidegger und Compagnie, 1755

ZIMMERMANN, Ole Christian, ‚Die erste Beschreibung von Symptomen des experimentellen Pankreas-Diabetes durch den Schweizer Johann Conrad Brunner (1653–1727)', *Gesnerus* 2 (1945), S. 109–130

PERSONENVERZEICHNIS

ÜBER DEN AUTOR

Andreas-Holger Maehle, geb. 1957, studierte Humanmedizin an der Universität Bonn (Dr. med. 1983) und arbeitete danach als Hochschulassistent am Institut für Geschichte der Medizin der Universität Göttingen (Dr. med. habil. 1990). Er ist seit 1990 Hochschuldozent für Geschichte der Medizin an diesem Institut. Seit 1991 nimmt er ein Forschungsstipendium am Wellcome Institute for the History of Medicine in London wahr. Er ist u.a. Autor von *Johann Jakob Wepfer (1620–1695) als Toxikologe* (Aarau, Verlag Sauerländer, 1987).